蛍光眼底造影ケーススタディ
エキスパートは FA・IA・OCTA をこう読み解く

蛍光眼底造影
ケーススタディ

エキスパートは FA・IA・OCTA をこう読み解く

［編］飯田 知弘
東京女子医科大学教授・眼科学

医学書院

蛍光眼底造影ケーススタディ	
―エキスパートはFA・IA・OCTAをこう読み解く	
発　行	2019年4月15日　第1版第1刷Ⓒ
	2021年3月1日　第1版第3刷
編　集	飯田知弘（いいだともひろ）
発行者	株式会社　医学書院
	代表取締役　金原　俊
	〒113-8719　東京都文京区本郷1-28-23
	電話　03-3817-5600（社内案内）
印刷・製本	三報社印刷

本書の複製権・翻訳権・上映権・譲渡権・貸与権・公衆送信権（送信可能化権を含む）は株式会社医学書院が保有します．

ISBN978-4-260-03841-6

本書を無断で複製する行為（複写，スキャン，デジタルデータ化など）は，「私的使用のための複製」など著作権法上の限られた例外を除き禁じられています．大学，病院，診療所，企業などにおいて，業務上使用する目的（診療，研究活動を含む）で上記の行為を行うことは，その使用範囲が内部的であっても，私的使用には該当せず，違法です．また私的使用に該当する場合であっても，代行業者等の第三者に依頼して上記の行為を行うことは違法となります．

JCOPY 〈出版者著作権管理機構　委託出版物〉
本書の無断複製は著作権法上での例外を除き禁じられています．複製される場合は，そのつど事前に，出版者著作権管理機構（電話 03-5244-5088，FAX 03-5244-5089，info@jcopy.or.jp）の許諾を得てください．

執筆者一覧（執筆順）

飯田 知弘	東京女子医科大学教授・眼科学
長谷川 泰司	東京女子医科大学・眼科学
小島　彰	福島県立医科大学学内講師・眼科学
小暮 朗子	東京女子医科大学准講師・眼科学
小嶋 健太郎	京都府立医科大学・眼科学
古泉 英貴	琉球大学教授・眼科学 （前東京女子医科大学講師・眼科学）
寺尾 信宏	京都府立医科大学・眼科学
大口 泰治	福島県立医科大学・眼科学
丸子 一朗	東京女子医科大学講師・眼科学
狩野 麻里子	東京女子医科大学八千代医療センター・眼科・小児眼科
齋藤 昌晃	弘前大学講師・眼科学
小笠原 雅	福島県立医科大学・眼科学
石龍 鉄樹	福島県立医科大学教授・眼科学
内村 英子	東京女子医科大学・眼科学
菅野 幸紀	福島県立医科大学・眼科学
豊口 光子	東京女子医科大学八千代医療センター准講師・眼科・小児眼科
今泉 公宏	福島県立医科大学・眼科学
荒川 久弥	東京女子医科大学・眼科学
古田　実	東京女子医科大学八千代医療センター准教授・眼科・小児眼科
森　隆史	福島県立医科大学講師・眼科学
伊勢 重之	福島県立医科大学・眼科学

序

　眼底病変は検眼鏡で容易に観察することができます。しかし，「そこに何があるのか？」という狭い意味での診断だけではなく，「それが何を意味するのか？」すなわち病態を解釈・把握し，「どういう経過をとってきたのか？　予後はどうなのか？」と過去と未来を予測して「だから，この治療が適切である」と導き出す，本当の意味での「診断」が必要です。

　眼底疾患の診療はさまざまな画像検査所見から正確な診断をする multimodal imaging の時代に入りました。OCT はその代表で，今や眼科医にとって不可欠な診療ツールとなりました。さらに血流情報を観察することのできる OCT angiography（OCTA）へと発展し，その有用性が注目されています。しかし OCT や OCTA のみに頼りすぎると思わぬ落とし穴にはまる危険性があるのも事実で，これらの所見のみでは把握できない病態もあります。

　フルオレセイン蛍光眼底造影は，1961 年に Novotny と Alvis によって最初に報告され，網脈絡膜疾患の解釈がこれを機に一変しました。現在の眼底疾患学は蛍光眼底造影により構築されたといえます。以来，眼底疾患の診断，治療方針の決定とその評価に際して不可欠な検査となり，その優れた特性から，半世紀以上も前に臨床応用された検査法であるにもかかわらず，多くの検査法が新たに登場した現在でも臨床的意義は変わっていません。蛍光眼底造影がその地位を築いた理由は，網膜毛細血管レベルの検索ができる点もさることながら，網膜血管壁や網膜色素上皮に存在するバリア機能である血液網膜関門の異常を検出できるという点にあります。さらに動的に眼循環の異常を捉えることができます。まさに，眼底所見が「何を意味するのか」というダイナミックな解釈が蛍光眼底造影を読影することで可能となります。

　しかし，蛍光眼底造影は古くから行われている検査であることもあり，その読影に関して系統的に学ぶ機会は少なくなっています。そのような背景のもと，基本に沿って大切なポイントを押さえ蛍光眼底造影所見を読影していただきたいとの目的で，「臨床眼科」誌に 2016 年 1 月号から約 2 年間にわたり「蛍光眼底造影クリニカルカンファレンス」を連載し，幸い多くの先生にご活用いただきました。この度，連載を一冊の書籍として纏め，さらに OCTA など最新の情報を加え『蛍光眼底造影ケーススタディ』を上梓いたしました。

　本書を通して，蛍光眼底造影や OCT，OCTA，眼底自発蛍光など multimodal imaging の結果を総合的に解釈して，病態の正確な把握，診断から治療へと導く診療を実践する一助にしていただけましたら編者としてこの上ない喜びです。

　最後に，連載から本書を纏めるまで，ご協力いただきました執筆者の先生方にあらためて心より深謝申し上げます。

2019 年 3 月

飯田知弘

目 次

総論　蛍光眼底造影読影の基礎知識　飯田知弘 ……………… 1
　造影剤の特徴から理解する造影所見 ……………………………… 1
　正常 FA 所見 ………………………………………………………… 3
　血液網膜関門 ………………………………………………………… 4
　異常 FA 所見 ………………………………………………………… 5
　脈絡膜背景蛍光に関与する病態 …………………………………… 8
　網膜毛細血管の反応様式 …………………………………………… 9

総論　蛍光眼底造影と OCTA をつなぐ　長谷川泰司 ………… 11
　OCTA の原理とそのメリット・デメリット ……………………… 11
　蛍光眼底造影と OCTA の違い ……………………………………… 12

1　網膜静脈分枝閉塞症　急性期　　長谷川泰司・飯田知弘 ……… 19

2　網膜静脈分枝閉塞症　陳旧期　　長谷川泰司・飯田知弘 ……… 29

3　網膜中心静脈閉塞症　　小島　彰・長谷川泰司 ………………… 39

4　網膜動脈閉塞症　　小暮朗子 ……………………………………… 49

5　糖尿病網膜症　　長谷川泰司 ……………………………………… 63

6　糖尿病黄斑浮腫　　小嶋健太郎・古泉英貴 ……………………… 75

7　特発性黄斑部毛細血管拡張症　　古泉英貴 ……………………… 91

8　網膜細動脈瘤　　寺尾信宏・古泉英貴 …………………………… 97

9　眼虚血症候群と高安病　　大口泰治・飯田知弘 ………………… 105

Contents

10 中心性漿液性脈絡網膜症　丸子一朗・飯田知弘 …… 113

11 慢性中心性漿液性脈絡網膜症　丸子一朗・飯田知弘 …… 123

12 滲出型加齢黄斑変性 典型加齢黄斑変性　狩野麻里子・齋藤昌晃 …… 137

13 滲出型加齢黄斑変性 ポリープ状脈絡膜血管症　齋藤昌晃 …… 145

14 滲出型加齢黄斑変性 網膜血管腫状増殖　齋藤昌晃 …… 155

15 萎縮型加齢黄斑変性　齋藤昌晃 …… 165

16 脈絡膜新生血管　小笠原雅・齋藤昌晃 …… 171

17 Stargardt 病とその他の遺伝性網膜変性　長谷川泰司・石龍鉄樹 …… 185

18 サルコイドーシス　内村英子 …… 193

19 Vogt-小柳-原田病　菅野幸紀・丸子一朗 …… 205

20 Behçet 病　豊口光子 …… 221

21 多発消失性白点症候群　今泉公宏・石龍鉄樹 …… 233

22 急性後部多発性斑状色素上皮症　荒川久弥・丸子一朗 …… 245

23 網膜腫瘍　古田 実 …… 257

24 脈絡膜腫瘍　森 隆史・古田 実 …… 271

25 視神経乳頭　伊勢重之・石龍鉄樹 …… 281

索引 …… 295

総論 蛍光眼底造影読影の基礎知識

　フルオレセイン蛍光眼底造影(fluorescein angiography：FA)では，網膜血管を毛細血管レベルまで検索できるが，単に血管構築を観察する検査法ではなく，網膜血管壁や網膜色素上皮(retinal pigment epithelium：RPE)のバリア機能〔血液網膜関門(blood-retinal barrier)〕という生理機能をも評価できる。このような優れた特性から，FAは眼底疾患の診断，治療方針の決定とその評価に際して不可欠な検査法として眼科臨床での地位を築いてきた。また，インドシアニングリーン蛍光眼底造影(indocyanine green angiography：IA)は，FAでは検出に限界のあるRPE下の病変や脈絡膜血管の循環状態を観察できる。特にポリープ状脈絡膜血管症の診断には不可欠な検査であることから，欧米よりもアジア諸国で普及してきた。本項ではその点を踏まえて，主にFAを中心として，そしてFAを補完するという位置づけでIAの読影に必要な基本知識を述べる。

　FAとIAでは検査目的が異なり，それぞれどのような所見に着目して撮影/読影をするのかを表1に示すが，以下の解説を参考にしていただきたい。なお，検査の安全性，副作用の軽減を目的として「眼底血管造影実施基準(改訂版)」[1]が策定されており，実施に際して熟読しておく必要がある。

造影剤の特徴から理解する造影所見

▌分子量と造影所見

　FAで造影剤として用いるフルオレセインNaは血液中では70～80％が血漿蛋白と結合するが，FAでは血漿蛋白と結合していないフリーのフルオレセインNaを観察している。

【表1】FA/IAの検査目的と所見

FA	IA
• 網膜レベルの所見	• 網膜レベルの所見
• 網膜循環動態 • 無灌流領域(血管床閉塞)の有無と範囲 • 網膜血管の形態異常(新生血管，毛細血管瘤など) • 網膜血管からの蛍光漏出の有無と程度 • 蛍光貯留(囊胞様黄斑浮腫など) • 蛍光ブロックの有無と病変レベル(出血など)	• 出血を伴う網膜細動脈瘤 • 網膜血管腫状増殖
	• RPE下/脈絡膜レベルの所見
• RPEレベルの所見	• 脈絡膜新生血管(特にポリープ状脈絡膜血管症，網膜血管腫状増殖) • 脈絡膜循環動態 • 脈絡膜血管の透過性亢進(中心性漿液性脈絡網膜症など) • 脈絡膜血管の形態異常(拡張など) • 脈絡膜腫瘍に伴う所見
• RPE障害の有無と程度(window defect) • RPEからの蛍光漏出(中心性漿液性脈絡網膜症の漏出点，脈絡膜新生血管など) • RPE下の蛍光貯留(RPE剝離) • 蛍光ブロックの有無と病変レベル(出血など)	
• 脈絡膜レベルの所見	
• 脈絡膜循環動態(充盈遅延/欠損など)	

総論　蛍光眼底造影読影の基礎知識

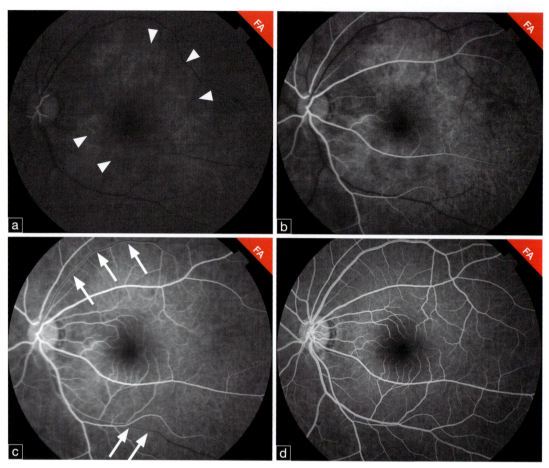

【図1】FAの正常所見

a：静注10秒後，b：静注11.8秒後，c：静注13.8秒後，d：静注21.6秒後。

(つづく)

　フルオレセインNaは分子量376と低分子量であり，後述する血液網膜関門（バリア）の破綻が起こると容易に漏出して，FAではその動態を鋭敏に高感度で捉えることができる。脈絡毛細血管板は血管内皮細胞に有窓構造をもちバリアがないので，脈絡膜間質にはフルオレセインNaが急速に拡散する。

　一方，インドシアニングリーン（indocyanine green：ICG）は分子量775であるが血中では98%が血漿蛋白と結合しているため，IAは高分子量物質の血中動態を観察していることになる。このため血管外へは漏出しにくく，脈絡毛細血管板からの漏出も緩徐のため脈絡膜血管が数分間にわたり鮮明に観察できる。

励起光・蛍光波長と造影所見

　蛍光眼底造影を最大限に活かすためには造影剤（蛍光色素）の吸光および蛍光特性の理解が重要である。FAでは青色光でフルオレセインNaを励起して，そこから発せられる緑〜黄色の蛍光を観察する。励起光と蛍光はともにRPEで吸収されやすい波長のため，脈絡膜循環は造影早期の脈絡膜充盈（初期脈絡膜蛍光，choroidal flush）のみ観察可能で，脈絡膜

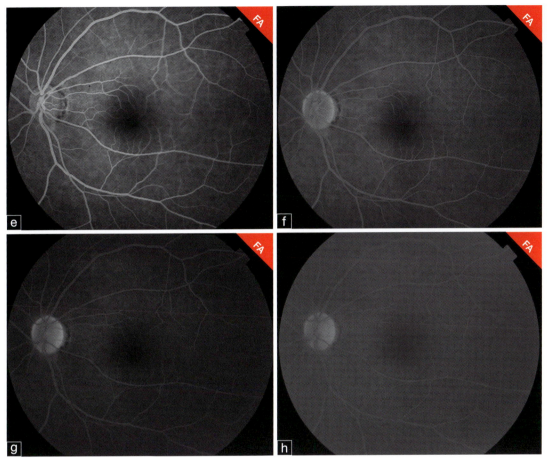

【図1】（つづき）

e：静注2分30秒後，f：静注20分後，g：静注35分後，h：静注50分後。

血管は観察できない。しかし，これは逆に，RPEで多くの光が遮断（ブロック）されるため背景の脈絡膜蛍光に邪魔されずにコントラストよく網膜毛細血管まで観察できる利点ともなっている。また，この波長は出血などの病変にも吸収されやすい。

一方，IAでは励起光と蛍光はともに近赤外領域にある。長波長のためRPEをよく透過し，脈絡膜血管の観察が可能であるばかりでなく，出血をも透過するため網膜細動脈瘤破裂や滲出型（exudative）加齢黄斑変性（age-related macular degeneration：AMD）などで出血にブロックされることなく，出血の奥にある血管病変を観察することができる（101頁参照）。

正常FA所見（図1）

FA所見を読影・解釈するうえで，正常所見を理解することが重要である。肘静脈から注入されたフルオレセインNaは，眼動脈を経て網膜中心動脈および短後毛様動脈に流入し眼底に到達する。

脈絡膜相(図1a)：脈絡膜循環のほうが網膜循環よりも経路が短いため，静注10～12秒後に，網膜より先に，まだらな蛍光，choroidal flushとして観察される(図1aの矢頭)。短後毛様動脈の支配領域の境目の充盈遅延〔分水嶺(watershed zone)〕や不規則な充盈遅延が観察されるが，すぐに全体が充盈される。

網膜動脈相(図1a, b)：静注後，網膜循環が開始するまでの時間は腕網膜循環時間(arm-to-retina circulation time)とよばれ，正常では10～15秒である。図の例では，脈絡膜相とほぼ同時に視神経乳頭上の網膜中心動脈に蛍光が出現した。その後，網膜動脈が速やかに1～2秒で充盈される。

網膜静脈相(図1c～f)：初期静脈相と後期静脈相からなる。

初期静脈相(図1c)：網膜毛細血管に引き続き，後毛細血管細静脈，細静脈を経て，網膜静脈へと色素の流入が進む。静脈壁に沿った蛍光である層流(図1cの矢印)が観察される。

後期静脈相(図1d～f)：静脈の層流は融合し全体が一様な蛍光を示す。網膜動脈充盈開始から乳頭近傍の大静脈に充盈開始するまでの時間は網膜内循環時間とよばれ，およそ10秒である。静注から30秒以上経過すると，徐々に血管内の色素濃度が低下し，空になり始める(recirculation phase)。

組織相(図1g, h)：徐々に蛍光は減弱し，50分ほど経過するとほぼ空になる。

脈絡膜背景蛍光(図1d～g)：脈絡毛細血管板に流入した蛍光色素は急速に血管外に漏出して脈絡膜間質，Bruch膜，強膜に拡散する。その蛍光がRPEを通して網膜の背景に均一な蛍光として観察され背景蛍光とよばれる。

血液網膜関門(図2, 表2)

　神経組織である網膜は，血液網膜関門により血管内の物質の移動が制限されて恒常性が保たれている。網膜毛細血管の内皮細胞はtight junctionを有し内側血液網膜関門を形成して，分子量376のフルオレセインNaも通過することができない。有窓構造をもつ脈絡毛細血管板からはフルオレセインNaは漏出するが，RPE細胞間にtight junctionがあり外側血液網膜関門を形成しているため神経網膜側には通過しない。FAでは，RPE細胞内の色素(メラニンなど)が脈絡膜蛍光の多くをブロックするため，内側および外側血液網膜関門が破綻すると，そこを通過したフルオレセインNaを蛍光漏出としてコントラストよく定性的に捉えることができる。

　糖尿病網膜症(63頁参照)，網膜静脈閉塞症(19, 29, 39頁参照)，サルコイドーシス(193頁参照)をはじめさまざまな疾患・病態で内側血液網膜関門が破綻して，フルオレセインNaが網膜血管外に漏出する。また網膜・乳頭新生血管はtight junctionを有さないため蛍光色素の旺盛な漏出が起こる。

　中心性漿液性脈絡網膜症(central serous chorioretinopathy：CSC)(113, 123頁参照)は外側血液網膜関門の破綻を生じる代表的な疾患であり，RPEからの蛍光漏出として捉えることができる。CSCの病態を理解することで外側血液網膜関門の障害をもつ他疾患についても理解しやすい。外側血液網膜関門の障害が生じるほかの疾患にはVogt-小柳-原田病(205頁参照)，高血圧網脈絡膜症(251, 252頁参照)などの脈絡膜循環障害，滲出型AMD

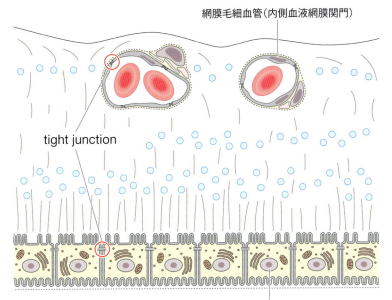

【図2】血液網膜関門

【表2】血液網膜関門の種類と特徴

	内側血液網膜関門	外側血液網膜関門
主な関門部位	・網膜毛細血管内皮細胞のtight junction	・網膜色素上皮細胞間のtight junction
FAの蛍光漏出パターン	・網膜血管に沿った漏出 ・毛細血管瘤などの器質的網膜血管病変からの漏出	・網膜色素上皮からの漏出（網膜血管とは無関係な位置）
代表的疾患	・網膜静脈閉塞症，糖尿病網膜症などの網膜血管疾患，サルコイドーシスなどのぶどう膜炎	・中心性漿液性脈絡網膜症，Vogt-小柳-原田病

（137, 145, 155頁参照）や脈絡膜腫瘍（271頁参照），脈絡膜炎などの炎症性疾患，および手術や外傷などの二次性のものなど多数ある。一方で，外側血液網膜関門の障害が生じても，すなわちRPEからの蛍光漏出があっても必ずしも網膜剥離を呈するとは限らない。これは網膜下液の貯留にはバリア破綻だけではなくプラスアルファの要因，すなわちCSCでの脈絡膜血管透過性亢進やVogt-小柳-原田病での脈絡膜に対する急性炎症などが必要であることを示している。

異常FA所見

FAでの異常所見は過蛍光と低蛍光に分類される。

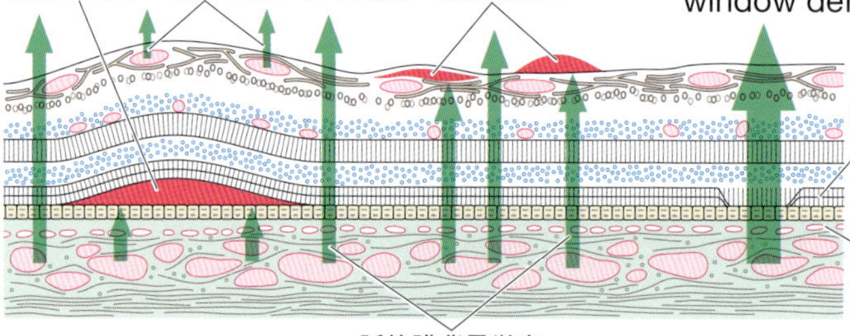

【図3】脈絡膜背景蛍光のブロックと透過

過蛍光

蛍光漏出(leakage)

　前述の血液網膜関門の破綻により，蛍光色素(フルオレセインNa)が網膜血管やRPEから漏出して強い蛍光を呈する所見である。通常，経時的に拡大する強い蛍光が観察される。糖尿病網膜症，網膜静脈閉塞症，網膜・乳頭新生血管，CSC，滲出型AMDの脈絡膜新生血管(choroidal neovascularization：CNV)，脈絡膜腫瘍などさまざまな疾患・病的状態でみられる。他の過蛍光所見との鑑別のために経時的な変化をみることが重要である。

蛍光貯留(pooling)

　漏出した蛍光色素が網膜内，網膜下，RPE下など病的状態で生じた腔内に貯留して強い蛍光を呈する所見である。囊胞様黄斑浮腫，Vogt-小柳-原田病，RPE剥離などでみられる。

組織染(tissue staining)

　漏出した蛍光色素が組織内に拡散して強い蛍光を示す所見である。造影後期にも蛍光が拡大しない。網膜血管炎の血管壁，滲出型AMDでの線維血管性瘢痕などでみられる。

window defect

　前述のようにRPE細胞内の色素は脈絡膜の背景蛍光の多くを遮断している。RPE萎縮により脱色素が生じると，その部位では脈絡膜背景蛍光が減衰せずに透過するため過蛍光を呈する(図3)。この所見がwindow defect(transmitted fluorescence)である。造影早期から過蛍光を示すが，蛍光漏出とは異なり経時的な過蛍光範囲の拡大はみられない。RPE萎縮は均一ではないため顆粒状過蛍光を呈する。背景蛍光の強弱によっても過蛍光の程度は変化する。

低蛍光

充盈遅延，充盈欠損(filling delay, filling defect)

　循環障害により，造影早期に蛍光色素の流入が遅れると低蛍光を呈し(充盈遅延)，また血管が完全閉塞すると造影全時期を通じて色素が流入せず低蛍光を呈する(流入欠損)。代表的な病変として，網膜毛細血管閉塞による低蛍光，脈絡毛細血管板の小葉単位の閉塞による低蛍光(255頁参照)などがある。

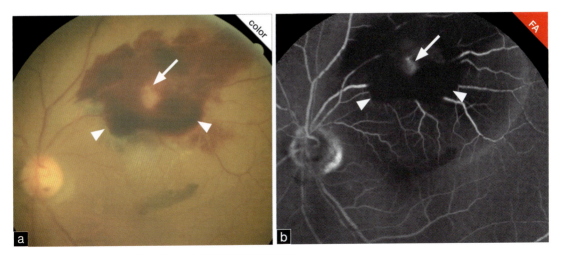

【図4】網膜前出血による蛍光ブロック（網膜細動脈瘤破裂）

a：カラー眼底写真。上耳側血管アーケード沿いに出血（矢頭）があり，そのなかに網膜細動脈瘤を示唆する黄色病変（矢印）がみられる。

b：FA所見。網膜細動脈瘤からの蛍光漏出（矢印）があり，その周囲には低蛍光（矢頭）が広がっている。低蛍光部位では脈絡膜背景蛍光だけでなく網膜血管からの蛍光もブロックされており，出血は網膜前に存在すると判断できる。

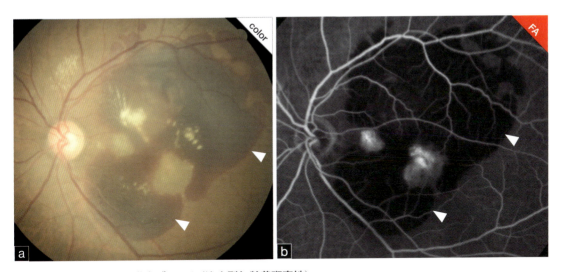

【図5】網膜下出血による蛍光ブロック（滲出型加齢黄斑変性）

a：カラー眼底写真。黄斑に大量の出血（矢頭）がみられる。

b：FA所見。出血部位は脈絡膜背景蛍光がブロックされ低蛍光（矢頭）であるが網膜血管からの蛍光はきれいに確認されるため，出血は網膜下に存在すると判断できる。

蛍光ブロック（蛍光遮断，blocked fluorescence）

出血，色素沈着，混濁など蛍光を遮断する物質があるときに低蛍光を呈する所見。脈絡膜背景蛍光のみがブロックされているのか，網膜血管の蛍光もブロックされているのかに注目することで，病変の深さを特定することができる（図3〜5）。

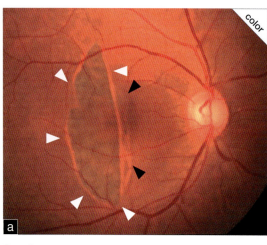
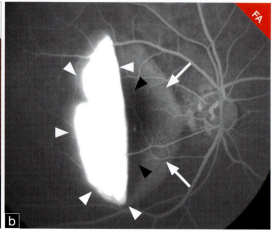

【図6】網膜色素上皮裂孔

a：カラー眼底写真。RPE剥離の耳側半分にRPE裂孔が生じてBruch膜が露出している(白矢頭)。なお，耳側縁で裂けたRPEはロールして裂孔鼻側縁に移動して重層している(黒矢頭)。

b：FA所見。RPE裂孔部はRPE欠損のために脈絡膜蛍光のブロックがなくなり極めて強い過蛍光を呈している(白矢頭)。なお，RPE重層部はブロックによる低蛍光(黒矢頭)，RPE剥離部は蛍光貯留による過蛍光(白矢印)を示している。

脈絡膜背景蛍光に関与する病態(図3～8)

　　FAでの脈絡膜背景蛍光に関与する病態として，RPEの状態や出血などがあり，これらに加えて黄斑ではキサントフィルの存在も関与している。

網膜色素上皮細胞

　　前述のように脈絡膜背景蛍光をブロックする。RPE萎縮が生じると，その部位では脈絡膜背景蛍光が減衰せずに透過するため過蛍光を呈する(window defect, transmitted fluorescence)(図3)。RPE裂孔の急性期には，RPE欠損により強い均一な過蛍光がみられる(図6)。RPE細胞内にリポフスチンが異常沈着するStargardt病では，背景蛍光がブロックされて特徴的なdark choroidを呈する(185頁参照)。

出血，色素沈着

　　出血や色素沈着によって励起光と蛍光がブロックされるため，低蛍光を呈する(図3～5)。

キサントフィル(黄斑色素)

　　黄斑の外網状層にはキサントフィルが存在し，FAで使用される青色励起光を吸収するため，脈絡膜に流入するフルオレセインNaが励起されず黄斑部は造影早期から後期にかけて暗く映る(dark macula)(図7,8)。dark maculaの機序にはキサントフィルのほかに，①中心窩のRPE細胞は丈が高くメラニンやリポフスチンを多く含んでいること，②中心窩の直径約500μmの範囲は無血管領域になっていること，が関与している。

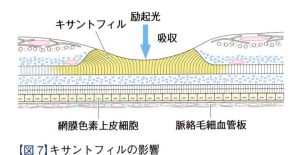

【図7】キサントフィルの影響

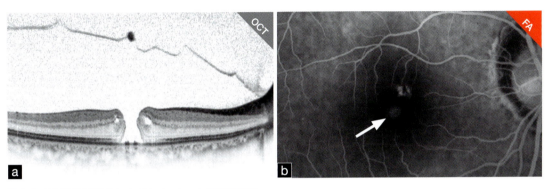

【図8】脈絡膜背景蛍光とキサントフィル（黄斑円孔）

a：OCT所見。後部硝子体皮質に蓋（operculum）が付着している。視神経乳頭では後部硝子体剥離がなく，黄斑円孔 stage Ⅲ の状態である。

b：FA所見。中心窩に円形の過蛍光（矢印）がみられる。正常眼の黄斑は FA で造影早期から後期まで暗く映り，"dark macula" とよばれる。これに対し，黄斑円孔では dark macula の病態に関与するキサントフィル（黄斑色素）が円孔部位で欠損するために青色励起光が吸収されず，脈絡膜のフルオレセインが強く蛍光され円孔部位に一致して過蛍光となる。

網膜毛細血管の反応様式

　網膜血管病変の原因が，血管閉塞などの循環障害，炎症，代謝障害，変性疾患など異なっていても，網膜毛細血管には以下のような共通した反応様式があり，FA はその変化を捉えることに優れている。FA の読影に際しては，これらの所見の有無に注意することが重要である。

- 血管拡張
- 血管透過性亢進
- 血管床閉塞（毛細血管閉塞，無灌流）
- 血管新生

文献
1）眼底血管造影実施基準委員会：眼底血管造影実施基準（改訂版）．日眼会誌 115：67-75，2011

〈飯田知弘〉

総論　蛍光眼底造影とOCTAをつなぐ

　フルオレセイン蛍光眼底造影（fluorescein angiography：FA）およびインドシアニングリーン蛍光眼底造影（indocyanine green angiography：IA）は網膜脈絡膜循環動態を動的に捉えることが可能であり，網膜疾患および脈絡膜疾患の診断，病態把握のためには欠かすことのできない重要な検査である．しかし，造影検査にはアレルギー反応に伴う副作用のリスク，検査前の準備などを含めた30〜60分程度の検査時間の確保などの問題があるため，頻回に検査を実施することは難しく，臨床の現場では治療開始前や治療の効果判定などの節目のタイミングでのみ蛍光眼底造影を行うことが多い．

　光干渉断層計（optical coherence tomography：OCT）は，近赤外光を用いて眼内からの反射波とコントロール波の干渉現象の情報をもとに眼底の断面を画像化する検査機器であり，非侵襲的に組織切片に類似した鮮明な断面画像を取得することができる．このOCTの技術を用いて血管撮影を行うのが，光干渉断層血管撮影（optical coherence tomography angiography：OCTA）で，近年その利便性のよさから利用範囲が急速な広まりをみせている．

　蛍光眼底造影とOCTAのそれぞれの特徴を表1に示す．

OCTAの原理とそのメリット・デメリット

原理

OCTAの原理を以下に示す[1]．

- ある範囲内の網膜脈絡膜を連続的に繰り返しOCT撮影し，同一部位の複数枚のOCT画像間に変化があるかどうか検出する．眼底内で血液が流れている部位ではOCT画像間に変化がみられるが，血管以外の部分ではOCT画像間に変化はみられないため，この動きのある部分のみを血流情報として抽出し，血管像を構築する．

【表1】蛍光眼底造影とOCTAのそれぞれの特徴

	蛍光眼底造影	OCTA
血液網膜関門の評価	・蛍光漏出というかたちで評価できる	・評価できない
微細な血管構造の評価	・早期以外は蛍光漏出の影響で評価が難しい	・鮮明な画像が得られる
網膜無灌流領域の評価	・蛍光漏出の影響で，判断に迷う症例もあるが，広い範囲を評価できる	・撮影範囲が狭いが，毛細血管脱落の程度を定量的に評価できる
網膜脈絡膜循環の評価	・造影剤の流入時間や充盈時間などで動的に捉えることが可能	・鮮明な毛細血管構造を描出可能
血管構造の分離	・血管構造を2次元で評価 ・層別には評価困難	・血管構造を3次元で評価 ・層別に評価可能 ・プロジェクションアーチファクトやセグメンテーションエラーがあり，読影と解釈に注意が必要

- OCT信号は3次元的に取得されており，それを各層ごとにセグメンテーションを行うことで層別の血管構造を作成できる。

メリット・デメリット

　OCTAの最大の利点は，造影剤を用いずに非侵襲的かつ短時間に血管撮影ができる点にある。FAやIAでは頻回の検査が難しく，血管構造の経時的な変化を克明に記録することは困難であったが，OCTAではその利便性の高さから受診ごとに血管撮影を行うことが可能であり，われわれに多くの情報を与えてくれる。一方でOCTAで撮影された血管像は，FAやIAのような造影検査とは異なった原理で撮影されていることをしっかり認識していないと，誤った解釈や診断につながることがあり，それぞれの特徴を十分に理解する必要がある。

蛍光眼底造影とOCTAの違い(表1)

　蛍光眼底造影では内側および外側血液網膜関門の破綻を蛍光漏出というかたちで評価することができるが，OCTAではその評価を行うことはできない（図1，2）。そのため，糖尿病黄斑浮腫や網膜静脈閉塞症に伴った黄斑浮腫などの症例で内側血液網膜関門の障害部位を把握する場合や，中心性漿液性脈絡網膜症などの外側血液網膜関門の障害部位を同定する場合などは蛍光眼底造影が適している。さらにぶどう膜炎などで生じる網膜血管炎の活動性評価もOCTAでは難しく，蛍光眼底造影での評価が必要となる。一方で，蛍光眼底造影では蛍光漏出の影響を受けるため，早期以外は毛細血管などの微小血管構造を明瞭に捉えることはできないが，OCTAでは蛍光漏出などの影響がないため毛細血管を明瞭に描出できるという特徴がある。そのため，網膜新生血管や脈絡膜新生血管の微細構造評価，網膜無灌流領域の面積評価などはOCTAが適している。

　FA，IAともに造影剤を用いて血管撮影を行うため，網膜や脈絡膜血管の充盈が開始される時間や個々の血管の充盈遅延などの状態を観察することで網膜脈絡膜循環を動的に把握することが可能である（図3）。網膜動脈閉塞症や眼虚血症候群では腕網膜循環時間の延長，網膜静脈閉塞症では網膜内循環時間の延長，虚血性前部視神経症では視神経乳頭周囲の短後毛様動脈の循環障害といった所見が診断や重症度の判定に重要であり，これらの評価は蛍光眼底造影でしか行うことができない。OCTAは，時間差で測定したOCT画像間の変化から血流の有無を検出しているため，その特性上，ある一定の血流速度以上であれば血管構造が描出され，それ以下であれば描出されない。したがって，OCTAで血管構造が描出されたからといって血流が正常とは解釈できないし，血管構造が映らないからといって血流がゼロとは判定できず，循環障害を動的に把握することはできない[2]。

　蛍光眼底造影では，網膜血管や脈絡膜血管を2次元で表示するため，深さ情報をほとんど得ることができない。その点，OCTAではOCT情報をもとに血管撮影を行っているため，3次元で血管構造を描出することができるという違いがある。またセグメンテーションを行うことで，層別に血管構造を分離して表示することが可能である[3]。OCTAを用いることで，糖尿病網膜症や網膜静脈閉塞症などの網膜血管疾患では，表層よりも深層網膜

蛍光眼底造影とOCTAの違い

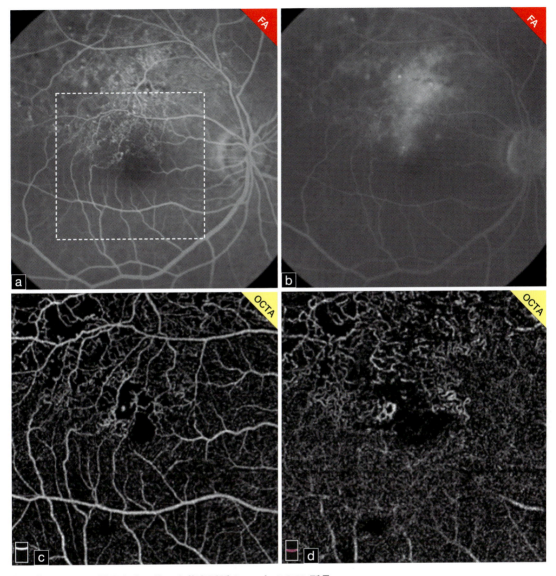

【図1】網膜静脈分枝閉塞症に伴った黄斑浮腫のFAとOCTA所見

a, b：FA。早期（a）から後期（b）にかけて蛍光漏出がみられ，内側血液網膜関門の破綻を捉えている。破線囲みが6 mm×6 mmのOCTAの範囲。

c, d：OCTA。表層（c）と深層（d）網膜毛細血管網。蛍光漏出の影響がないため，毛細血管瘤や毛細血管脱落などの微細な構造が鮮明に描出される。

毛細血管網のほうが広範に障害されやすいことなどが報告されている。一方，OCTAでは，プロジェクションアーチファクトやセグメンテーションエラーによってほかの層の血管が映り込むことがあるため，その読影，解釈には注意が必要である（図4, 5）[2,4]。

総論　蛍光眼底造影とOCTAをつなぐ

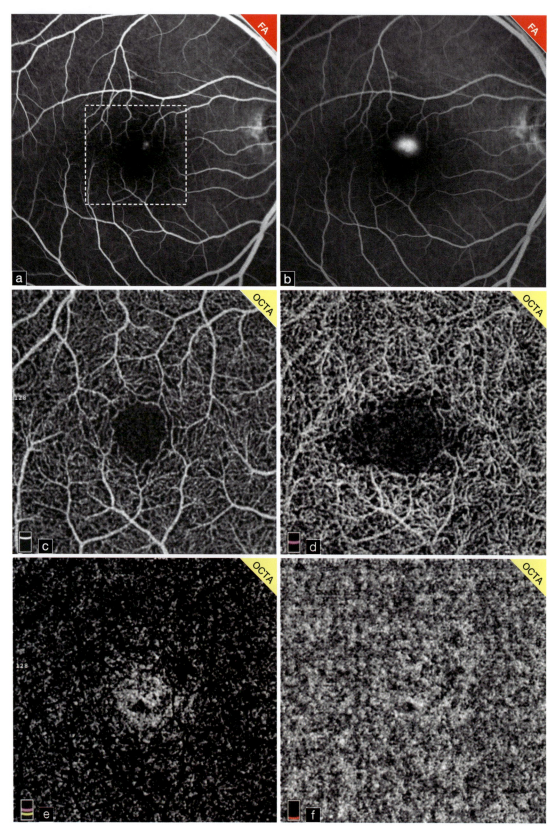

【図2】中心性漿液性脈絡網膜症のFAとOCTA所見　　　　　　　　　　　　　　　　　　　（図説は↗）

【図2】
a, b：FA。早期（a）から後期（b）にかけて網膜色素上皮レベルの円形の蛍光漏出がみられ，外側血液網膜関門の破綻と判断できる。**破線囲み**が3 mm×3 mm の OCTA の範囲。

c〜f：OCTA。表層（c）と深層（d）網膜毛細血管網，網膜外層（e），脈絡毛細血管板（f）。OCTA では外側血液網膜関門の破綻を捉えることはできない。

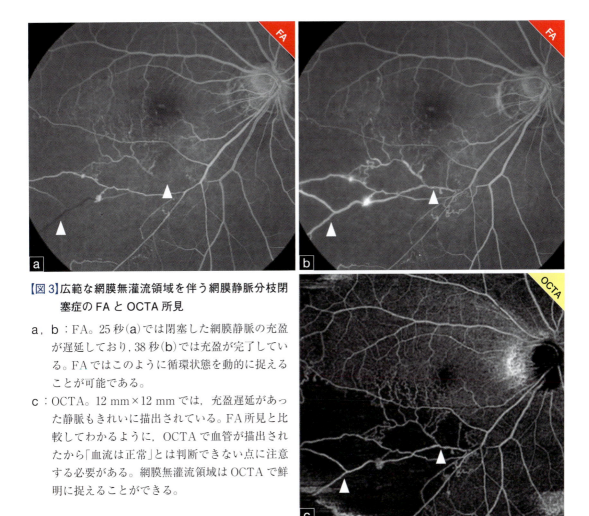

【図3】広範な網膜無灌流領域を伴う網膜静脈分枝閉塞症の FA と OCTA 所見

a, b：FA。25 秒（a）では閉塞した網膜静脈の充盈が遅延しており，38 秒（b）では充盈が完了している。FA ではこのように循環状態を動的に捉えることが可能である。

c：OCTA。12 mm×12 mm では，充盈遅延があった静脈もきれいに描出されている。FA 所見と比較してわかるように，OCTA で血管が描出されたから「血流は正常」とは判断できない点に注意する必要がある。網膜無灌流領域は OCTA で鮮明に捉えることができる。

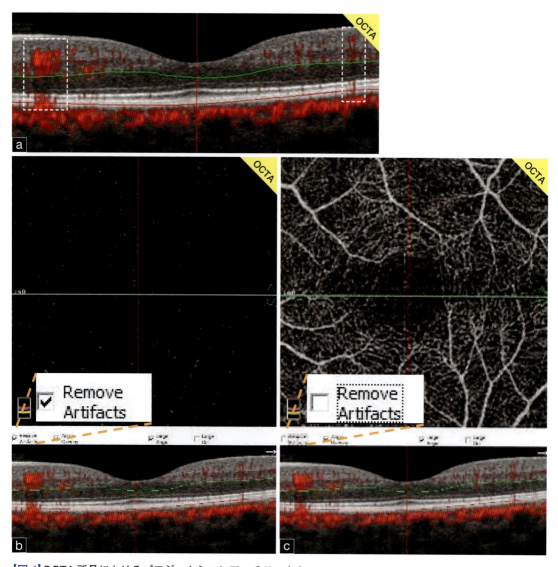

【図4】OCTA所見におけるプロジェクションアーチファクト

a：B-scanに血流シグナル（赤で表示）を重ねた画像。OCTを複数回撮影すると網膜血流がある部位ではOCT画像間に変化があり，「血流あり」と検出されOCTAで血管像が描出される。OCTは眼外から網膜面に向かって赤外光を入射させて画像を作成している。そのため，網膜血流によるシグナル変化が影となって網膜色素上皮面にも投影され，そのシグナル変化も血流ありと検出されて血流シグナルが表示される（特に**破線囲み内**が顕著）。このような血管像をプロジェクションアーチファクトという。

b：プロジェクションアーチファクトを除去して表示（Remove Artifactsをチェック）。現在市販されているOCTAでは網膜色素上皮層を含む網膜外層には網膜血管は描出されないが，それはプロジェクションアーチファクトを除去するようにプログラムされているためである。

c：除去せずそのまま表示すると，網膜外層にもプロジェクションアーチファクトである網膜血管像が描出される。

蛍光眼底造影とOCTAの違い

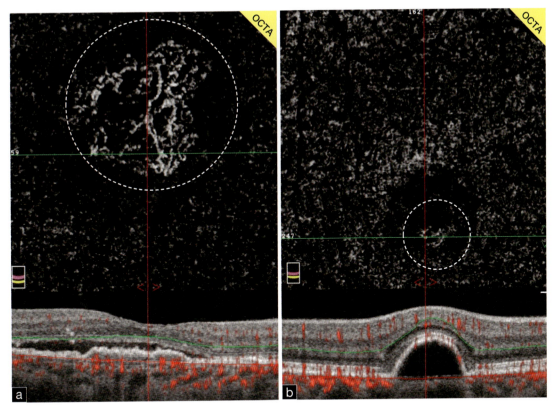

【図5】網膜外層の血管像

a：網膜外層に血管構造が映っている（白円）。B-scanでは網膜色素上皮とBruch膜の間に血流シグナル（赤で表示）があり，脈絡膜新生血管であると診断できる。

b：同様に網膜外層に血管構造がある（白円）。B-scanでは漿液性網膜色素上皮剥離があり，網膜色素上皮面に写り込んだ網膜血管のプロジェクションアーチファクトが除去されずに表示されたと考えられる。このように網膜色素上皮の不整や隆起がある症例ではセグメンテーションエラーやプロジェクションアーチファクトによって違う層の血管が写り込むことがあり，読影に注意を要する。特に脈絡膜新生血管の有無の判定の際に重要である。

文献

1) Makita S, Hong Y, Yamanari M et al：Optical coherence angiography. Opt Express 14：7821-7840, 2006
2) Spaide RF, Fujimoto JG, Waheed NK：Image artifacts in optical coherence tomography angiography. Retina 35：2163-2180, 2015
3) Spaide RF, Klancnik JM Jr, Cooney MJ：Retinal vascular layers imaged by fluorescein angiography and optical coherence tomography angiography. JAMA Ophthalmol 133：45-50, 2015
4) Zhang M, Hwang TS, Campbell JP et al：Projection-resolved optical coherence tomographic angiography. Biomed Opt Express 7：816-828, 2016

〈長谷川泰司〉

1 網膜静脈分枝閉塞症 急性期
branch retinal vein occlusion : acute phase

Point
- 網膜血管の分枝は上下でほぼ対称的に分布しているため，上下の蛍光流入の速さによって網膜静脈の蛍光流入遅延を確認できる。
- 黄斑浮腫を示す蛍光漏出が，VEGF発現亢進による閉塞静脈領域全体の毛細血管からの漏出のみか，または毛細血管瘤などの器質的血管病変からの漏出が原因か，を見分けることが治療方針につながる。前者は抗VEGF療法に反応がよいが，後者は抗VEGF療法に抵抗する症例もあり毛細血管瘤への網膜光凝固が有効である。

疾患の概要

網膜静脈分枝閉塞症（branch retinal vein occlusion：BRVO）は網膜動静脈交叉部で動脈による静脈圧排によって乱流が生じ，血栓が形成されることで網膜静脈の分枝が閉塞すると考えられ，典型例では刷毛状の網膜表層出血がみられ，軟性白斑がみられる症例も多い。高血圧，動脈硬化などの生活習慣病患者に多くみられる疾患である[1]。

急性期BRVOによる視力低下の原因として黄斑浮腫が重要である。急性期BRVOでは静脈閉塞によって，血管透過性亢進作用をもつ血管内皮増殖因子（vascular endothelial growth factor：VEGF）の濃度が上昇[2]し，内側血液網膜関門が障害され黄斑浮腫を生じる。一方，陳旧期BRVOでは循環障害の結果として生じた毛細血管瘤や拡張蛇行した毛細血管などの器質的血管病変，つまり内側血液網膜関門の器質的破綻によって黄斑浮腫が生じる。陳旧期BRVOについては次項で詳細に述べる（29頁参照）。FAでは閉塞部位の確認，閉塞静脈の充盈遅延の程度，蛍光漏出が旺盛な部位の確認などを行う。またFAでは網膜の無灌流領域（nonperfusion area：NPA）の有無を判定するが，網膜出血が濃い急性期では出血による蛍光ブロックと見分けづらく判断が難しいため，網膜出血がある程度吸収されてから撮影したFAでNPAの範囲を判定し，網膜光凝固の適応を判断するのがよい。

ケースで学ぶ所見の読み方

Case 1　動静脈交叉部で動脈が静脈の上を走行する急性期 BRVO

患者：69歳，女性。1週間前から左眼の視力低下，上方の霧視を自覚した。左眼矯正視力（0.7）。

既往：特記すべき事項なし。

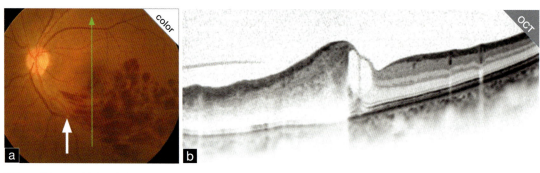

【図1-1】カラー眼底写真と OCT 所見

a：カラー眼底写真。左眼の下耳側血管アーケードに沿って網膜表層出血，および中心窩耳側では斑状出血がみられる。交叉部の中枢側に血栓を示唆する網膜静脈内の黄白色病変（矢印）がある。

b：OCT。蛍光漏出部位に一致した囊胞様黄斑浮腫がみられる。

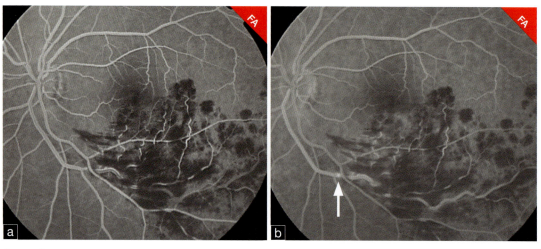

【図1-2】FA 所見

a：早期。下耳側網膜動静脈交叉部（動脈が上）があり，末梢の網膜静脈は蛍光色素が血管壁に沿って描出される層流のみが観察される。その他の網膜静脈に比べて充盈が遅延していることがわかる。網膜血管の分枝は上下でほぼ対称的に分布しているため，上下の蛍光流入の速さを確認することによって網膜静脈の蛍光流入遅延を判定できる。閉塞静脈に沿った網膜表層出血と網膜内斑状出血に一致した蛍光ブロックがあり，中心窩耳側の斑状出血部位では網膜血管走行を確認することができ，網膜深層出血と考えられる。

b：後期。血栓部位に一致した組織染がみられ（矢印），閉塞静脈の血管壁とその灌流領域の網膜血管から蛍光漏出が生じ，黄斑浮腫を示唆する蛍光貯留がみられる（内側血液網膜関門の破綻）。

Case 2　動静脈交叉部で動脈が静脈の下を走行する急性期 BRVO

患者：72歳，女性。1か月前から左眼の視力低下を自覚した。左眼矯正視力(0.4)。
既往：高血圧。

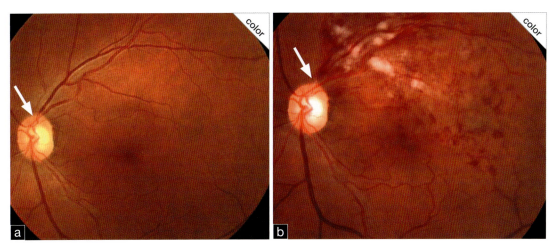

【図 1-3】カラー眼底写真

a：発症前。上耳側網膜動静脈交叉部(静脈が上)がある(矢印)。
b：発症後。交叉部位の末梢側に静脈に沿った黄白色病変(血栓)がみられ(矢印)，網膜表層出血があり軟性白斑が多発している。

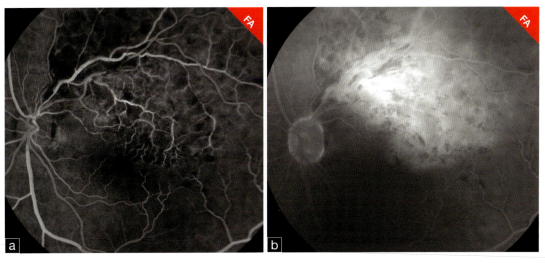

【図 1-4】FA 所見

a：早期。閉塞静脈への蛍光流入は他の網膜静脈と比べ明らかな充盈遅延はないが，軟性白斑の部位に一致してNPAがみられる。
b：後期。閉塞静脈の灌流領域全体からの旺盛な蛍光漏出がみられる(内側血液網膜関門の破綻)。

Case 3 BRVO発症後の網膜血管の形態変化

患者:71歳,女性。2か月前から右眼の視力低下を自覚した。右眼矯正視力(0.3)。
既往:高血圧。

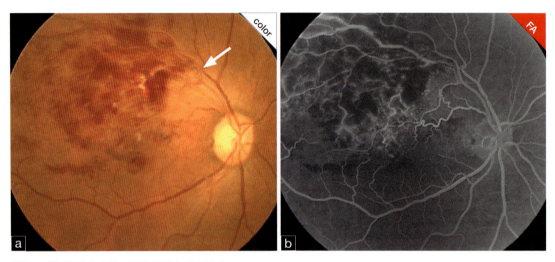

【図1-5】初診時のカラー眼底写真とFA所見

a:カラー眼底写真。上耳側網膜動静脈で交叉現象(動脈が上)があり(矢印),その末梢で網膜表層出血が生じている。
b:FA。網膜出血の部位は蛍光ブロックによる低蛍光かNPAかはっきりしない。

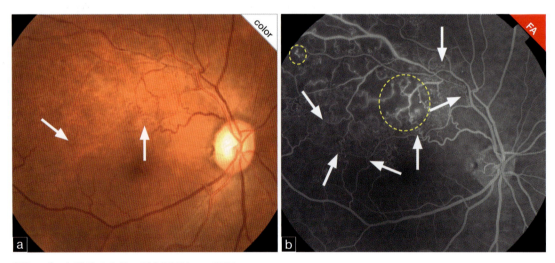

【図1-6】1年半後のカラー眼底写真とFA所見

a:カラー眼底写真。網膜出血は吸収され,閉塞領域からの血液をバイパスするために側副血行路(矢印)が形成されている。
b:FA。静脈閉塞領域と非閉塞領域を結ぶ側副血行路(矢印)が形成され,一部には毛細血管瘤や拡張蛇行した毛細血管(黄円)がみられる。閉塞静脈の末梢側にはNPAがみられる。

Case 4　血管アーケード外の急性期 BRVO に伴った黄斑浮腫と漿液性網膜剥離

患者：73歳，女性。1か月前から左眼の視力低下を自覚した。左眼矯正視力(0.4)。
既往：喫煙歴 30〜40 本/日×50 年。

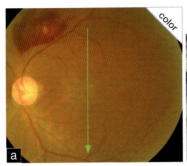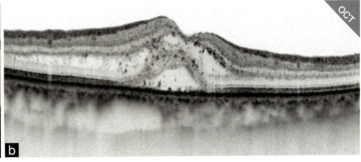

【図 1-7】初診時のカラー眼底写真と OCT 所見

a：カラー眼底写真。上耳側網膜静脈上方に濃い網膜出血がみられるが，動静脈交叉現象ははっきりしない。
b：OCT。上方の Henle 層に囊胞様変化がみられ，中心窩下に漿液性網膜剥離がみられる。

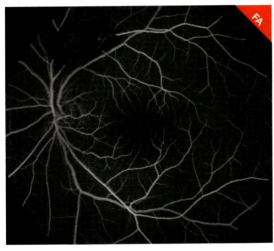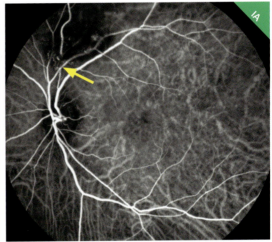

【図 1-8】FA 所見

濃い網膜出血による蛍光ブロックのために出血下の網膜血管走行がはっきりしない。

【図 1-9】IA 所見

網膜出血下に網膜動静脈交叉部を確認することができ（矢印），その部位での BRVO と診断できる。

1 網膜静脈分枝閉塞症　急性期

Case 5　広角 FA を用いた NPA の評価

患者：67歳，男性。右眼矯正視力(0.6)。
既往：高血圧，脂質異常症。

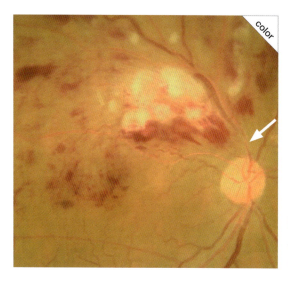

【図 1-10】カラー眼底写真

視神経乳頭の上耳側に閉塞部位がある(矢印)。軟性白斑や網膜表層出血が広がっている。

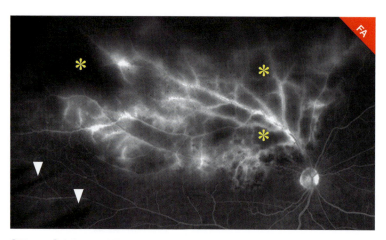

【図 1-11】広角 FA 所見

静脈閉塞部位を頂点にして広範な NPA がみられる(＊印)。睫毛が映り込んでいる(矢頭)。

Case 6　FAとOCTAの比較

患者：63歳，女性。
既往：高血圧，脂質異常症。

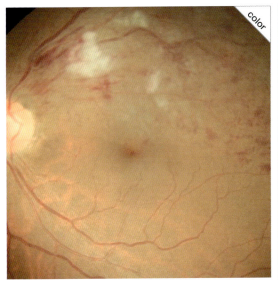

【図 1-12】カラー眼底写真

視神経乳頭の上耳側で交叉現象がみられ，軟性白斑や網膜表層出血が生じている。

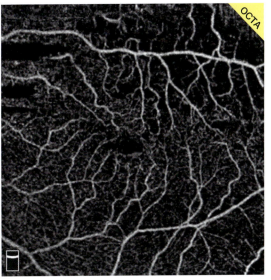

【図 1-13】OCTA 所見

表層毛細血管網：6 mm×6 mm。FA 所見と同様に中心窩の上方から耳側にかけて NPA がみられる。蛍光漏出の影響がないため，微細な血管構造は鮮明に描出される。

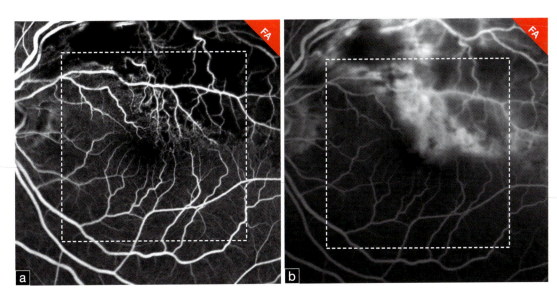

【図 1-14】FA 所見
a：早期。中心窩の上方から耳側にかけて広範な NPA がみられる。破線囲みは図 1-13 の撮影範囲。
b：後期。旺盛な蛍光漏出がみられる。破線囲みは図 1-13 の撮影範囲。

Case 7 OCTAを用いたNPAの評価

患者：81歳，女性。
既往：特記すべき事項なし。

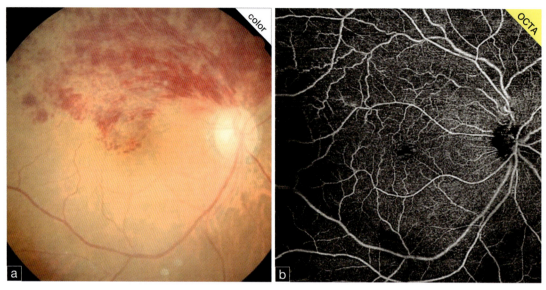

【図1-15】初診時のカラー眼底写真とOCTA所見

a：カラー眼底写真。乳頭付近から扇状に網膜表層出血が生じている。
b：OCTA。12 mm×12 mm。swept-source OCT（SS-OCT）を用いており，網膜出血の影響を受けず，鮮明に血管を描出している。大きなNPAはみられない。

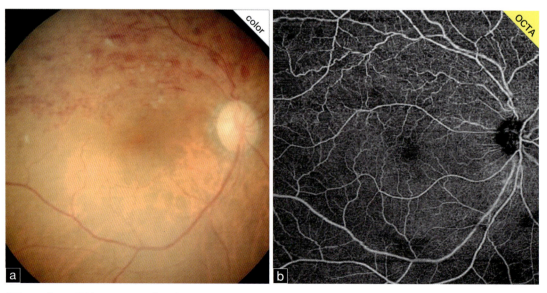

【図1-16】5か月後のカラー眼底写真とOCTA所見

a：カラー眼底写真。網膜出血は吸収され，小さい軟性白斑が散在している。
b：OCTA。静脈閉塞領域には，ほとんどNPAはみられない。12 mm×12 mmの広角SS-OCTAを用いることで，出血の影響を受けることなく非侵襲的にNPAの評価を行うことができる。

押さえておきたい読影ポイント

典型例では診断は容易であるが，網膜出血が濃い場合には網膜細動脈瘤破裂との鑑別が必要になる症例がある（102頁参照）。網膜出血が濃く，FAの蛍光がブロックされてしまう場合にはIAを同時に行うことで出血下の病変部位を捉えることができる（Case 4）。

BRVOでは動静脈交叉部での閉塞が原因であるため，FAではその確認が重要である。逆に動静脈交叉部と関係のない血管閉塞所見があれば，Eales病やBehçet病などの閉塞性血管炎を疑う必要がある。

バリエーションとピットフォール

急性期BRVOに伴った黄斑浮腫は血管透過性亢進作用をもつVEGFの作用によって内側血液網膜関門が破綻することで生じる。いうなれば，内側血液網膜関門の機能的破綻の状態であり，再発という問題はあるが抗VEGF療法に反応しやすい。初診時に典型的な網膜表層出血があり発症早期のようにみえる症例でもFAを撮影してみると，すでに毛細血管瘤などの器質的血管病変が生じていて実際は発症から時間が経過しているものもある。毛細血管瘤などの器質的血管病変は内側血液網膜関門が器質的に破綻することで浮腫が生じるため，抗VEGF療法単独では治療に抵抗性を示す場合があり，毛細血管瘤への網膜光凝固が有効である（29頁参照）。

血管アーケード外のBRVO（distant BRVO）であっても，黄斑に漿液性網膜剥離を生じる場合がある[3]（Case 4）。OCTでは閉塞部位からの滲出液がHenle層を通って，黄斑に流れ込んでくるのが観察される。黄斑病変による黄斑浮腫に合併した漿液性網膜剥離では中心窩の外境界膜が障害を受けていることが多い[4,5]が，このようなdistant BRVOに伴った漿液性網膜剥離では中心窩の外境界膜などの網膜外層構造は保たれていることが多く，早期に治療をすれば視力予後はよい。

網膜出血が濃い急性期のFAでは，NPAと出血による蛍光ブロックを見分けづらく，判断を誤る場合がある。また網膜出血が多い時期に網膜光凝固を実施すると，出血のある網膜内層でレーザー光が吸収され，網膜内層障害を引き起こす。硝子体出血の発生はBRVO発症6か月以降に生じることが多いため，網膜出血がある程度吸収されてから撮影するFAでNPAの範囲を判定し，網膜光凝固の適応を判断するのがよい。広角撮影ができるSS-OCTAを用いると，出血の影響が少なく非侵襲的にNPAを評価することができる。

文献

1) Cugati S, Wang JJ, Knudtson MD et al：Retinal vein occlusion and vascular mortality：pooled data analysis of 2 population-based cohorts. Ophthalmology 114：520-524, 2007
2) Noma H, Funatsu H, Yamasaki M et al：Pathogenesis of macular edema with branch retinal vein occlusion and intraocular levels of vascular endothelial growth factor and interleukin-6. Am J Ophthalmol 140：256-261, 2005
3) Otani T, Yamaguchi Y, Kishi S：Serous macular detachment secondary to distant retinal vascular disorders. Retina 24：758-762, 2004
4) Yamaike N, Tsujikawa A, Ota M et al：Three-dimensional imaging of cystoid macular edema in retinal vein occlusion. Ophthalmology 115：355-362, 2008

5) Hasegawa T, Masuda N, Ogata N：Highly reflective line in optical coherence tomography images of eyes with macular edema associated with branch retinal vein occlusion. Am J Ophthalmol 159：925-933, 2015

〈長谷川泰司・飯田知弘〉

2 網膜静脈分枝閉塞症 陳旧期
branch retinal vein occlusion : chronic phase

Point
- 陳旧期 BRVO では毛細血管瘤，毛細血管拡張，側副血行路，無灌流領域の形成などの変化が生じる。毛細血管瘤や側副血行路は，静脈閉塞領域と非閉塞領域との境界部位にみられることが多い。
- 抗 VEGF 療法に抵抗を示す陳旧期 BRVO に伴った黄斑浮腫では，毛細血管瘤への網膜光凝固が有効である。
- 硝子体出血の発生は BRVO 発症 6 か月以降に生じることが多いため，急性期の網膜出血がある程度吸収されてから撮影する FA で無灌流領域の範囲を判定し，網膜光凝固の適応を判断するのがよい。

疾患の概要

　網膜静脈分枝閉塞症(branch retinal vein occlusion：BRVO)は網膜動静脈交叉部での動脈による静脈圧排によって乱流が生じ，血栓が生じることで網膜静脈の分枝が閉塞すると考えられている。高血圧，動脈硬化などの生活習慣病患者に多くみられる[1]。

　急性期では，網膜神経線維層にみられる網膜表層出血など特徴的な所見がみられ診断は比較的容易であるが，出血が吸収された状態で初めて受診した場合には，診断を確定するために FA が非常に重要である。静脈閉塞が持続すると閉塞静脈の白線化，閉塞部位と非閉塞部位を結ぶ側副血行路の発達，毛細血管拡張や毛細血管瘤，無灌流領域(nonperfusion area：NPA)の形成などの変化が生じる。FA では上記の血管変化を明瞭に捉えることができる。

　陳旧期 BRVO に伴った黄斑浮腫は，毛細血管瘤や拡張蛇行した毛細血管などの器質的血管病変の透過性亢進で生じることが多いため，急性期の黄斑浮腫に比べて抗血管内皮増殖因子(vascular endothelial growth factor：VEGF)療法の効果が限定的または無効である症例が多くなる。

　また，FA で網膜の NPA の範囲が直径で 5 乳頭径を超える場合は虚血型 BRVO と分類され，網膜から硝子体中に伸びる新生血管によって硝子体出血を生じる危険性が高まる。1980 年代に米国で行われた BVO Study[2] では網膜新生血管が発生してから網膜光凝固を施行することを推奨しているが，わが国では広範な NPA が確認されれば，予防的に網膜光凝固を行うことが一般的である。

ケースで学ぶ所見の読み方

Case 1 抗VEGF療法に抵抗性を示した陳旧期BRVOに伴った黄斑浮腫

患者：64歳，女性。7年前から高血圧があり，内科から眼底精査目的に眼科を紹介された。右眼矯正視力(0.8)。

既往：高血圧。

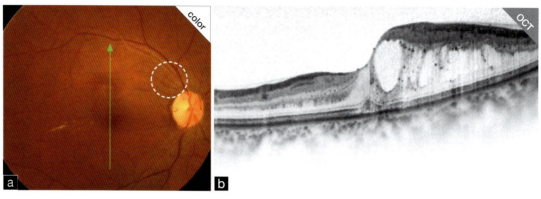

【図 2-1】初診時のカラー眼底写真と OCT 所見

a：カラー眼底写真。視神経乳頭付近で血管の拡張蛇行がみられる(白円)。黄斑に硬性白斑が散在している。
b：OCT。蛍光漏出部位に一致した黄斑浮腫がみられる。

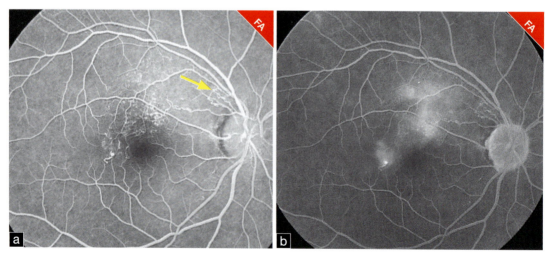

【図 2-2】FA 所見

a：早期。網膜静脈に明らかな充盈遅延はないが，上耳側の黄斑枝の領域に側副血行路(矢印)，毛細血管瘤がみられ，以前に静脈閉塞を生じたと考えられる。
b：後期。毛細血管瘤と拡張した毛細血管からの蛍光漏出がみられる(内側血液網膜関門の破綻)。

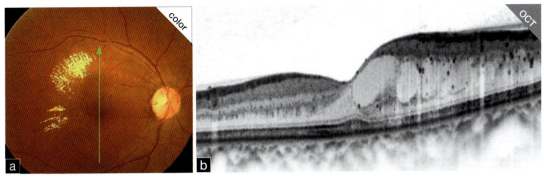

【図2-3】4か月後のカラー眼底写真とOCT所見

a：カラー眼底写真，b：OCT。抗VEGF療法を2回施行したが，治療に反応せず硬性白斑の沈着が増加し，浮腫の状態は変化がなかった。FAで漏出がみられた毛細血管瘤に網膜光凝固を施行した。2か月後には浮腫は消失した。

Case 2 陳旧期BRVOに伴った毛細血管瘤と毛細血管拡張

患者：76歳，女性。
既往：特記すべき事項なし。

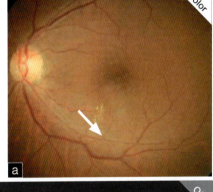

【図2-4】カラー眼底写真とOCT所見

a：カラー眼底写真。網膜静脈の黄斑枝が下耳側網膜動脈との交叉部で狭窄している（矢印）。その付近に硬性白斑が散在している。
b：OCT（垂直断）。嚢胞様黄斑浮腫がみられる。

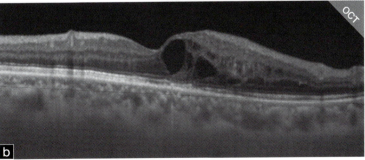

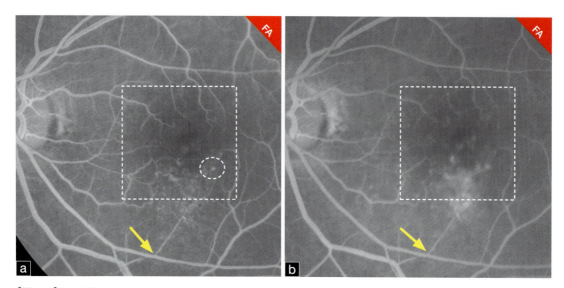

【図 2-5】FA 所見

a：早期，b：後期。中心窩下方に毛細血管瘤(白円)や拡張した毛細血管があり，蛍光漏出がみられる。それぞれ**破線囲み**は図 2-6 の OCTA 3 mm×3 mm 撮影範囲を，**矢印**は図 2-4 の静脈閉塞部を示している。

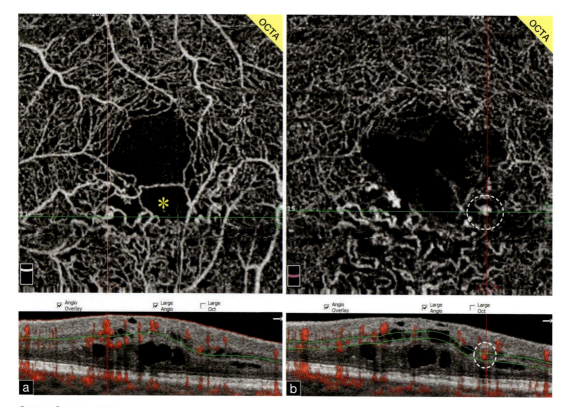

【図 2-6】OCTA 所見

a：表層毛細血管網。中心窩下方に NPA (＊印) がみられる。
b：深層毛細血管網。FA に対応した毛細血管瘤 (白円) がみられる。

Case 3 毛細血管瘤に対する網膜光凝固

患者：70歳，女性。
既往：特記すべき事項なし。

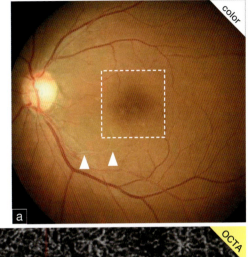

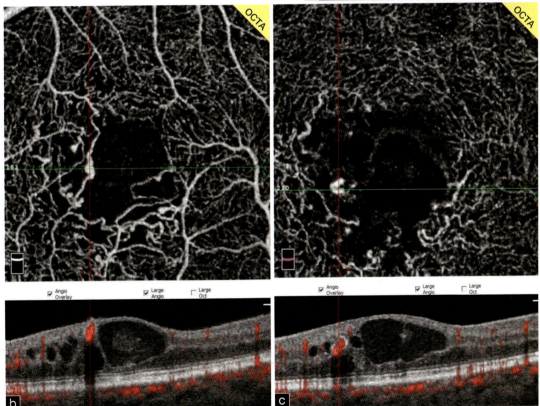

【図2-7】初診時のカラー眼底写真とOCTA所見

a：カラー眼底写真。網膜静脈の黄斑枝が白線化している（矢頭）。破線囲みはOCTA 3 mm×3 mm撮影範囲を示している。
b，c：OCTA所見（b：表層毛細血管網，c：深層毛細血管網）。表層および深層にそれぞれ毛細血管瘤がみられる。

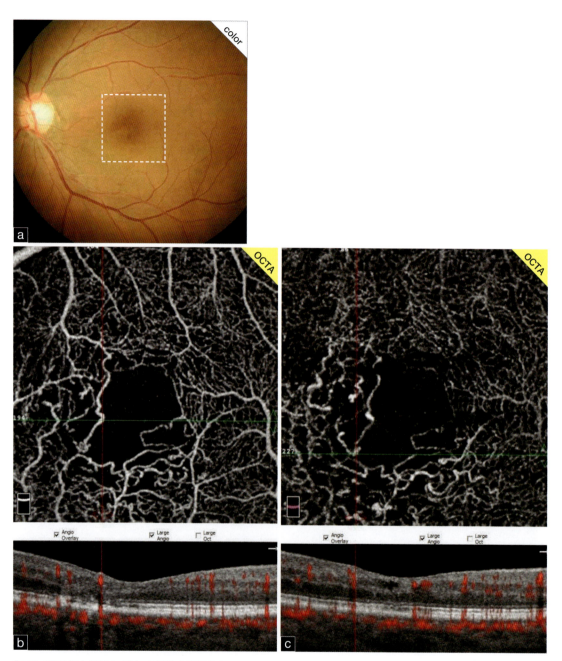

【図 2-8】毛細血管瘤に対する網膜光凝固施行 6 か月後のカラー眼底写真と OCTA 所見

a：カラー眼底写真。明らかな毛細血管瘤はみられない。破線囲みは OCTA 3 mm×3 mm 撮影範囲を示している。

b，c ：OCTA 所見(b：表層毛細血管網，c：深層毛細血管網)。直接網膜光凝固した部位の血管壁の瘤構造は消失している。

Case 4　輪状硬性白斑の沈着をきたす陳旧期 BRVO

患者：72歳，男性。1年前から右眼の視力低下を自覚していた。右眼矯正視力(0.4)。
既往：狭心症があり，冠動脈ステント挿入。高コレステロール血症。

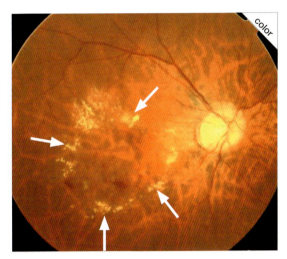

【図 2-9】カラー眼底写真
右眼後極部に輪状硬性白斑（矢印）と網膜出血がみられる。

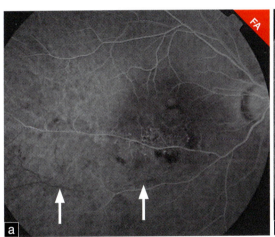

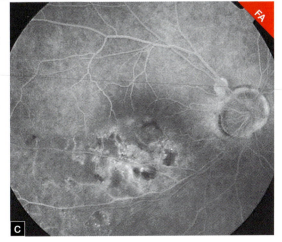

【図 2-10】FA 所見
a：早期。下耳側網膜静脈の充盈遅延がみられる（矢印）。
b：中期。閉塞静脈の灌流域に多数の毛細血管瘤とNPA がみられる。
c：後期。毛細血管瘤と拡張した毛細血管からの蛍光漏出がみられる（内側血液網膜関門の破綻）。

Case 5 広範な NPA と網膜新生血管のある陳旧期 BRVO

患者:70歳,女性。1年前から右眼の視界の歪みを自覚していた。右眼矯正視力(1.2)。
既往:特記すべき事項なし。

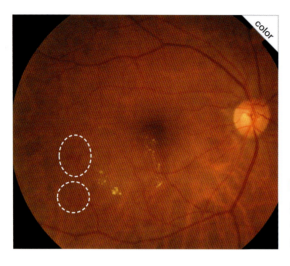

【図 2-11】カラー眼底写真

後極部に硬性白斑の沈着と中心窩下耳側に新生血管を示唆するカリフラワー状の血管病変(白円)がみられる。

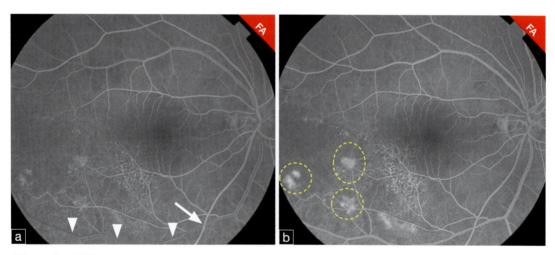

【図 2-12】FA 所見

a:早期。下耳側網膜静脈の充盈遅延(矢頭)と動静脈交叉現象(矢印)がみられる。
b:中期。中心窩下耳側の広範な NPA と網膜新生血管からの旺盛な蛍光漏出がみられる(黄円)。

押さえておきたい読影ポイント

Case 6 type 1 特発性黄斑部毛細血管拡張症

患者：60歳，女性。3か月前から右眼の視力低下を自覚した。右眼矯正視力(0.3)。
既往：特記すべき事項なし。

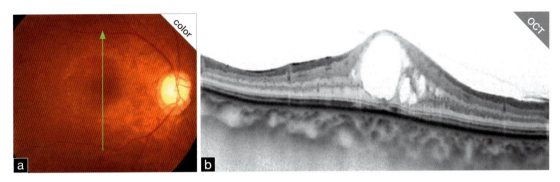

【図 2-13】カラー眼底写真と OCT 所見

a：カラー眼底写真。明らかな毛細血管瘤，毛細血管拡張は確認できない。
b：OCT。FA 所見に一致した囊胞様黄斑浮腫がみられる。

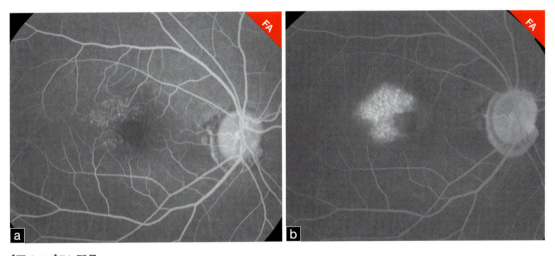

【図 2-14】FA 所見

a：早期。中心窩耳側に耳側縫線を巻き込んで多数の毛細血管瘤，毛細血管拡張がみられる。特定の静脈の灌流領域のみの変化ではなく，また動静脈交叉現象もみられない。
b：後期。中心窩耳側から中心窩にかけて囊胞様黄斑浮腫がみられる。

> type 1 特発性黄斑部毛細血管拡張症(91 頁参照)は BRVO の鑑別疾患として重要。

押さえておきたい読影ポイント

　　網膜静脈の白線化がみられれば診断は比較的容易であるが，毛細血管瘤，毛細血管拡張，側副血行路，NPA の存在，またその分布を確認するのに FA は非常に有効である。毛細血

【表 2-1】硝子体出血を生じやすい疾患と僚眼の診察時に注目すべき所見

疾患名	僚眼の所見
BRVO	網膜細動脈硬化所見や交叉現象が強い
糖尿病網膜症	軟性白斑や網膜内細小血管異常（intraretinal microvascular abnormalities：IRMA）などの進行した糖尿病網膜症の存在
裂孔原性網膜剥離	周辺部格子状変性などの存在
加齢黄斑変性	ドルーゼンなどの前駆病変の存在

管瘤から黄斑浮腫をきたす代表的な疾患として局所性糖尿病黄斑浮腫，type 1 特発性黄斑部毛細血管拡張症（Case 6），放射線網膜症などがあげられる。糖尿病黄斑浮腫は糖尿病歴の聴取，また両眼性で毛細血管瘤の分布が全体に散在性にみられるなどの特徴がある。

　type 1 特発性黄斑部毛細血管拡張症はほとんどが片眼性で，中心窩耳側の毛細血管瘤，毛細血管拡張所見がみられ黄斑浮腫をきたす[3]。血管変化が耳側縫線を上下にまたがり分布することも特徴的であり，BRVO のような動静脈交叉部を頂点とする扇状の病変分布をとらない。放射線網膜症は眼窩，副鼻腔などへの放射線療法後に生じ，毛細血管瘤からの漏出で黄斑浮腫や硬性白斑の沈着をきたす。

バリエーションとピットフォール

　遷延性の黄斑浮腫による視力低下のために眼科を受診することが多く，毛細血管瘤や毛細血管の拡張蛇行などの器質的血管異常が1つの静脈領域に生じているのかどうか，その分布に注目をして鑑別診断を行う。毛細血管瘤や毛細血管拡張からの透過性亢進が強い症例では抗 VEGF 療法単独では治療に抵抗性を示す場合がある。

　血管アーケード外や鼻側の BRVO では急性期に自覚症状がほとんどないため，眼底検査で偶然に陳旧期 BRVO が発見されたり，硝子体出血を生じて初めて受診する症例も多い。

　硝子体出血の原因として BRVO，糖尿病網膜症，裂孔原性網膜剥離，加齢黄斑変性，後部硝子体剥離に伴ったものなどがあり，高血圧などの生活習慣病についての問診や硝子体出血を生じていない僚眼に対して表 2-1 に示すような所見に注目し，注意深く診察することで硝子体出血の原因疾患を推定することができる。

文献

1) Cugati S, Wang JJ, Knudtson MD et al：Retinal vein occlusion and vascular mortality：pooled data analysis of 2 population-based cohorts. Ophthalmology 114：520-524, 2007
2) Branch Vein Occlusion Study Group：Argon laser scatter photocoagulation for prevention of neovascularization and vitreous hemorrhage in branch vein occlusion. A randomized clinical trial. Arch Ophthalmol 104：34-41, 1986
3) Yannuzzi LA, Bardal AM, Freund KB et al：Idiopathic macular telangiectasia. Arch Ophthalmol 124：450-460, 2006

〈長谷川泰司・飯田知弘〉

3 網膜中心静脈閉塞症
central retinal vein occlusion

Point
- 治療方針の決定と視力予後推測のため，虚血型か非虚血型かの鑑別が最も重要である．網膜出血による蛍光ブロックに注意して無灌流領域の有無と大きさを確認する．
- 網膜静脈分枝閉塞症と半側網膜静脈閉塞症とは，動静脈交叉部での閉塞か視神経乳頭内での閉塞かで区別する．
- 眼毛様シャント血管を新生血管と読影しない．

疾患の概要

　網膜中心静脈閉塞症(central retinal vein occlusion：CRVO)は，視神経内の篩状板付近に血栓が形成されて静脈内圧が上昇し，4象限のすべてで網膜静脈の拡張と蛇行，網膜出血を呈する疾患である[1]．高血圧や動脈硬化などの基礎疾患をもつ中高年に多くみられるが，基礎疾患のない若年者でも発症することがあり，原因として乳頭血管炎などの視神経周囲の炎症が考えられている．循環障害に伴う血管透過性亢進により黄斑浮腫を生じ，視力低下をきたす．毛細血管床閉塞の広さによって非虚血型と虚血型に分けられ，虚血型では虹彩新生血管を生じ，血管新生緑内障を発症する可能性が高い[2]．網膜中心静脈が2本に分かれており，その一方だけが閉塞することで上方または下方2象限のみに病変がみられるものは半側網膜静脈閉塞症(hemi retinal vein occlusion)とよばれる．閉塞領域の広い網膜静脈分枝閉塞症(BRVO)と半側網膜静脈閉塞症とは，網膜動静脈交叉部など中心静脈以外の部位での閉塞か否かで区別できる．

　FAでは，腕網膜循環時間，網膜内循環時間，無灌流領域(nonperfusion area：NPA)の有無，蛍光漏出の部位と程度を評価する．

　腕網膜循環時間はフルオレセイン静注後から網膜循環が開始するまでの時間で，正常は10〜15秒である．網膜内循環時間は網膜動脈の充盈開始から乳頭近傍の大静脈に充盈が開始されるまでの時間で，正常は約10秒である．CRVOでは腕網膜循環時間は正常またはわずかに遅延していることが多いが，網膜内循環時間は遅延していることが多く[3]，20秒以上の場合には虹彩新生血管を発症するリスクが高いとされる[4]．高度の静脈閉塞に伴い動脈灌流遅延を生じている場合には，腕網膜循環時間も遅延する．

　NPAの評価は虚血型の判定のために重要である．10乳頭面積以上のNPAがみられるものを虚血型とするCentral Vein Occlusion Study(CVOS)の基準がよく用いられる[5]．網膜出血が多い症例では出血により蛍光がブロックされるため，NPAなのかどうか慎重に判断する必要がある．OCTAでは蛍光漏出が描出されないため，NPAが比較的観察しやすい．

　毛細血管からの蛍光漏出が旺盛である場合は，基本的に黄斑浮腫がみられる．視神経乳頭からの漏出が強い場合は，炎症による要素が強いと考えられる．

ケースで学ぶ所見の読み方

Case 1 非虚血型 CRVO

患者：65歳，男性。1週間前から右眼視力低下を自覚した。右眼矯正視力(0.3)。
既往：高血圧，脂質異常症。

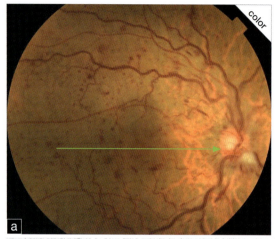

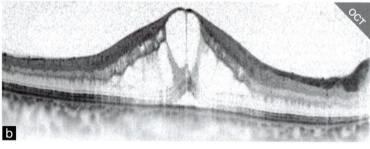

【図 3-1】カラー眼底写真と OCT 所見

a：カラー眼底写真。網膜出血がびまん性に散在し，静脈の拡張蛇行がみられる。視神経乳頭下鼻側に軟性白斑がみられる。
b：OCT。囊胞様黄斑浮腫と中心窩下に漿液性網膜剝離がみられる。

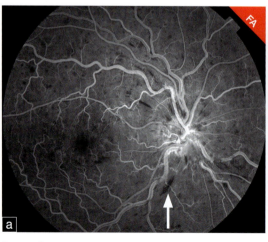
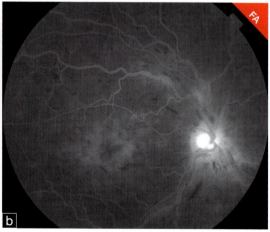

【図 3-2】FA 所見

a：早期。網膜出血による蛍光ブロック(矢印)がみられるが，NPA はみられない。
b：後期。視神経乳頭周囲と静脈からの蛍光漏出がみられ，黄斑浮腫を示す蛍光貯留がみられる。

Case 2 虚血型 CRVO

患者：58歳，女性。1か月前から右眼の視力低下を自覚した。右眼矯正視力(0.03)。
既往：高血圧。

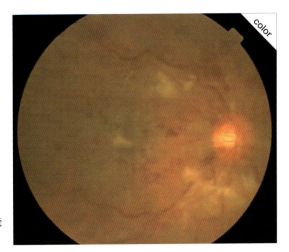

【図 3-3】カラー眼底写真
視神経乳頭周囲から黄斑部にかけて軟性白斑が多発している。

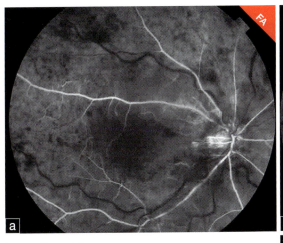

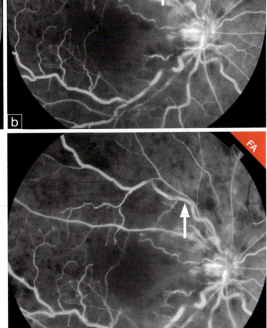

【図 3-4】FA 所見

a：造影開始15秒後。動脈の充盈が開始している。腕網膜循環時間は正常である。
b：造影開始28秒後。乳頭下方近傍の大静脈には充盈がみられるが，上耳側静脈では充盈が遅延している（矢印）。静脈は拡張蛇行している。
c：造影開始35秒後。上耳側静脈にも充盈がみられる（矢印）。広範なNPAがみられ，ところどころに網膜出血による蛍光ブロックがみられる。

（つづく）

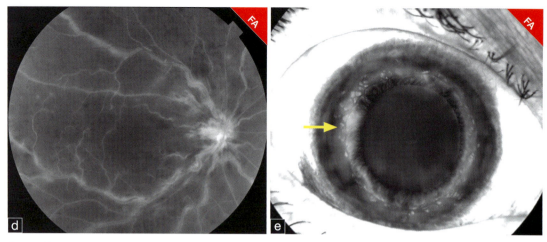

【図 3-4】FA 所見（つづき）

d：後期。視神経乳頭と静脈からの蛍光漏出がみられる。
e：前眼部。虹彩新生血管からの旺盛な蛍光漏出がみられる（矢印）。

Case 3　半側網膜静脈閉塞症

患者：81 歳，男性。1 か月前から右眼の視力低下と上方の霧視を自覚した。右眼矯正視力 (0.2)。

既往：特記すべき事項なし。

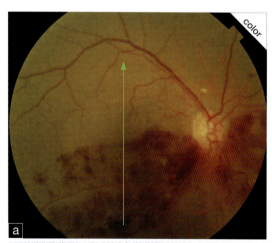

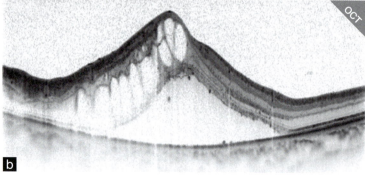

【図 3-5】カラー眼底写真と OCT 所見

a：カラー眼底写真。視神経乳頭を境として下半分に網膜出血がみられる。上方と比較し下方の静脈は蛇行している。
b：OCT。中心窩より下方の閉塞領域に囊胞様黄斑浮腫がみられる。漿液性網膜剥離も伴っている。

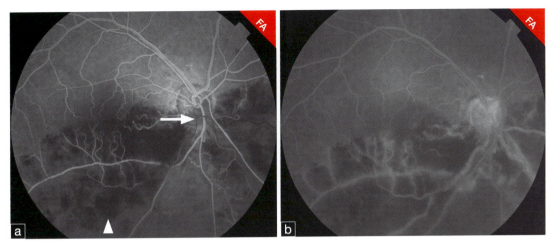

【図 3-6】FA 所見

a：早期。視神経乳頭内の網膜静脈起始部を境として，上方に比較して下方の静脈では充盈遅延を生じている（矢印）。下方半分に NPA と網膜出血による蛍光ブロック（矢頭）がみられる。

b：後期。下方の静脈は蛇行しており，閉塞静脈から蛍光漏出を生じている。

Case 4　乳頭血管炎による CRVO

患者：36 歳，男性。1 か月前から右眼視力低下を自覚した。右眼矯正視力(0.6)。
既往：特記すべき事項なし。

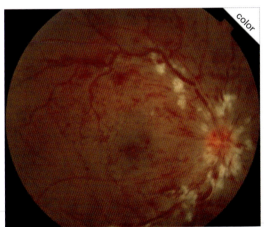

【図 3-7】カラー眼底写真

視神経乳頭の充血がみられ，周囲に軟性白斑が多発している。網膜静脈は拡張・蛇行し，びまん性に網膜出血がみられる。

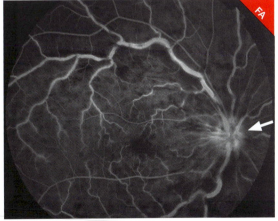

【図 3-8】FA 所見

早期。視神経乳頭は過蛍光を呈し周囲に蛍光漏出がみられる（矢印）。静脈からの蛍光漏出もみられる。

Case 5　非虚血型から虚血型へ移行した CRVO

患者：82歳，男性。特に自覚症状はなかったが，緑内障で通院中に右眼 CRVO を発見された。右眼矯正視力(0.5)。

既往：高血圧。

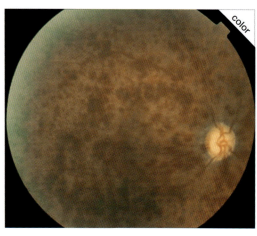

【図 3-9】カラー眼底写真

びまん性の網膜出血がみられ，静脈が拡張・蛇行している。視神経乳頭陥凹がみられる。

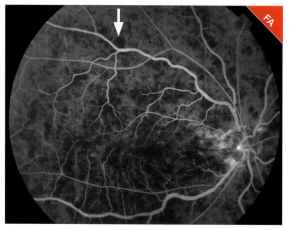

【図 3-10】FA 所見

造影早期。出血による蛍光ブロックがみられる(矢印)が，NPA はみられない。

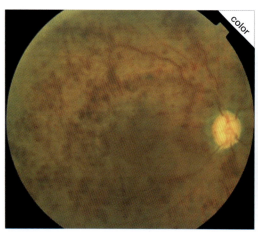

【図 3-11】5 か月後のカラー眼底写真

網膜出血は減少している。

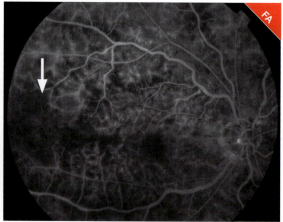

【図 3-12】5 か月後の FA 所見

造影早期。静脈からの蛍光漏出が増強し，耳側に NPA が生じてきた(矢印)。

Case 6　非虚血型 CRVO の広角 FA

患者：62歳，女性。1か月前から左眼の視力低下を自覚し，受診した。左眼矯正視力(0.6)。
既往：高血圧。

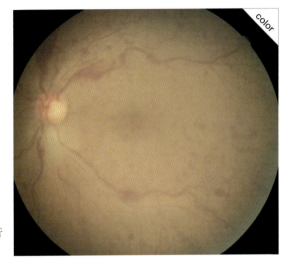

【図 3-13】カラー眼底写真
網膜出血がびまん性に散在し，網膜静脈の拡張蛇行がみられる。

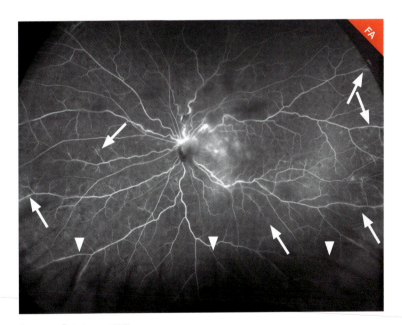

【図 3-14】広角 FA 所見
視神経乳頭周囲と後極部に淡い蛍光漏出がみられる。後極部から周辺部にかけて NPA はみられない。中間周辺部や周辺部の網膜静脈末梢側で静脈壁の組織染と淡い蛍光漏出による過蛍光がみられる(矢印)。下方には睫毛が映り込んでいる(矢頭)。

Case 7　眼毛様シャント血管を伴う陳旧性 CRVO

患者：80歳，女性。数年前からの両眼視力低下を自覚し，受診した。右眼矯正視力(0.8)。
既往：高血圧。

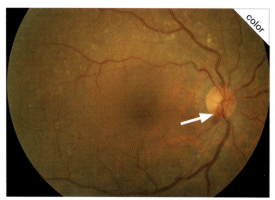

【図 3-15】カラー眼底写真
網膜静脈の軽度拡張と蛇行がみられる。視神経乳頭上に蛇行した異常血管（眼毛様シャント血管）がみられる（矢印）。

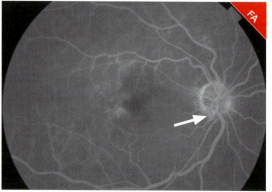

【図 3-16】FA 所見
後期。黄斑部に蛍光漏出がみられる。視神経乳頭上の蛇行血管からは蛍光漏出がみられない（矢印）。乳頭新生血管ではない。

Case 8　虚血型 CRVO の FA と OCTA

患者：79歳，女性。左眼視力低下を自覚し，受診した。左眼矯正視力(0.15)。
既往：高血圧，高尿酸血症。

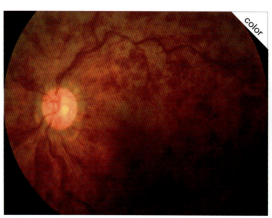

【図 3-17】カラー眼底写真
斑状の網膜出血がびまん性にみられる。静脈は拡張・蛇行している。

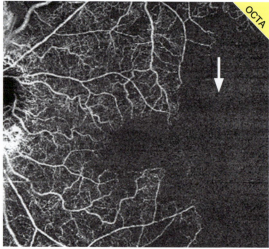

【図 3-18】OCTA 所見
中心窩無血管域（foveal avascular zone：FAZ）が拡大し，耳側の NPA と連続している。FA と異なり蛍光漏出が描出されないため，NPA が明瞭に観察される（矢印）。

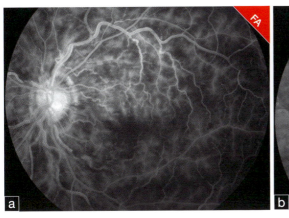 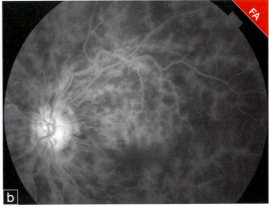

【図 3-19】FA 所見

a：早期。黄斑から耳側に NPA と網膜出血による蛍光ブロックがみられる。
b：後期。閉塞静脈から蛍光漏出を生じている。

Case 9　高度な黄斑虚血を伴った虚血型 CRVO

患者：82 歳，女性。1 か月前から左眼の視力低下を自覚し，受診。左眼矯正視力(0.01)。
既往：高血圧，喫煙歴 50 年。

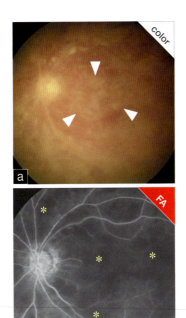 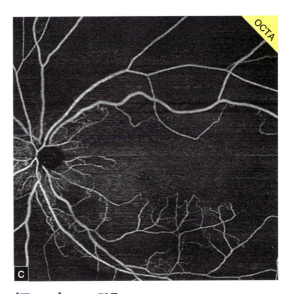

【図 3-21】OCTA 所見

網膜全層。視神経乳頭周囲に毛細血管がわずかに描出されているが，黄斑部には血流がみられない。

【図 3-20】カラー眼底写真と FA 所見

a：カラー眼底写真。後極部も含めて広範に網膜出血が広がっている。黄斑には網膜白濁がみられる(矢頭)。
b：FA。黄斑部に広範な充盈欠損(＊印)がみられ，黄斑虚血を呈している。

押さえておきたい読影ポイント

　非虚血型CRVOは黄斑浮腫に対する抗血管内皮増殖因子（vascular endothelial growth factor：VEGF）薬療法により視力改善が期待でき，予後も比較的良好であるのに対し，虚血型CRVOは急激に進行して血管新生緑内障を発症し，最悪の場合は失明に至る可能性があることから，この両者を判別することが治療方針決定のために最も重要である．FAでNPAの有無と大きさを確認するのが基本であるが，網膜出血が多量の場合はNPAなのか出血によるブロックなのか判断が難しい．そのようなときは，FA撮影中にカメラを手前に引いて虹彩を撮影すると，瞳孔縁に蛍光漏出がみられ，検眼鏡的にはわからないわずかな虹彩新生血管を発見できることがあり，虚血型の判定の一助となる．FAだけで判断がつかない場合，相対的瞳孔求心路障害（relative afferent pupillary defect：RAPD）陽性や網膜電図でのb波の減衰といった所見が虚血型の判定に有用である．

　鑑別すべき疾患として糖尿病網膜症や高血圧網膜症がある．いずれもびまん性の網膜出血をきたしうるが，基本的に両眼性の疾患である点や，高血圧網膜症では網膜細動脈の狭細化が目立つ点で区別しうる．

バリエーションとピットフォール

　陳旧例では視神経乳頭上に眼毛様シャント血管がみられることがある（Case 7）．これは網膜循環と脈絡膜循環をつなぐシャント血管であり，CRVOや視神経髄膜腫でみられる．これを新生血管として読影しないように注意が必要である．血管径が太く，FAで漏出がみられない点が新生血管と異なる．

文献

1) Green WR, Chan CC, Hutchins GM et al：Central retinal vein occlusion：a prospective histopathologic study of 29 eyes in 28 cases. Trans Am Ophthalmol Soc 79：371-422, 1981
2) Magargal LE, Brown GC, Augsburger JJ et al：Neovascular glaucoma following central retinal vein obstruction. Ophthalmology 88：1095-1101, 1981
3) Gass JD：A fluorescein angiographic study of macular dysfunction secondary to retinal vascular disease. II. Retinal vein obstruction. Arch Ophthalmol 80：550-568, 1968
4) Sinclair SH, Gragoudas ES：Prognosis for rubeosis iridis following central retinal vein occlusion. Br J Ophthalmol 63：735-743, 1979
5) Central Vein Occlusion Study Group：Natural history and clinical management of central retinal vein occlusion. Arch Ophthalmol 115：486-491, 1997

〈小島　彰・長谷川泰司〉

4　網膜動脈閉塞症
retinal artery occlusion

Point
- 網膜動脈の蛍光充盈の欠損および遅延が主たる所見である。
- 腕網膜循環時間，網膜内循環時間に着目し，閉塞の程度を把握する。
- 慢性期における虚血状態の把握にも有用である。

疾患の概要

　網膜動脈閉塞症（retinal artery occlusion：RAO）は，視神経内の網膜中心動脈に閉塞が起こる網膜中心動脈閉塞症（central retinal artery occlusion：CRAO）と，網膜内の網膜動脈分枝に閉塞が起こる網膜動脈分枝閉塞症（branch retinal artery occlusion：BRAO）に分類される。いずれも，その支配領域の網膜内層の虚血により，突然の重篤な視機能障害を生じる。閉塞の原因として最も多いのは塞栓であるが，若年者では抗リン脂質抗体症候群や血管炎などの基礎疾患が背景にあることが多い。急性期には網膜内層の壊死により白濁と腫脹が生じるが，発症から4～6週後には萎縮を生じて網膜内層は菲薄化する。98分以上にわたって網膜循環が途絶すると，不可逆的な網膜内層の萎縮が生じると報告されている[1]。

　FAでは，網膜動脈の蛍光充盈の遅延や欠損などの所見から，閉塞の程度や部位を確認することができる。CRAOは，通常，視力予後が不良なので，積極的な経過観察が行われないこともあるが，まれに血管新生緑内障が発症することがあり，慢性期においてもFAを用いた観察が有用となる[2]。

　RAOは，閉塞が不完全か一時的な場合は視力が回復することもある。最近では，FAのみならずOCTやOCTAを用いて網膜浅層および深層の毛細血管の灌流状態を分類する試みもあり，今後，RAOの予後予測に有用となる可能性がある[3]。

ケースで学ぶ所見の読み方

Case 1　桜実紅斑と網膜の白濁・腫脹を呈する典型的 CRAO

患者：42歳，男性。起床時に右眼の視力低下を自覚した。初診時の右眼矯正視力(0.03)。
既往：糖尿病および高血圧で加療中。

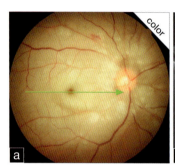
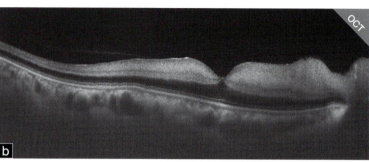

【図 4-1】初診時のカラー眼底写真と OCT 所見

a：カラー眼底写真。後極部網膜は白濁・腫脹しており，桜実紅斑(cherry-red spot)が明瞭である。
b：OCT(swept-source OCT，水平断)。網膜内層は腫脹し著明に肥厚し，高反射を呈する。各層の境界が不明瞭である。

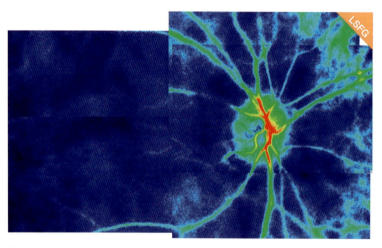

【図 4-2】レーザースペックルフローグラフィ(LSFG)所見

視神経乳頭上では，網膜静脈に相当するわずかな血管描出があるが，網膜動脈には暖色系のカラーコードはみられない。乳頭外は，網膜動静脈ともに血管が寒色系を示し，血流が乏しいこと示す。後極全体もほとんど血流を認めない。

Case 2　網膜の白濁・腫脹を呈する典型的 CRAO

患者：70歳，女性。前日に突然の左眼の視力低下を自覚。初診時左眼矯正視力(0.05)。
既往：慢性腎不全で4年前から人工血液透析。コントロール不良の高血圧。

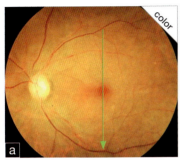
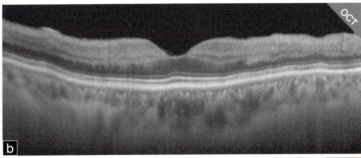
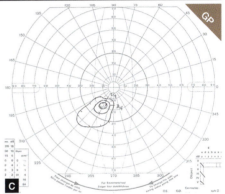

【図 4-3】初診時のカラー眼底写真・OCT・ゴールドマン視野計所見

a：カラー眼底写真。後極部全体に網膜の白濁があり，中心窩は桜実紅斑を呈している。網膜動脈の狭細化と数珠状変化を認める。
b：OCT（垂直断）。網膜内層は肥厚し，反射亢進している。網膜の層構造は不鮮明である。通常の黄斑浮腫と異なり，網膜細胞内浮腫のため，高反射性の肥厚として描出される。
c：ゴールドマン視野計。視野の著明な狭窄を認め，中心視野は欠損している。

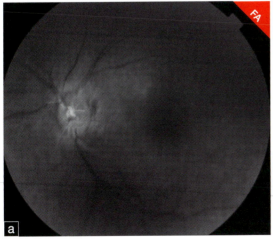
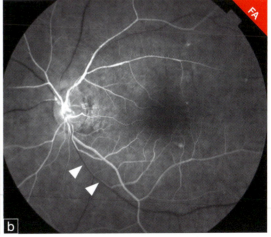

【図 4-4】FA 所見

a：造影開始 17 秒後。脈絡膜に淡い蛍光を認める。網膜動脈の充盈が緩徐に開始された（正常の腕網膜循環時間は 10～15 秒）。
b：造影開始 20 秒後。下耳側の網膜静脈の層流を認めるが（矢頭），その他の静脈では充盈されない。

(つづく)

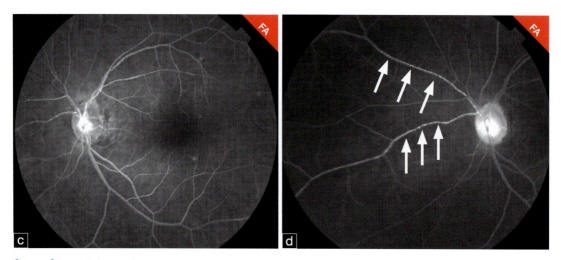

【図 4-4】FA 所見(つづき)

c：造影開始 29 秒後。乳頭近傍の網膜静脈が充盈されるまでに 14 秒を要した(正常の網膜内循環時間は 10 秒)。

d：造影開始 2 分 14 秒後。鼻側網膜動脈には,微小血柱がゆっくり流れる所見の分節状血流を認める(矢印)。

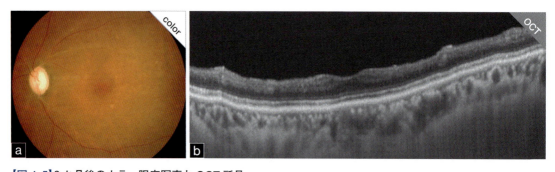

【図 4-5】6 か月後のカラー眼底写真と OCT 所見

a：カラー眼底写真。黄斑部の白濁は消退しているが,網膜動脈は白線化をきたしている。
b：OCT(垂直断)。網膜内層は著明に菲薄化している。

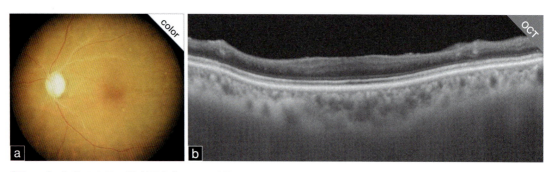

【図 4-6】2 年後のカラー眼底写真と OCT 所見

a：カラー眼底写真。視神経乳頭が萎縮し,網膜動脈は白鞘化をきたしている。
b：OCT(垂直断)。中心窩陥凹が消失している。

Case 3 不完全閉塞の CRAO

患者：92歳，男性。前日に急激な右眼の視力低下を自覚。初診時の右眼矯正視力(0.1)。
既往：高血圧。20年前に脳内出血。5年前から Alzheimer 型認知症。

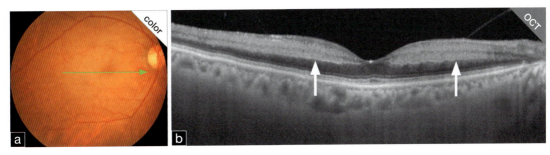

【図 4-7】初診時のカラー眼底写真と OCT 所見

a：カラー眼底写真。黄斑部には，まだらの網膜白濁を認める。桜実紅斑は明らかでない。
b：OCT。網膜内層の反射亢進を認めるが，網膜の層構造は保たれている。内顆粒層(inner nuclear layer：INL)の肥厚と高反射を認める(矢印)。

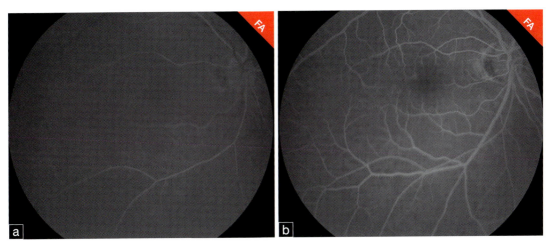

【図 4-8】FA 所見

a：造影開始 24 秒後。腕網膜循環時間は著明に延長していた。
b：造影開始 33 秒後(網膜静脈相)。網膜内循環時間は 9 秒とほぼ正常であった。

Case 4 耳側動脈の BRAO

患者：83歳，男性。起床時に右眼の下方の視野異常を自覚。初診時右眼矯正視力(0.8)。
既往：高血圧。

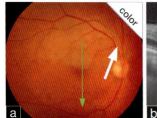
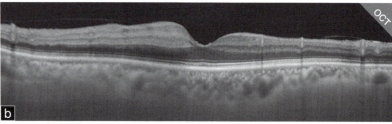
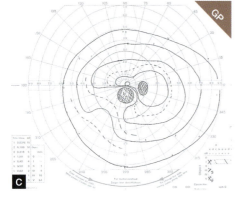

【図4-9】初診時のカラー眼底写真・OCT・ゴールドマン視野計所見

a：カラー眼底写真。黄斑上方に網膜白濁を認める。上方の網膜耳側動脈に栓子（Hollenhorst plaque）がある（矢印）。
b：OCT（垂直断）。上方の網膜白濁部では，網膜内層が高反射で肥厚している。健常網膜と比較して層構造は不鮮明になっている。
c：ゴールドマン視野計。閉塞動脈の灌流域に暗点と視野狭窄を認める。

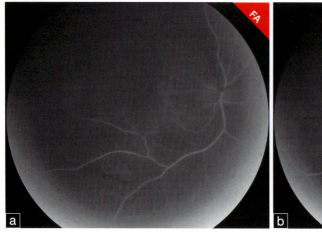
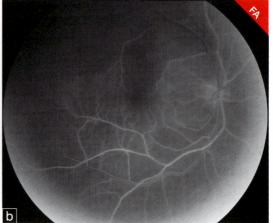

【図4-10】FA所見

a：造影開始13秒後。乳頭上から網膜中心動脈は速やかに充盈開始されたが，栓子以降の動脈へは充盈されない。
b：造影開始15秒後。閉塞動脈の支配領域では網膜静脈の充盈も遅延する。

（つづく）

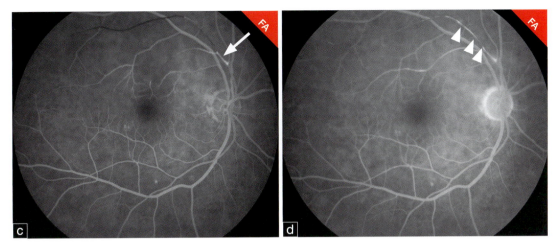

【図4-10】(つづき)
c：造影開始30秒後。極めて緩徐に，動脈周辺部へ充盈が進んでいる。栓子の周囲に組織染を認める(矢印)。
d：造影開始3分19秒後。閉塞動脈は分節状に造影される(矢頭)。

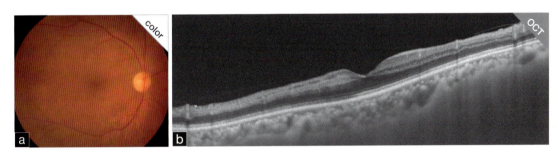

【図4-11】1か月後のカラー眼底写真とOCT所見
a：カラー眼底写真。網膜の白濁および栓子はない。
b：OCT（垂直断）。網膜内層の肥厚は消失している。層構造は不鮮明である。

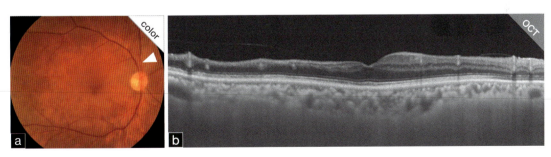

【図4-12】1年後のカラー眼底写真とOCT所見
a：カラー眼底写真。動静脈交叉現象が強くなっている(矢頭)。
b：OCT（垂直断）。黄斑上方に著明な網膜内層の菲薄化を認める。

Case 5 黄斑枝の閉塞の BRAO

患者：44歳，男性。3日前から左眼の左上方の視野異常を自覚した。初診時の左眼矯正視力(1.0)。

既往：糖尿病，内服加療中で HbA1c は 7.2%。

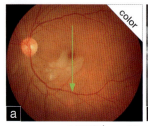
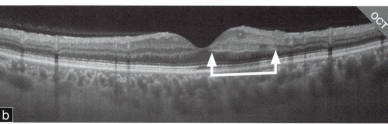

【図 4-13】初診時のカラー眼底写真・OCT・ハンフリー視野計所見

a：カラー眼底写真。黄斑部下方に網膜の白濁を認める。その下端には線状網膜出血と軟性白斑が散在している。

b：OCT(垂直断)。中心窩下方では，神経節細胞から外網状層に高反射を認める。特に内顆粒層および外網状層高反射が目立つ(矢印間の範囲)。網膜深層の循環不全である傍中心窩急性中間層黄斑症(paracentral acute middle maculopathy：PAMM)の所見である[3]。

c：ハンフリー視野計(中心30-2視野)。自覚症状に一致した傍中心暗点がある。

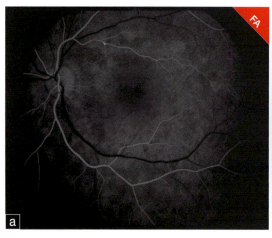
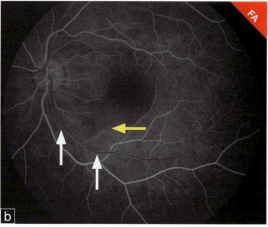

【図 4-14】FA 所見

a：造影開始 15 秒後。網膜中心動脈の充盈開始は軽度遅延している。

b：造影開始 19 秒後。網膜静脈の層流が始まっているが(白矢印)，黄斑下方の網膜動脈黄斑枝の充盈が遅延し，途絶している(黄矢印)。

(つづく)

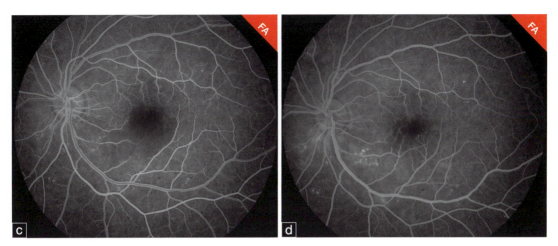

【図4-14】(つづき)

c：造影開始22秒後。閉塞動脈の充盈が著しく遅延している。散在する毛細血管瘤は，単純糖尿病網膜症の所見である。

d：造影開始28秒後。傍中心窩の前毛細血管動脈まで充盈された。

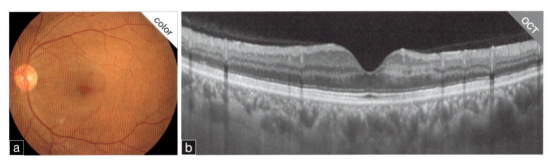

【図4-15】2週後のカラー眼底写真とOCT所見

a：カラー眼底写真。黄斑下方に軟性白斑のみ残存している。

b：OCT（垂直断）。内顆粒層および外網状層の高反射は残存している。

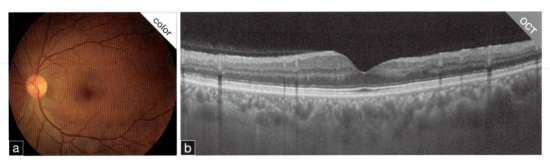

【図4-16】3か月後のカラー眼底写真とOCT所見

a：カラー眼底写真。網膜の白濁および軟性白斑は消失している。

b：OCT（垂直断）。閉塞動脈領域では，網膜内層の菲薄化を認める。それより下方では網膜層構造は保たれている。

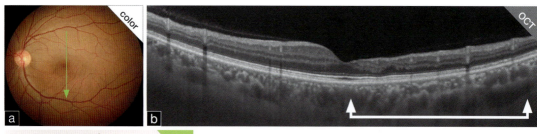
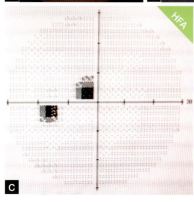

【図4-17】4年後のカラー眼底写真・OCT・ハンフリー視野計所見

a：カラー眼底写真。黄斑下方の網膜は菲薄し，脈絡膜の豹紋様血管構築が透見される。
b：OCT。黄斑下方の網膜内層が著明に菲薄している(矢印間の範囲)。
c：ハンフリー視野計(中心30-2視野)。発症時よりも著明な傍中心暗点を認める。この暗点による自覚症状は発症時から遷延していた。

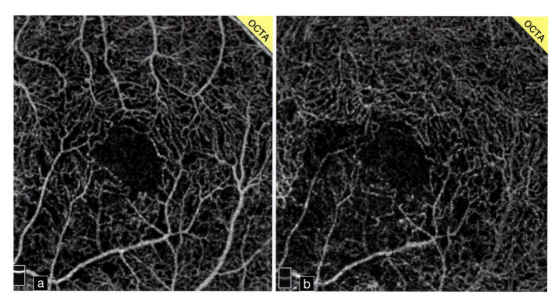

【図4-18】4年後のOCTA所見

a：網膜表層。中心窩無血管域は拡大し，その辺縁が不整である。
b：網膜深層。網膜深層では，閉塞動脈の灌流領域の毛細血管網の脱落を著明に認める。網膜深層の無灌流領域(nonperfusion area：NPA)は視野欠損の領域(図4-17c)と一致する。

押さえておきたい読影ポイント

　網膜動脈閉塞症に対するFAの特徴的所見は，充盈欠損および充盈遅延である。微小血柱がゆっくり流れる所見である数珠状血流(beading)あるいは分節状血流が認められることがある。

　CRAOでは，腕網膜循環時間の遅延がみられ，動脈充盈開始後も網膜血管の造影はゆっくりと進み網膜内循環時間も遅延する。視力予後のよい不完全型CRAOでは，いわゆる桜実紅斑とならず，まだらな網膜白濁(Case 3)や多発する綿花様白斑を呈することがあり，partial CRAO, impending CRAO, CRAO resembling Purtscher-like retinopathyなどとよばれ，腕網膜循環時間や網膜内循環時間の延長が軽度であることが多い[4]。BRAOでは，栓子染色や閉塞動脈の充盈欠損および遅延がみられ，対応する静脈にも充盈遅延がある。

バリエーションとピットフォール

　通常，網膜中心動脈の閉塞は，眼底全体の障害をきたすが，短後毛様動脈系の毛様網膜動脈開存例(cilioretinal sparing)や，黄斑分枝が中心動脈よりも中枢側で分岐した場合などでは，視力が保たれることがある。この場合，毛様網膜動脈は造影され，その支配領域の網膜色調は良好で，視野は温存される。一方，毛様網膜動脈が選択的に閉塞する毛様網膜動脈閉塞症(cilioretinal artery occlusion)もある(図4-19)。この症例では，毛様網膜動脈は上下に分岐し，下方の枝はすでに白線化している(図4-19a, 矢印)。造影開始後2分経過しても毛様網膜動脈は周辺まで充盈されない(図4-19b)。

　眼虚血症候群を疑う症例(図4-20)では，脈絡膜循環も遅延するため，FAに加え，IAを併用し診断する。IAでは，脈絡膜相は21秒(図4-20b)であった。FAでは脈絡膜充盈は遅延し，腕網膜循環時間は30秒(図4-20c)と著明な延長を認めた。この症例では左内頸動脈

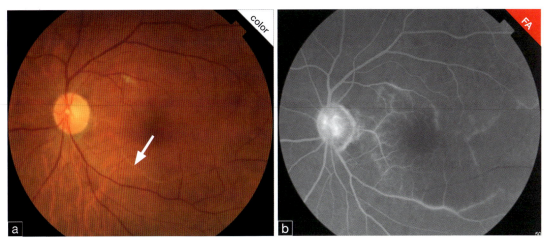

【図4-19】毛様網膜動脈閉塞症
a：カラー眼底写真(矢印は白線化をきたした網膜動脈)，b：FA。造影開始2分後。

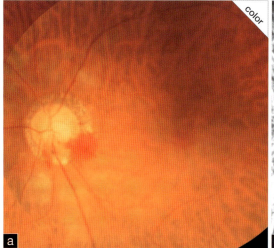
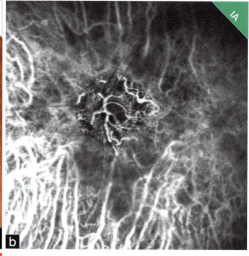
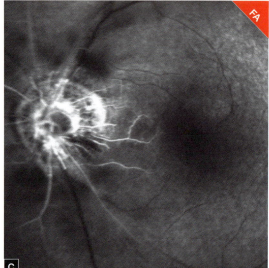

【図 4-20】眼虚血症候群に伴う網膜動脈閉塞

a：カラー眼底写真。b：IA。造影開始 21 秒後。
c：FA。造影開始 30 秒後。

の狭窄と椎骨動脈の逆流所見があった。

若年性乳頭血管炎に伴う網膜動脈閉塞（図 4-21）には，網膜出血や網膜静脈閉塞症などの多くの所見が混在する（図 4-21a）。腕網膜循環時間は 21 秒と延長していた（図 4-21b）。

その他，巨細胞動脈炎（側頭動脈炎）に伴う動脈炎性虚血性視神経症では，傍乳頭および乳頭の色素充盈遅延や欠損がみられる。Susac 症候群は若い女性に多く，原因不明の微小循環不全により，脳症，聴覚・視覚障害を呈する。多発する BRAO を認めた場合，Susac 症候群も鑑別すべきである。

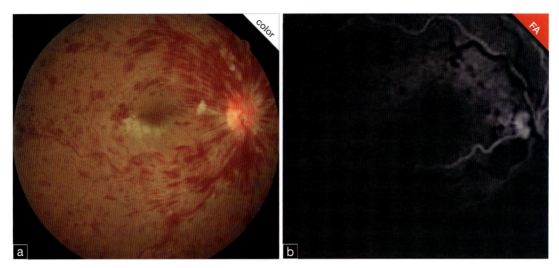

【図 4-21】若年性乳頭血管炎に伴う網膜動脈閉塞
a：カラー眼底写真。b：FA。造影開始 21 秒後。

文献

1) Hayreh SS, Klugman MR, Beri M et al：Differentiation of ischemic from non-ischemic central retinal vein occlusion during the early acute phase. Gaefes Arch Clin Exp Ophthalmol 228：210-217, 1990
2) Mason JO Ⅲ, Patel SA, Feist RM et al：Ocular neovascularization in eyes with a central retinal artery occlusion or a branch retinal artery occlusion. Clin Ophthalmol 9：995-1000, 2015
3) Yu S, Pang CE, Gong YG et al：The spectrum of Superficial and Deep Capillary Ischemia in Retinal Artery Occlusion. Am J Ophthalmol 159：53-63, 2015
4) 岡本紀夫・栗本拓治・大野新一郎・他：不完全型網膜中心動脈閉塞症 10 例の検討. 臨眼 67：301-304, 2013

〈小暮朗子〉

5 糖尿病網膜症
diabetic retinopathy

Point
- 糖尿病網膜症は重症度によってさまざまな眼底所見を示す．カラー眼底写真とFA画像を繰り返し見比べることで読影力を深めていくことが重要である．
- 網膜静脈の数珠状変化や網膜内細小血管異常などの血管変化が眼底検査で確認されれば，その部位に無灌流領域が広がっていることが多い．

疾患の概要

糖尿病網膜症(diabetic retinopathy：DR)は微小血管障害が主な病態であり，①網膜毛細血管の破綻，透過性亢進による網膜出血や網膜浮腫，②毛細血管瘤形成，③網膜毛細血管閉塞による無灌流領域(nonperfusion area：NPA)の形成，④網膜虚血による血管新生，などがみられる．血管透過性亢進による糖尿病黄斑浮腫(DME)はDRのいずれの病期にも合併し，視力低下の原因となる難治な病態である(75頁参照)．

NPAが広範に及ぶと，網膜虚血によって発現される血管内皮増殖因子の眼内濃度が上昇[1,2]し新生血管が発生する．その結果，硝子体出血や牽引性網膜剥離，血管新生緑内障を生じ視機能を著しく低下させる．FAは，これらの微細な血管変化を描出することが可能であり，微小血管症としてのDRの病態把握に非常に大きな役割を果たす．血管新生という増殖性変化が悪化する前に汎網膜光凝固を行い，病状の悪化を防ぐのがDRをコントロールするうえで重要である．そのためにはFA画像を正しく評価することが大切となる．DRにはさまざまな重症度分類が存在するが，本項ではAmerican Academy of Ophthalmologyにより提唱されたInternational Clinical Diabetic Retinopathy Disease Severity Scale[3](表5-1)をもとに解説する．

【表5-1】糖尿病網膜症の重症度分類(International Clinical Diabetic Retinopathy Disease Severity Scale)

重症度分類	眼底所見
明らかな網膜症なし	異常所見なし
軽症・非増殖網膜症	毛細血管瘤のみ認める
中等症・非増殖網膜症	毛細血管瘤以外の所見も認めるが，重症・非増殖網膜症より軽い
重症・非増殖網膜症	以下のいずれかを認める ・4象限のすべてで20個以上の網膜内出血 ・2象限以上で明らかな網膜の数珠状拡張 ・1象限以上で顕著なIRMA
増殖網膜症	以下のいずれかを認める ・新生血管 ・硝子体出血 and/or 網膜前出血

〔Wilkinson CP, Ferris FL 3rd, Klein RE et al：Proposed international clinical diabetic retinopathy and diabetic macular edema disease severity scales. Ophthalmology 110：1677-1682, 2003 より〕

ケースで学ぶ所見の読み方

Case 1 中等症の非増殖網膜症

患者：58歳，女性。
既往：10年前からの糖尿病。

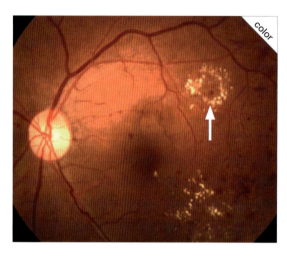

【図 5-1】初診時のカラー眼底写真（左眼）

散在性に毛細血管瘤，点状やしみ状の網膜内出血がみられる。中心窩上耳側に輪状硬性白斑（矢印）がある。

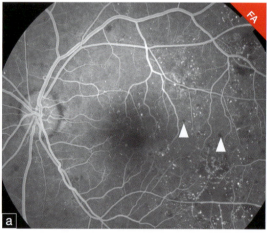
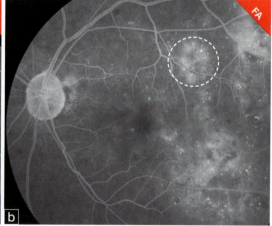

【図 5-2】FA 所見

a：早期。毛細血管瘤はシャープな輪郭をもつ円形の過蛍光点として認められ，検眼鏡やカラー眼底写真では確認することができない小さなものまで描出される。毛細血管瘤は糖尿病網膜症以外の網膜疾患でも観察されるが，糖尿病網膜症の初期変化として比較的特徴的な所見である。網膜内出血の部位は背景蛍光がブロックされ，低蛍光（矢頭）となっている。

b：後期。毛細血管瘤のなかには血管内皮細胞間に存在する tight junction が障害され，透過性が亢進しているものもある。FA 中期から後期にかけて中心窩耳側の毛細血管瘤から蛍光漏出がみられる（白円）（内側血液網膜関門の破綻，4 頁参照）。通常，輪状硬性白斑の中央には透過性が亢進した毛細血管瘤が存在し，滲出液に含まれた脂質や蛋白質が細胞間隙に沈着したものが硬性白斑となり，外網状層に沈着しやすい。滲出が旺盛な状態が続くと硬性白斑が中心窩下に沈着し，不可逆性の視力低下を生じる。硬性白斑が中心窩に近づく前に毛細血管瘤への直接網膜光凝固を行うことで視力低下を防ぐことができる。

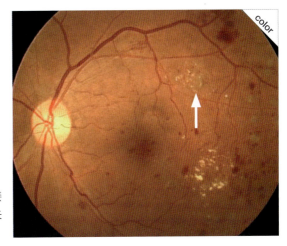

【図 5-3】1 年後のカラー眼底写真
中心窩上耳側の輪状硬性白斑内の毛細血管瘤に直接網膜光凝固を施行し，硬性白斑が減少している（矢印）。

Case 2　重症の非増殖網膜症

患者：53 歳，男性。
主訴：15 年前からの糖尿病。10 年前からの高血圧，狭心症。

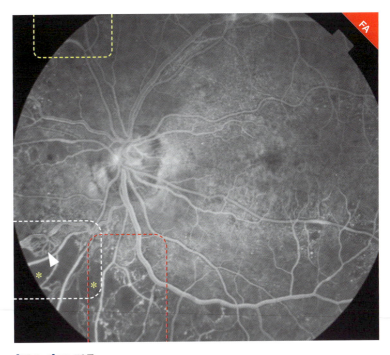

【図 5-4】FA 所見
視神経乳頭の下方に NPA（＊印）が広がり，NPA に隣接するように網膜静脈の不規則な拡張やループ形成（矢頭），網膜内細小血管異常（intraretinal microvascular abnormality：IRMA）がみられる。破線部を図 5-5，6 で拡大して表示する。

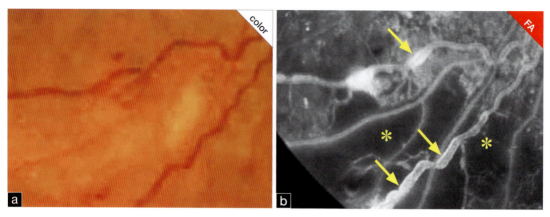

【図5-5】拡大したカラー眼底写真とFA所見

a：図5-4 白破線囲みの拡大。カラー写真では網膜静脈の不規則な拡張や蛇行がみられる。
b：図5-4 白破線囲みの拡大。FAではNPA（＊印）と異常静脈血管壁の組織染（矢印）がみられる。

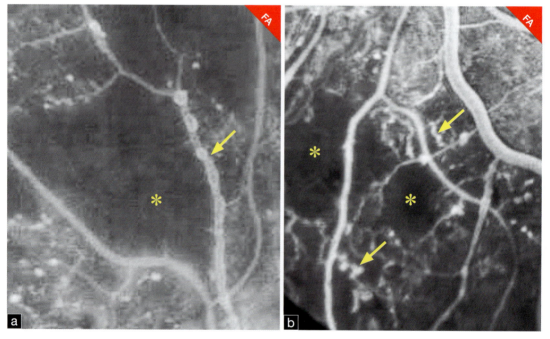

【図5-6】拡大したFA所見

a：図5-4 黄破線囲みの拡大。NPA（＊印）と隣接した網膜静脈の数珠状拡張（矢印）がみられる。
b：図5-4 赤破線囲みの拡大。NPA（＊印）とIRMA（矢印）がみられる。IRMAはNPAに隣接して認められる毛細血管の不規則な拡張・蛇行であり，網膜虚血に伴う代償性の毛細血管拡張と考えられている。

Case 3　増殖網膜症

患者：52歳，男性。2年前に両眼の汎網膜光凝固を受けている。
既往：12年前からの糖尿病。2年前に脳梗塞，腎不全。

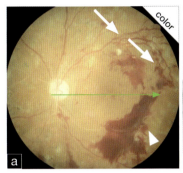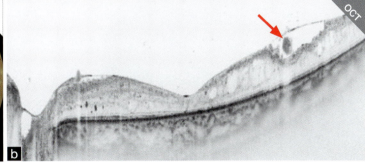

【図 5-7】カラー眼底写真と OCT 所見

a：カラー眼底写真。上耳側血管アーケードに沿って網膜新生血管（矢印）がみられ，黄斑下方には網膜前出血（矢頭）が存在する。
b：OCT。後部硝子体剝離が生じておらず，中心窩耳側に網膜前出血に一致した高反射像がみられる（矢印）。中心窩の網膜外層が障害されている。

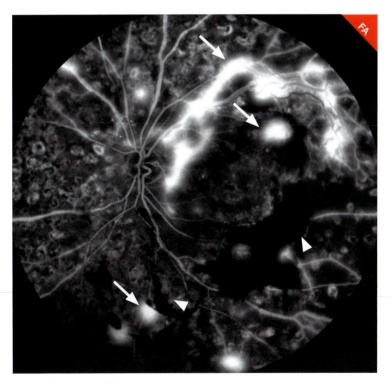

【図 5-8】広角 FA 所見

上耳側血管アーケードに沿った網膜新生血管以外にも旺盛な蛍光漏出を伴う網膜新生血管（矢印）が存在する。新生血管に隣接して網膜前出血（矢頭）がみられる。

Case 4 増殖網膜症の汎網膜光凝固前後のFA

患者：56歳，女性。
既往：20年前から糖尿病。

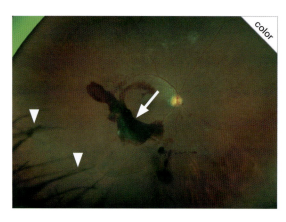

【図 5-9】初診時の広角カラー眼底写真
後極部から下方にかけて網膜前出血がみられる（矢印）。下方に睫毛が映り込んでいる（矢頭）。

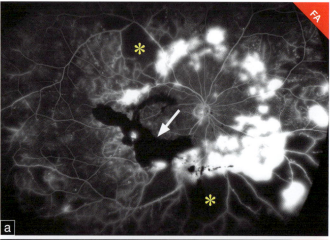

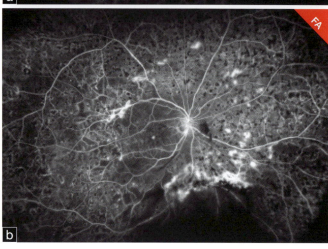

【図 5-10】広角 FA 所見

a：初診時。多数の網膜新生血管から旺盛な蛍光漏出があり，その周囲にはNPA（＊印）が広がっている。網膜前出血に一致して蛍光がブロックされている（矢印）。
b：汎網膜光凝固後。網膜光凝固斑が低蛍光斑として観察される。汎網膜光凝固前に比べて網膜新生血管からの蛍光漏出は顕著に減少し，網膜症の活動性が落ち着いたことがわかる。

ケースで学ぶ所見の読み方

Case 5　後部硝子体皮質前ポケット外縁に沿った線維性増殖膜

患者：60歳，男性。5年前に両眼に汎網膜光凝固を受けている。
既往：15年前からの糖尿病。

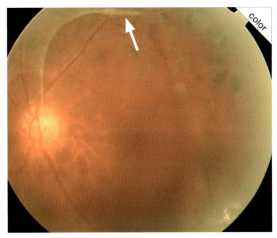

【図 5-11】カラー眼底写真

上耳側血管アーケード沿いに線維性増殖膜(矢印)がみられる。

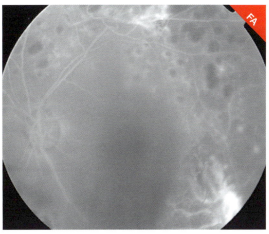

【図 5-12】FA 所見

線維性増殖膜に一致して蛍光漏出がみられる。

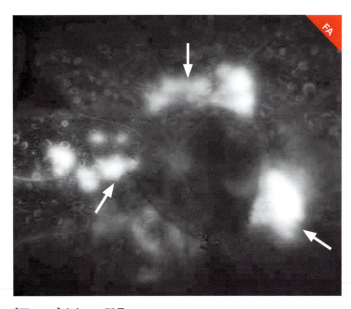

【図 5-13】広角 FA 所見

後部硝子体皮質前ポケットの外縁に沿って網膜新生血管が存在し，旺盛な蛍光漏出(矢印)がみられる。網膜や視神経乳頭から発生した新生血管は後部硝子体皮質に沿って成長するため，線維性増殖膜は視神経乳頭や上下の血管アーケードに沿って輪状もしくはC字型に形成されることが多い。糖尿病網膜症では後部硝子体剥離が生じていないことが多く，後部硝子体皮質前ポケットの外縁に沿って線維性増殖膜を形成しやすい。

Case 6 網膜出血の目立たない増殖網膜症

患者：33歳，男性。
既往：10年前から1型糖尿病のためにインスリン加療中。1か月前から糖尿病性腎症のため血液透析導入。

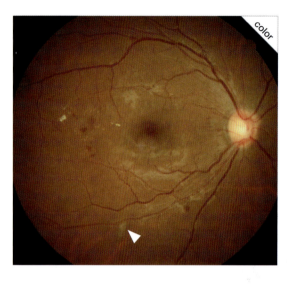

【図 5-14】カラー眼底写真
後極部には軽度の網膜内出血や軟性白斑（矢頭）が存在するだけである。

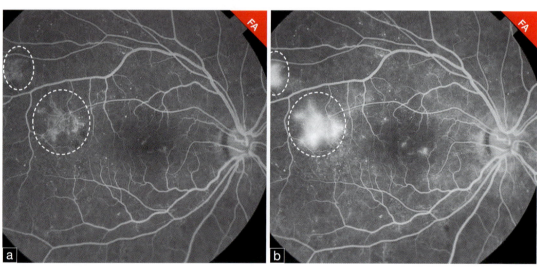

【図 5-15】FA 所見
a：早期，b：後期。黄斑耳側に網膜新生血管があり，旺盛な蛍光漏出がみられる（白円）。

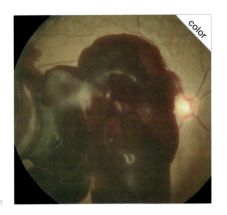

【図5-16】汎網膜光凝固中のカラー眼底写真
汎網膜光凝固の実施中に大量の網膜前出血が生じた。

Case 7 虚血性黄斑症

患者：73歳，女性。左眼視力(0.08)。
既往：20年前からの糖尿病。

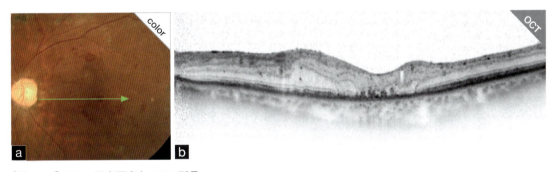

【図5-17】カラー眼底写真とOCT所見
a：カラー眼底写真。上方に網膜光凝固斑があり，後極部にはしみ状網膜出血が散在している。
b：OCT。中心窩の網膜外層障害に加え，網膜内層の菲薄化が目立つ。

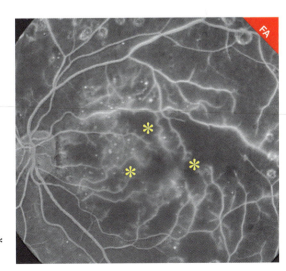

【図5-18】FA所見
中心窩無血管域の拡大と，それに連続したNPA（＊印）が後極部に広がっている。

5 糖尿病網膜症

Case 8 FA と OCTA の比較

患者：70歳，女性。左眼矯正視力(0.4)。

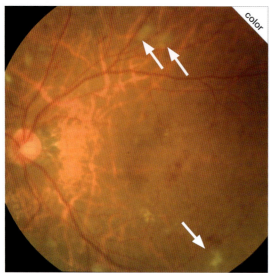

【図 5-19】カラー眼底写真

軟性白斑が散在している（矢印）。

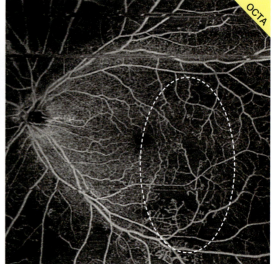

【図 5-20】OCTA 所見

網膜全層：12 mm×12 mm。FA 所見と同様に中心窩耳側の IRMA や NPA を鮮明に描出している（白円）。

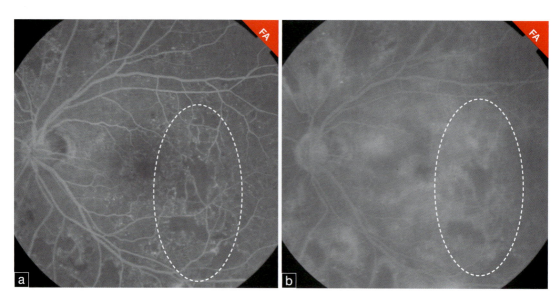

【図 5-21】FA 所見

a：早期，b：後期。中心窩耳側には IRMA やそれに隣接した NPA がみられる（白円）。後期にはびまん性の蛍光漏出がみられる。

押さえておきたい読影ポイント

　網膜静脈の数珠状拡張やIRMAは、糖尿病網膜症が増殖期に近づいていることを示す重要な所見であり、検眼鏡的にそのような所見が確認される症例ではNPAや新生血管の有無を確認するためにFAで詳細な病状評価を行う必要がある。糖尿病網膜症では網膜血管、特に毛細血管の拡張、血管瘤形成、透過性亢進、血管閉塞や血管新生などさまざまな変化を生じる。FAはこのような毛細血管の変化を描出することができるが、造影開始から時間が経つと蛍光漏出の影響で微細な変化が捉えづらくなる。一方、造影剤を使用せずに網膜血管を描出することができるOCTAでは、蛍光漏出の影響を受けないために微細な血管変化を捉えることに関して優れているが、血管透過性亢進を確認できないという欠点がある（図5-22）（9頁参照）。

　増殖糖尿病網膜症になると、網膜内出血に加えて網膜前出血や硝子体出血を生じるため

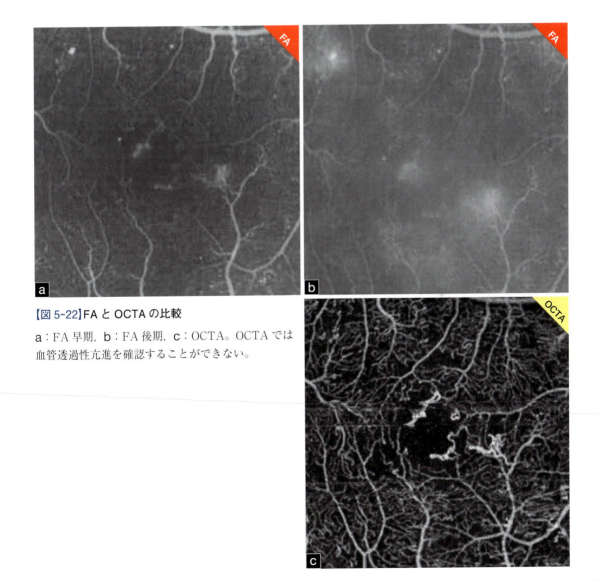

【図5-22】FAとOCTAの比較
a：FA早期、b：FA後期、c：OCTA。OCTAでは血管透過性亢進を確認することができない。

FAや眼底検査では出血の深さに注目することが重要である。FAでは網膜前出血に一致して網膜血管や背景蛍光がすべてブロックされて低蛍光になる（7頁参照）。網膜血管が描出されるか，ニボーを形成するかなどに注目することで出血の深さを確認することができる。

バリエーションとピットフォール

　糖尿病網膜症では重症になるほど網膜出血の数が多くなるとは限らない。網膜出血や軟性白斑がそれほど目立たなくても，FAにて広範なNPAや新生血管が存在する症例もある（Case 6）。

　網膜や視神経乳頭から発生した新生血管は後部硝子体皮質に沿って成長する。網膜光凝固は後部硝子体剝離を誘発することが多く，特に新生血管が存在する増殖網膜症では汎網膜光凝固中に硝子体出血を生じることがある（Case 6）。

　糖尿病網膜症は両眼でほぼ同じ重症度の眼底所見を呈することが多い。眼底所見に大きな左右差がみられる場合には，内頸動脈狭窄などに由来する眼虚血症候群（105頁参照）の存在を疑い，頸動脈エコーなどの検査が必要になる症例がある。正常眼ではFAでの腕網膜循環時間は10～15秒であるが，眼虚血症候群では腕網膜循環時間の延長がみられる。

文献

1) Adamis AP, Miller JW, Bernal MT et al：Increased vascular endothelial growth factor levels in the vitreous of eyes with proliferative diabetic retinopathy. Am J Ophthalmol 118：445-450, 1994
2) Aiello LP, Avery RL, Arrigg PG et al：Vascular endothelial growth factor in ocular fluid of patients with diabetic retinopathy and other retinal disorders. N Engl J Med 331：1480-1487, 1994
3) Wilkinson CP, Ferris FL 3rd, Klein RE et al：Proposed international clinical diabetic retinopathy and diabetic macular edema disease severity scales. Ophthalmology 110：1677-1682, 2003

〈長谷川泰司〉

6 糖尿病黄斑浮腫
diabetic macular edema

Point
- 糖尿病黄斑浮腫では，OCTのみではなく，FAにより局所浮腫とびまん性浮腫の要素を評価したうえで治療方針を決定するのが望ましい。
- 血管透過性亢進の評価にはFAは必須である。眼底写真とFAの早期・後期を比較して読影し，漏出の有無を判定できるようになることが重要である。
- OCTAは網膜血管の脱落（無灌流領域）の評価には有用だが，漏出の有無や毛細血管瘤の描出はFAに劣ると考えられる。OCTAとFAの長所と短所を理解したうえで，それぞれを有効活用する。

疾患の概要

糖尿病黄斑浮腫（diabetic macular edema：DME）は糖尿病網膜症のどの病期においても発症しうる病態であり[1]，視力低下の主な原因である[2]。DMEの分類としては，American Academy of Ophthalmologyから提唱された眼底所見によるDiabetic Macular Edema Disease Severity Scale[3]（表6-1）や，FAにより局所浮腫とびまん性浮腫の2パターンに分類するもの[4]がある。

眼底所見による重症度分類では，浮腫の黄斑に対する位置関係により区別される。浮腫の範囲が黄斑中央に近づくとともに重症度は増加する。一方で，FAによる分類では主に病態に基づいて区別されている。局所浮腫では，毛細血管瘤や透過性の亢進した血管からの漏出を主体とし，脂質を含む血漿成分が局所的に貯留し，典型例では毛細血管瘤を囲むように硬性白斑がリング状に配列する輪状網膜症（circinate retinopathy）を認めるが，FA

【表6-1】糖尿病黄斑浮腫の重症度分類（International Clinical Diabetic Macular Edema Disease Severity Scale）

重症度分類	眼底所見
明らかな黄斑浮腫なし	後極部に明らかな網膜肥厚や硬性白斑を認めない
明らかな黄斑浮腫あり	後極部に明らかな網膜肥厚もしくは硬性白斑を認める

糖尿病黄斑浮腫が存在する場合，下記のように分類する。

重症度分類	眼底所見
軽度	後極部の網膜肥厚もしくは硬性白斑は黄斑中央より離れている
中等度	後極部の網膜肥厚もしくは硬性白斑は黄斑中央に近いが及んではいない
重度	後極部の網膜肥厚もしくは硬性白斑が黄斑中央に及ぶ

〔Wilkinson CP, Ferris FL 3rd, Klein RE et al：Proposed international clinical diabetic retinopathy and diabetic macular edema disease severity scales. Ophthalmology 110：1677-1682, 2003 より一部改変〕

では輪状硬性白斑の中心に蛍光漏出を伴った毛細血管瘤がみられる。びまん性浮腫ではFAで明らかな漏出源を認めず、網膜血管床からのびまん性漏出が主体とされている。黄斑全体に浮腫が及び、典型例では囊胞様黄斑浮腫（cystoid macular edema：CME）や漿液性網膜剥離（serous retinal detachment：SRD）を伴う。

近年では、OCTの発展と普及により生体眼で非侵襲的に網膜の断層画像が撮影可能となり、黄斑浮腫の定量化や形態分析が飛躍的に進歩したことから、OCTによる分類も提唱されている[5]。しかしながら、OCTのみで血管漏出の有無などの評価は困難であり、OCTで浮腫の有無や位置を確認したうえで、FAで蛍光漏出の確認を行うことが一般的である。

DMEの治療においては、最近では特にびまん性浮腫や中心窩に及んだ浮腫に対しては抗血管内皮増殖因子（vascular endothelial growth factor：VEGF）薬が第一選択となっている[6]が治療抵抗性のものも多く、局所網膜光凝固、ステロイド局所投与、硝子体手術を含めた集学的アプローチが必要となる。治療方針の決定にあたり、局所浮腫とびまん性浮腫の分類、漏出の有無の判定は重要な情報で、FA所見のもつ意味は大きい。

ケースで学ぶ所見の読み方

Case 1 軽度から重度に移行したDME（局所浮腫）

患者：72歳、女性。10年前に当院糖尿病内科より糖尿病網膜症の精査目的で当科に紹介され受診、FAを施行した。自覚症状に乏しく糖尿病コントロールは不良で、眼科への通院も途絶えがちである。久しぶりの受診で眼底所見の悪化を認め、FAを施行した。右眼矯正視力(1.2)、左眼矯正視力(0.5)。左眼の視力は10年前の初診時にも(0.5)であった。

既往：糖尿病（HbA1cは8.8%）、高血圧、脂質異常症。

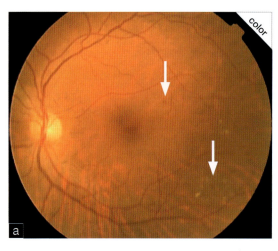

【図6-1】10年前のカラー眼底写真とFA所見

a：カラー眼底写真。黄斑耳側に毛細血管瘤（矢印）が散在し、その周囲に少量の硬性白斑を認める。黄斑中央からは距離があり軽度糖尿病黄斑浮腫の所見である。

（つづく）

ケースで学ぶ所見の読み方

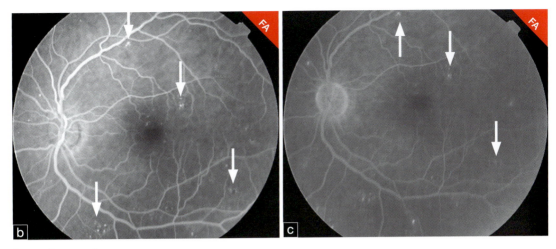

【図 6-1】(つづき)
b：FA 早期。円形で境界明瞭な過蛍光点を呈する毛細血管瘤を認める(矢印)。カラー眼底写真で確認できなかったものも描出されている。
c：FA 後期。この時点では毛細血管瘤からの蛍光漏出はない。

10 年ぶりの受診。

【図 6-2】今回のカラー眼底写真と OCT 所見

a：カラー眼底写真。10 年前に比べ黄斑耳側の毛細血管瘤(矢頭)の増加に加え，点状やしみ状の網膜出血が目立つ。一部の毛細血管瘤を囲むように輪状硬性白斑(白丸)を認め，輪状網膜症の所見である。硬性白斑は黄斑中央に近く，中等度糖尿病黄斑浮腫の状態が示唆される。
b：OCT。中心窩に囊胞様腔を認める(＊印)。囊胞様腔の周囲から外網状層にかけて hyper-reflective foci も認める(矢印)。

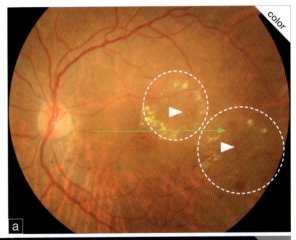

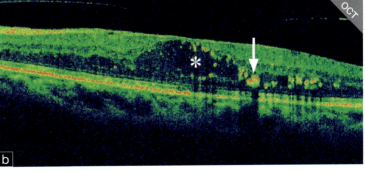

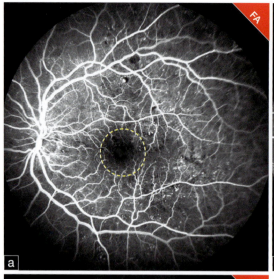
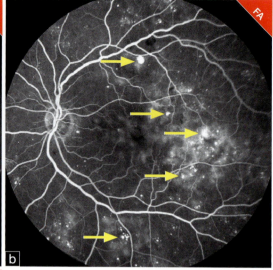
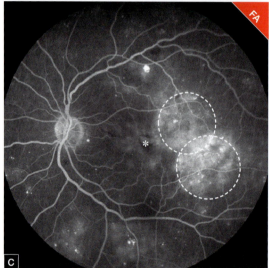

【図6-3】今回のFA所見

a：早期。血管アーケード全体に多数の点状の過蛍光として描出される毛細血管瘤を認める。中心窩無血管域の拡大はなく黄斑血流は保たれている（黄円）。

b：中期。多くの毛細血管瘤（矢印）からの蛍光漏出を認める。

c：後期。輪状硬性白斑内の毛細血管瘤からの蛍光漏出の貯留が目立つ（白円）。中心窩にも蛍光貯留が及ぶ（＊印）。

長い経過を経て糖尿病黄斑浮腫が軽度から重度に進行している。現時点では視力に変化はないが，過去に比べ毛細血管瘤と蛍光漏出の増加傾向が明らかであり，OCT所見と合わせても今後の視力低下が危惧され，毛細血管瘤に直接網膜光凝固を施行した。

Case 2　重度DME（びまん性浮腫）

患者：58歳，男性。近医で両眼の糖尿病網膜症に対して汎網膜光凝固を受けたが，その後に徐々に視力が低下したと訴えて当科を受診した。右眼矯正視力(0.5)，左眼矯正視力(0.4)。

既往：糖尿病（HbA1cは7.3％）。

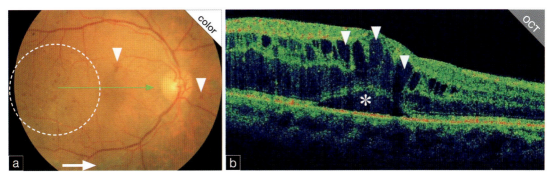

【図 6-4】初診時のカラー眼底写真と OCT 所見

a：カラー眼底写真。右眼の黄斑耳側を中心に点状およびしみ状出血が多発し，少量の硬性白斑も認める（白円）。黄斑上方と視神経乳頭鼻側にもしみ状出血を認める（矢頭）。血管アーケード外には光凝固斑（矢印）がある。

b：OCT。中心窩から傍中心窩にかけて多数の囊胞様腔（矢頭）を認め，中心窩下には漿液性網膜剝離（＊印）を認める。

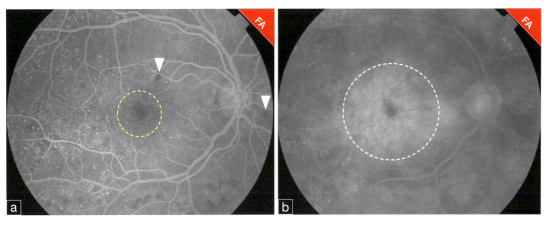

【図 6-5】FA 所見

a：早期。血管アーケード耳側全体に多数の円状の過蛍光として描出される毛細血管瘤を認める。黄斑から視神経乳頭にかけての範囲には，毛細血管瘤はほぼ認めない。中心窩無血管域の拡大はなく，黄斑血流は保たれている（黄円）。しみ状出血による蛍光ブロック（矢頭）も認める。

b：後期。典型的なびまん性漏出と囊胞様浮腫を認める。中心窩を中心に円形もしくは楕円形の囊胞様腔への蛍光貯留が多数集簇し，花弁状を呈している（白円）。

その後の経過	合計 5 回の抗 VEGF 薬硝子体内注射と硝子体手術を施行し黄斑浮腫自体は改善したが，視力は低下した。最終矯正視力は (0.2)。

6 糖尿病黄斑浮腫

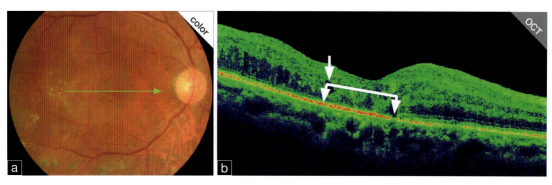

【図 6-6】最終診察時のカラー眼底写真と OCT 所見

a：カラー眼底写真，b：OCT。漿液性網膜剥離は改善し嚢胞様腔（矢印）もかろうじて確認できる程度に残存するのみである。中心窩で ellipsoid zone は欠損している（矢印間の範囲）。

Case 3　毛細血管瘤に対する直接網膜光凝固を施行した DME

患者：72歳，男性。20年来の糖尿病があるが，最近右眼の視力低下を訴え，近医より精査加療目的で紹介受診。右眼矯正視力(0.3)，左眼矯正視力(0.9)。

既往：糖尿病（HbA1c は 7.5％）。

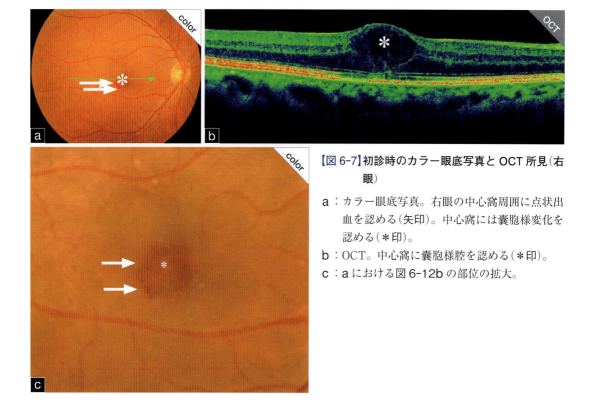

【図 6-7】初診時のカラー眼底写真と OCT 所見（右眼）

a：カラー眼底写真。右眼の中心窩周囲に点状出血を認める（矢印）。中心窩には嚢胞様変化を認める（＊印）。
b：OCT。中心窩に嚢胞様腔を認める（＊印）。
c：a における図 6-12b の部位の拡大。

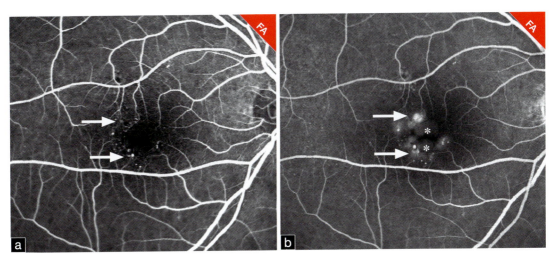

【図 6-8】FA 所見（右眼）

a：早期。中心窩周囲に複数の毛細血管瘤を認める（矢印）。
b：後期。毛細血管瘤からの蛍光漏出（矢印）に連続して中心窩の囊胞様腔に蛍光貯留を認める（＊印）。

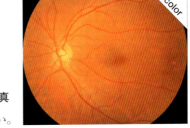

【図 6-9】僚眼のカラー眼底写真
左眼には点状出血は目立たない。

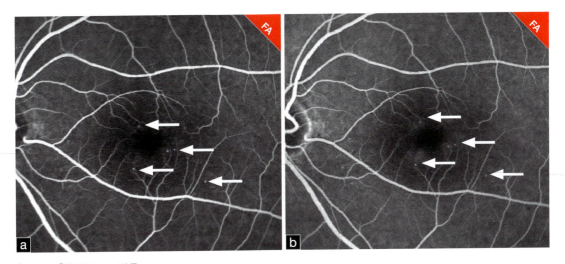

【図 6-10】僚眼の FA 所見

a：早期。左眼にも中心窩周囲に毛細血管瘤が散在している（矢印）。
b：後期。毛細血管瘤からの蛍光漏出は極めて軽度（矢印）。

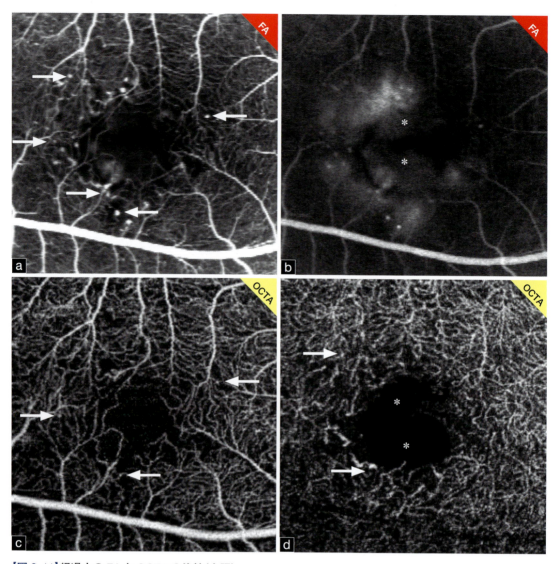

【図 6-11】経過中の FA と OCTA の比較(右眼)

a：FA 早期。中心窩周囲に複数の毛細血管瘤を認める(矢印)。
b：FA 後期。毛細血管瘤からの蛍光漏出に連続して囊胞様腔に蛍光貯留を認める(＊印)。
c：同日の OCTA 表層画像，d：OCTA 深層画像。FA での毛細血管瘤の一部が描出されているが(矢印)，すべては描出されていない。OCTA 深層画像(d)では FA の蛍光貯留に一致した無反射領域を認める(＊印)。

| その後の経過 | 合計 4 回の抗 VEGF 薬硝子体内注射と毛細血管瘤に対する光凝固を 2 回施行し，視力は(0.7)まで改善した。 |

ケースで学ぶ所見の読み方

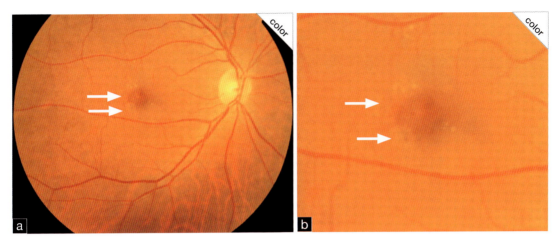

【図6-12】治療後のカラー眼底写真（右眼）

毛細血管瘤に対する直接網膜光凝固後（bは中心窩周囲の拡大）。毛細血管瘤は初診時に比べ退縮しており，わずかな光凝固斑を認める（矢印）。

Case 4　抗VEGF療法により治療したDME

患者：38歳，女性。両眼に汎網膜光凝固を施行中。1か月前に左眼に追加後，左眼の黄斑浮腫の悪化を認め，紹介受診となる。右眼矯正視力(0.3)，左眼矯正視力(0.6)。

既往：糖尿病（HbA1cは9.8％）。

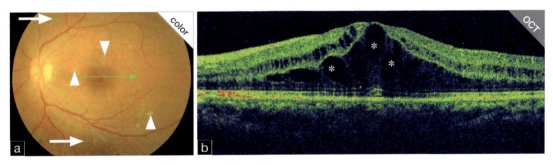

【図6-13】初診時のカラー眼底写真とOCT所見（左眼）

a：カラー眼底写真。血管アーケード外に光凝固斑を認め（矢印），血管アーケード内には軟性白斑を認める（矢頭）。しみ状出血や点状出血，硬性白斑は目立たない。

b：OCT。中心窩から傍中心窩にかけて多数の嚢胞様腔（＊印）を認める。

83

6 糖尿病黄斑浮腫

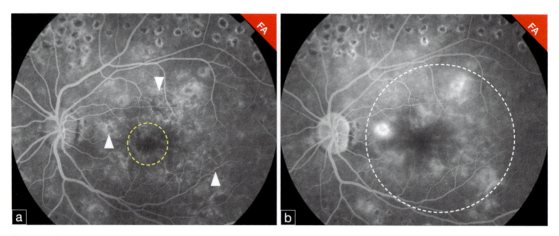

【図 6-14】FA 所見（左眼）

a：早期。中心窩無血管域の拡大はなく，黄斑血流は保たれている（黄円）。血管アーケード内は軟性白斑の周囲に拡張した血管からの蛍光漏出を認める（矢頭）。毛細血管瘤は目立たない。

b：後期。毛細血管瘤ではなく，主に血管由来のびまん性蛍光漏出を認める（白円）。

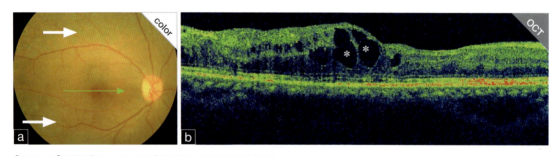

【図 6-15】初診時のカラー眼底写真と OCT 所見（右眼）

a：カラー眼底写真。血管アーケード外に光凝固斑を認める（矢印）が，しみ状出血や点状出血，硬性白斑は認めない。

b：OCT。中心窩から耳側にかけて囊胞様腔（＊印）を認める。

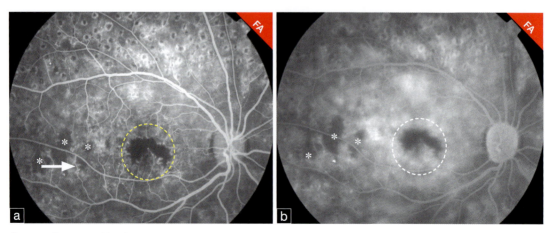

【図 6-16】FA 所見（右眼） （図説は↗）

84

【図 6-16】
a：早期。中心窩無血管域が著明に拡大しており（黄円），虚血性黄斑症の所見である（71 頁参照）。血管アーケード内に無灌流領域（nonperfusion area：NPA）（＊印）を認める。無血管野の周囲には網膜内細小血管異常（intraretinal microvascular abnormalities：IRMA）を認める（矢印）。

b：後期。主に血管由来のびまん性蛍光漏出を認める。中心窩無血管域の拡大（白円）と NPA（＊印）は後期でも確認できる。

| その後の経過 | 左眼に合計 4 回，右眼は合計 3 回の抗 VEGF 薬硝子体内注射を施行した。左眼は(1.0)まで視力が改善したが，右眼は(0.3)で視力は不変であった。 |

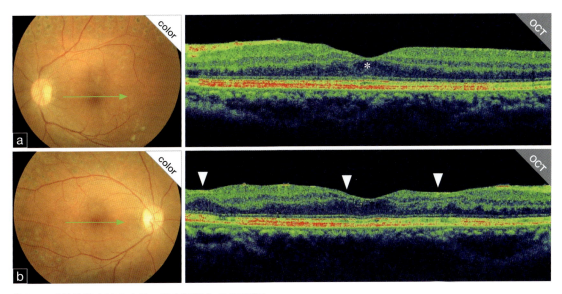

【図 6-17】最終診察時のカラー眼底写真と OCT 所見

a：左眼。囊胞様腔は消失しており，網膜の層構造も回復している。わずかに囊胞様腔の存在した外網状層に斑状の低反射（＊印）を認める。

b：右眼。左眼と同様に囊胞様腔は消失しているが，網膜内層の菲薄化（矢頭）を認める。虚血性黄斑症のため網膜内層の萎縮が生じ，囊胞様浮腫が改善したにもかかわらず視力改善が得られなかったと考えられる。

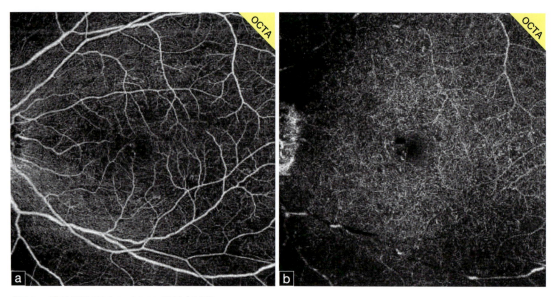

【図6-18】最終診察時のOCTA所見（左眼）

表層画像（a）と深層画像（b）のいずれでも中心窩無血管域の拡大はない。FAに比べて網膜の表層と深層を分けて詳細に解析できている。

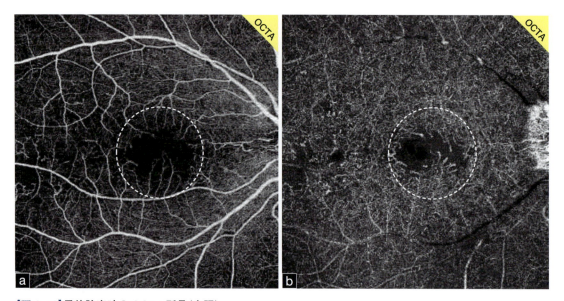

【図6-19】最終診察時のOCTA所見（右眼）

表層画像（a）および深層画像（b）ではFAと同様に中心窩無血管域（白円）が著明に拡大している。OCTAは漏出は検出できないが，逆にそのために鮮明に虚血領域の範囲が確認できる。

Case 5 白内障手術を契機に悪化した DME

患者:72歳,男性。右眼の白内障手術を施行した。術前視力は(0.6),手術半年前にFAを施行して軽度の蛍光漏出を認めていたが,OCTで黄斑浮腫は明らかでなかった。術後は(1.0)まで回復していたが,手術から約1か月後に術眼の視力低下を訴え受診した。視力は(0.7)に低下していた。

既往:10年前より糖尿病(HbA1cは8.0%)。

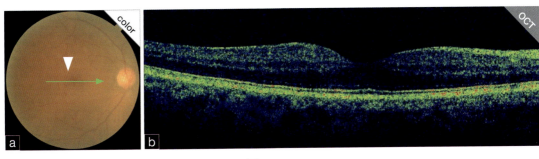

【図6-20】手術半年前のカラー眼底写真とOCT所見
a:カラー眼底写真。黄斑に点状出血を認める(矢頭)。硬性白斑は明らかでない。
b:OCT。黄斑浮腫はない。

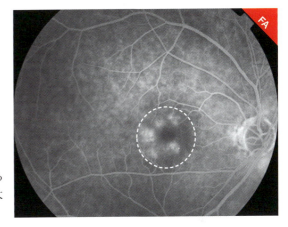

【図6-21】手術半年前のFA所見
点状の過蛍光を呈する毛細血管瘤が中心窩周囲にあり,蛍光漏出を認める(白円)。中心窩無血管域の拡大はない。

6　糖尿病黄斑浮腫

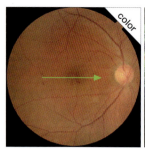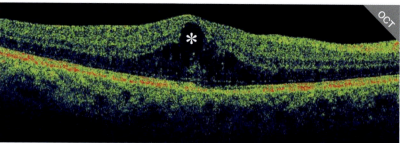

【図 6-22】術後 1 か月のカラー眼底写真と OCT 所見
中心窩にかけて囊胞様腔（＊印）を認める。

> **その後の経過**　アセタゾラミド内服とベタメタゾン点眼の再開で，視力は(1.2)まで回復した。

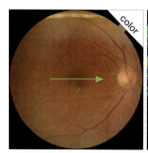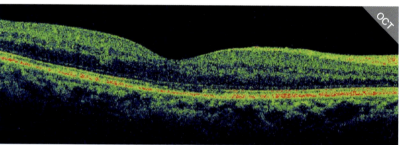

【図 6-23】最終診察時のカラー眼底写真と OCT 所見
黄斑浮腫は消失した。

押さえておきたい読影ポイント

　DME に対する読影のポイントは 2 つ。
　1 つは，局所浮腫とびまん性浮腫の判別は治療方針に影響するので，毛細血管瘤の有無や蛍光漏出の生じている病変を FA 早期と後期を比較しながら丁寧に読影すること。さらに，カラー眼底写真の硬性白斑や網膜出血，OCT での浮腫の局在や形態とも一致させながら，矛盾がないか確認することである（Case 1〜3）。
　もう 1 つは，虚血性変化を見落とさないよう，網膜出血による蛍光ブロックと NPA をしっかり区別することである。そのためには眼底カラー写真と比較して確認することが重要である（Case 4）。

バリエーションとピットフォール

　OCT では黄斑浮腫が明らかでも，FA により黄斑に虚血性変化を認めることがある。Case 4 の右眼がこれに当てはまるが，治療によって黄斑浮腫が改善しても虚血性変化による網膜内層の菲薄化を認め，視力の改善は得られなかった。このように FA での循環状態

の評価は予後予測や治療方針の決定に重要であり，OCTのみで判断してしまわないよう注意が必要である．

　FAで黄斑に蛍光漏出がみられる症例では，汎網膜光凝固や白内障手術によって黄斑浮腫を生じ，視力低下をきたす場合がある．蛍光漏出があっても網膜内や網膜色素上皮の排水能で代償されている場合には，検眼鏡やOCTで黄斑浮腫は認められない（Case 5）．汎網膜光凝固や白内障手術による侵襲によって血管透過性が亢進し，排水能を上回ると黄斑浮腫が顕在化してくる．そのため，黄斑に蛍光漏出がみられる症例では，汎網膜光凝固前にトリアムシノロンTenon囊下注射を行うことで浮腫の予防を図ることができる[7]．

　鑑別疾患としては，局所浮腫に特徴的な輪状網膜症を呈するものとして，陳旧性の網膜静脈分枝閉塞症，網膜細動脈瘤，type 1特発性黄斑部毛細血管拡張症，高血圧網膜症，Coats病などがあげられる．いずれもFA所見が鑑別に有用であり，OCTのみでは判別が難しい場合がある．

文献

1) Klein R, Klein BE, Moss SE et al：The Wisconsin Epidemiologic Study of Diabetic Retinopathy. XV. The long-term incidence of macular edema. Ophthalmology 102：7-16, 1995
2) Moss SE, Klein R, Klein BE：The incidence of vision loss in a diabetic population. Ophthalmology 95：1340-1348, 1988
3) Wilkinson CP, Ferris FL 3rd, Klein RE et al：Proposed international clinical diabetic retinopathy and diabetic macular edema disease severity scales. Ophthalmology 110：1677-1682, 2003
4) Bresnick GH：Diabetic maculopathy. A critical review highlighting diffuse macular edema. Ophthalmology 90：1301-1317, 1983
5) Otani T, Kishi S, Maruyama Y：Patterns of diabetic macular edema with optical coherence tomography. Am J Ophthalmol 127：688-693, 1999
6) Diabetic Retinopathy Clinical Research Network：Aflibercept, bevacizumab, or ranibizumab for diabetic macular edema. N Engl J Med 372：1193-1203, 2015
7) Shimura M, Yasuda K, Shiono T：Posterior sub-Tenon's capsule injection of triamcinolone acetonide prevents panretinal photocoagulation-induced visual dysfunction in patients with severe diabetic retinopathy and good vision. Ophthalmology 113：381-387, 2006

〈小嶋健太郎・古泉英貴〉

7 特発性黄斑部毛細血管拡張症
idiopathic macular telangiectasia

Point

- type 1 IMT（MacTel）と type 2 IMT（MacTel）は背景に異なる病態生理をもつ全く別の疾患であるといって差し支えない．
- type 1 IMT はほとんどが片眼発症であり，FA では中心窩周囲の毛細血管拡張および毛細血管瘤からの著明な蛍光漏出および囊胞様黄斑浮腫を示す．治療の基本は FA でみられる毛細血管瘤への直接光凝固である．
- type 2 IMT はほぼ全例が両眼発症であり，FA では中心窩周囲の毛細血管拡張と淡い蛍光漏出を示すが，OCT 所見との乖離がみられる．毛細血管拡張は Müller 細胞の変性による二次的変化と考えられており，FA での毛細血管拡張に対する光凝固は無効であるどころか，むしろ慎むべきである．

疾患の概要

　特発性黄斑部毛細血管拡張症は特発性に黄斑部網膜の毛細血管拡張所見を呈する疾患群の総称である．病型分類としては 2006 年に Yannuzzi ら[1]が idiopathic macular telangiectasia（IMT）の名のもとに提唱したもの，具体的には type 1 IMT（血管瘤型），type 2 IMT（傍中心窩型），type 3 IMT（閉塞型）が主に用いられている．しかし type 3 IMT は毛細血管拡張よりも血管閉塞が主体であること，頻度が非常にまれであり，また通常何らかの全身疾患を伴うことから，分類自体から除外することが提案されている．したがって，本項でも type 1 IMT，type 2 IMT についてのみ取り上げる．IMT は MacTel と略されることもある．

　type 1 IMT は男性に多く，ほとんどが片眼性である．検眼鏡的に中心窩周囲の毛細血管瘤が確認できることも多く，典型的にはその周囲に輪状の硬性白斑を認める．FA では中心窩周囲の毛細血管拡張と毛細血管瘤からの旺盛な蛍光漏出がみられ，確定診断に有用である．OCT では FA での漏出所見を反映した囊胞様変化と網膜の肥厚所見を認める．治療は FA でみられる毛細血管瘤に対する直接光凝固が基本となり，黄斑浮腫の改善が期待できる．

　一方，type 2 IMT では性差はみられず，ほぼ全例が両眼性である．FA では中心窩周囲の毛細血管拡張および同部位からの淡い蛍光漏出が認められる．病期の進行とともに拡張した毛細血管網は網膜外層方向へと侵入し，最終的には網膜下で新生血管を形成する．その段階では FA でも新生血管からの旺盛な蛍光漏出を示す．Yannuzzi 分類では新生血管の有無により非増殖期と増殖期に分類されている．近年 type 2 IMT の病因として Müller 細胞の変性が有力視されており[2,3]，毛細血管拡張はむしろ二次的な変化であると考えられている．したがって，type 2 IMT では type 1 IMT とは異なり，光凝固は根本治療でないどころか，むしろ無効である．

すなわち，同じ毛細血管拡張症というカテゴリーとしてまとめられているものの，type 1 IMT と type 2 IMT は背景に異なる病態生理をもつ全く別の疾患であるといって差し支えない。

ケースで学ぶ所見の読み方

Case 1　type 1 IMT

患者：74歳，男性。数か月前から左眼視力低下自覚。左眼矯正視力(0.3)。
既往：特記すべき事項なし。

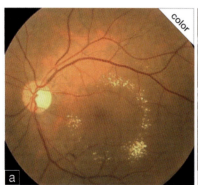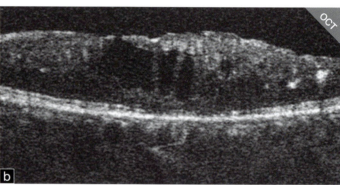

【図 7-1】カラー眼底写真と OCT 所見
a：カラー眼底写真。左眼中心窩周囲に多数の毛細血管瘤とその周囲に輪状硬性白斑がみられる。
b：OCT。嚢胞様変化と網膜の肥厚所見を認める。

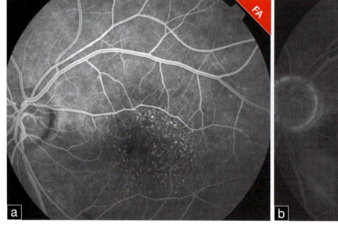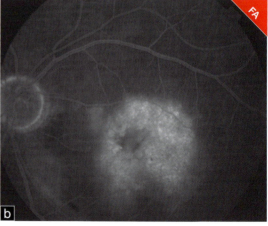

【図 7-2】FA 所見
a：早期。中心窩周囲に耳側縫線を巻き込んだ多数の毛細血管瘤と毛細血管拡張がみられる。
b：後期。毛細血管瘤および拡張毛細血管からの旺盛な蛍光漏出，嚢胞様黄斑浮腫を認める。

Case 2 type 2 IMT（非増殖期）

患者：62歳，男性。徐々に進行する両眼の変視および視力低下を自覚。左眼矯正視力(0.7)。
既往：なし。

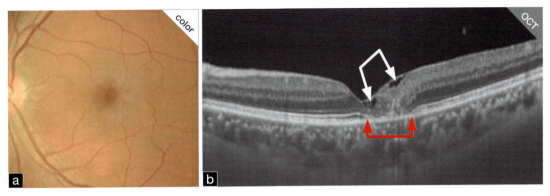

【図 7-3】カラー眼底写真と OCT 所見
a：カラー眼底写真。左眼中心窩に囊胞様変化とその周囲の網膜透明性低下がみられる。
b：OCT。中心窩の網膜内層に囊胞様変化(矢印)を認めるが，網膜肥厚はみられず，中心窩陥凹は保たれている。また，OCT での囊胞様変化に一致した FA での蛍光貯留は認めない。ellipsoid zone の欠損もみられる(矢印間の範囲)。

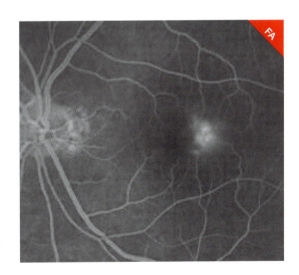

【図 7-4】FA 所見
中心窩耳側に毛細血管拡張と蛍光漏出を認めるが，毛細血管瘤は明らかでない。

7 特発性黄斑部毛細血管拡張症

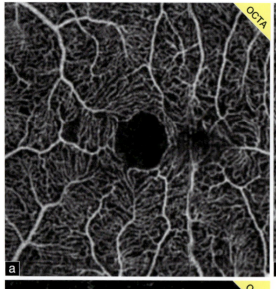
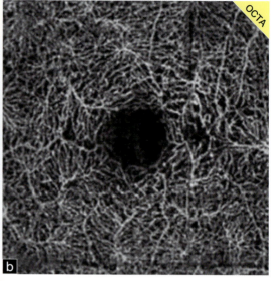
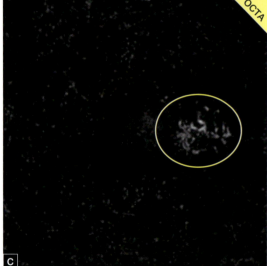

【図7-5】OCTA所見

浅層血管網(a)，深層血管網(b)には毛細血管拡張所見は目立たないが，本来は無血管である網膜外層(c)に毛細血管侵入がみられる。

Case 3　type 2 IMT（増殖期）

患者：64歳，男性。以前から右眼の変視を自覚していたが，数週間前から急に症状が悪化したため近医受診，加齢黄斑変性（AMD）の診断で当科紹介。右眼矯正視力(0.4)。
既往：なし。

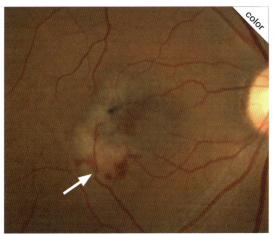

【図7-6】カラー眼底写真
中心窩耳側に灰白色調の変化と一部色素沈着を認め，病変下端には網膜下出血を伴う新生血管様病変がみられる（矢印）。

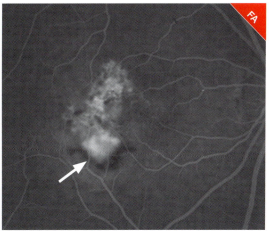

【図7-7】FA所見
中心窩耳側に毛細血管拡張がみられるが毛細血管瘤は明らかでない。病変下端には網膜下新生血管からの蛍光漏出を認める（矢印）。

押さえておきたい読影ポイント

　　type 1 IMTの治療の基本は，FAでみられる毛細血管瘤に対する直接光凝固である。毛細血管瘤は造影早期に明瞭に検出できるものの，時間経過とともに旺盛な蛍光漏出にマスクされ，同定が困難となる。したがって，FA撮影においては早期像を撮り逃さないことが重要である。IAを同時に施行することで治療対象となる毛細血管瘤を同定しやすくなるという報告もある[4]。type 1 IMTの鑑別診断としては二次的な黄斑部毛細血管拡張をきたしうる疾患，すなわち糖尿病網膜症，網膜静脈分枝閉塞症（BRVO），放射線網膜症などがあるが，黄斑分枝でのBRVO，そのなかでもすでに網膜出血の吸収された陳旧期の症例が最も見誤りやすい（29頁参照）。両者を鑑別するにあたって重要な点はtype 1 IMTではBRVOと異なり耳側縫線を巻き込んだ病変分布をとりやすいこと，またBRVOのような動静脈交叉部を起点とした病変分布をしないことなどがあげられる。

　　非増殖期のtype 2 IMTはtype 1 IMTと比較してFAでの毛細血管拡張の程度は通常マイルドであり，毛細血管瘤も目立たないことが多い。type 1 IMTと同様，糖尿病網膜症，BRVO，放射線網膜症などとの鑑別が必要であるが，FAのみではこれらの疾患との鑑別が困難なことも多い。先述のように，ほぼ全例が両眼発症であるため，対側眼のFA所見も参考にする。OCT所見が診断に非常に有用であり，type 2 IMTでは網膜肥厚のない萎縮性変化が特徴的である。FAでの蛍光漏出や蛍光貯留とOCT所見に乖離がみられること

も多い[5]。

　増殖期の type 2 IMT では滲出型 AMD との鑑別が必要であり，FA では網膜下新生血管からの蛍光漏出に加えて，中心窩周囲の毛細血管拡張を随伴していることを確認する。また，type 2 IMT では滲出型 AMD でよくみられるドルーゼンや網膜色素上皮（RPE）剝離を通常は伴わないため，RPE レベルでの組織染や蛍光貯留の有無にも留意する。

バリエーションとピットフォール

　type 1 IMT では黄斑部の病変だけでなく中間周辺部やそれより周辺部にも類似の網膜血管病変を認めることがあり，同様に網膜血管拡張および血管瘤とそれに伴う滲出性変化のみられる Coats 病や Leber 血管瘤症と同じスペクトラム上にあるものと考えられている[1]。

　type 2 IMT の病早期では検眼鏡的にも異常所見がみられず，FA でも傍中心窩に軽度の毛細血管拡張と蛍光漏出のみを示すため，診断に苦慮することも多い。しかしながら，検眼鏡的に一見正常にみえるにもかかわらず変視症が存在する症例では，必ず病初期の type 2 IMT も鑑別診断に入れておくべきである。網膜の透明性低下やクリスタリン様物質，right angle venules やその周囲の色素沈着など，type 2 IMT に特徴的な所見があれば診断の助けになる。また中心窩に囊胞様変化を示す症例は特発性黄斑円孔との鑑別が必要であり，また実際に type 2 IMT でも全層黄斑円孔の所見を示すこともあるため注意が必要である[3]。

文献

1) Yannuzzi LA, Bardal AM, Freund KB et al：Idiopathic macular telangiectasia. Arch Ophthalmol 124：450-460, 2006
2) Powner MB, Gillies MC, Tretiach M et al：Perifoveal müller cell depletion in a case of macular telangiectasia type 2. Ophthalmology 117：2407-2416, 2010
3) Koizumi H, Slakter JS, Spaide RF：Full-thickness macular hole formation in idiopathic parafoveal telangiectasis. Retina 27：473-476, 2007
4) Hirano Y, Yasukawa T, Usui Y et al：Indocyanine green angiography-guided laser photocoagulation combined with sub-Tenon's capsule injection of triamcinolone acetonide for idiopathic macular telangiectasia. Br J Ophthalmol 94：600-605, 2010
5) Koizumi H, Iida T, Maruko I：Morphologic features of group 2A idiopathic juxtafoveolar retinal telangiectasis in three-dimensional optical coherence tomography. Am J Ophthalmol 142：340-343, 2006

〈古泉英貴〉

8 網膜細動脈瘤
retinal arteriolar macroaneurysm

Point

- 網膜細動脈瘤からの黄斑部への滲出性変化と，網膜細動脈瘤破裂によるさまざまな層の出血を生じる．
- 網膜出血が強い症例は網膜細動脈瘤をFAでは検出できない場合があり，出血の影響を受けにくいIAを同時に施行することが重要である．
- 広範囲の網膜下出血を伴う症例では網膜細動脈瘤を検眼鏡的に観察できない場合があり，滲出型加齢黄斑変性との鑑別に迷うが，出血が内境界膜下と網膜下に及ぶ場合は網膜細動脈瘤が原因の場合が多い．
- 網膜下出血が中心窩に及んでいる症例では出血が長期間残存すると器質化し，視力予後不良の原因となるため早急に対応する必要がある．
- 原因不明の硝子体出血に遭遇した場合，高齢者では特に網膜細動脈瘤の可能性も念頭におく必要がある．

疾患の概要

網膜細動脈瘤は60～80歳以上の高齢者，特に女性に好発する疾患である[1]．全身合併症として，高血圧，動脈硬化，脂質異常症，虚血性心疾患，脳血管性疾患を伴う症例が多い．

第3分岐以内の網膜細動脈に瘤状の拡張を生じるが，無破裂細動脈瘤では自覚症状がないことが多い．通常，網膜細動脈瘤破裂による網膜下，内境界膜下および硝子体出血による急激な視力低下，または網膜細動脈瘤から黄斑部への滲出性変化による視力低下が受診契機となる[2]．

診断には検眼鏡所見として網膜細動脈瘤が黄白～橙色の隆起性病変として網膜動脈に一致することを確認できれば比較的容易であるが，出血の強い場合などでは確認できないこともあり，蛍光眼底造影が必要である．FAでは早期に網膜細動脈瘤は均一な過蛍光所見を呈し，後期には網膜細動脈瘤からの蛍光漏出を認めることがある．IAは励起波長が近赤外領域にあり，組織透過性がよいという特性をもつため，出血などでFAでは検出困難な網膜細動脈瘤をも同定することが可能であり，特に網膜出血の強い症例ではFAだけでなく，IAを同時に施行する必要がある（3頁参照）．

OCTでは網膜細動脈瘤は網膜組織の隆起として確認できる．網膜出血が強い症例ではOCTで網膜出血の位置や深さを確認することができるため，適切な治療選択を行うためにも必須である．また，滲出性変化が強い症例では，診断だけでなく治療効果を評価するにもOCTは最適な検査となる．

ケースで学ぶ所見の読み方

Case 1 やや離れた網膜細動脈瘤からの中心窩漿液性網膜剥離

患者：75歳，女性。2週間前から右眼の視力低下を自覚し，その後徐々に悪化していた。右眼矯正視力(0.2)。

既往：高血圧，不整脈。

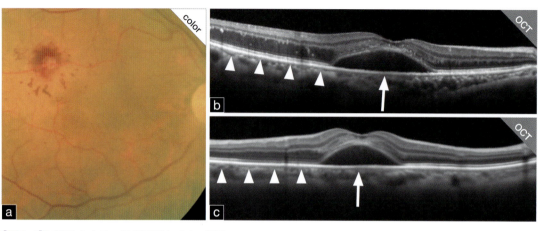

【図 8-1】初診時のカラー眼底写真と OCT 所見

a：カラー眼底写真。上方血管アーケード内に網膜細動脈瘤および網膜出血を認める。

b，c：OCT（b：水平断，c：垂直断）。網膜細動脈瘤から中心窩にかけて外網状層浮腫（矢頭）および中心窩に漿液性網膜剥離（矢印）を認める。網膜細動脈瘤からの漏出液が外網状層を通り，中心窩で網膜下に到達し，漿液性網膜剥離をきたすと考えられる[3]。

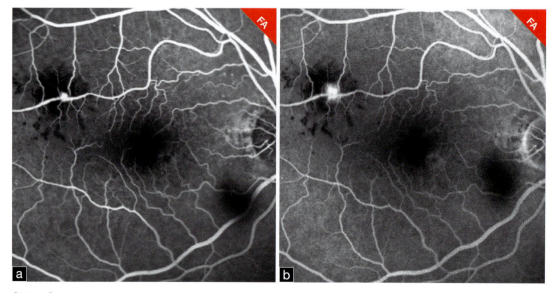

【図 8-2】FA 所見

a：早期。網膜細動脈瘤が均一な過蛍光として造影される。
b：後期。網膜細動脈瘤からの蛍光漏出を認める。

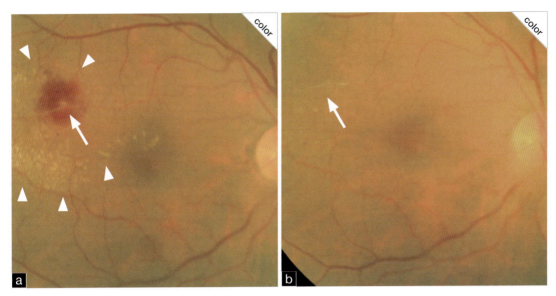

【図8-3】レーザー光凝固後のカラー眼底写真

a：レーザー光凝固後1か月。網膜細動脈瘤への直接凝固により細動脈瘤は縮小し（矢印），その周囲に硬性白斑が出現している（矢頭）。硬性白斑の出現は網膜浮腫が吸収過程にあることを示している。

b：レーザー光凝固後9か月。網膜細動脈瘤は器質化し縮小している（矢印）。黄斑浮腫はない。

Case 2　強い滲出性変化（輪状網膜症）を伴う網膜細動脈瘤

患者：61歳，男性。1週間前から視力低下を自覚した。左眼矯正視力（0.2）。

既往：高血圧，脂質異常症（未治療）。

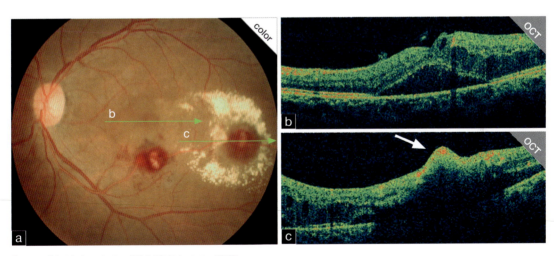

【図8-4】初診時のカラー眼底写真とOCT所見

a：カラー眼底写真。下方血管アーケード内に2個の網膜細動脈瘤および網膜出血を認める。耳下側の網膜細動脈瘤の周囲には輪状白斑を認める。硬性白斑が中心窩に及ぶと視力予後不良となるので早期に治療を開始する必要がある。

b：OCT（水平断）。中心窩に漿液性網膜剝離，耳側方向に外網状層浮腫を認める。

c：OCT（水平断）。網膜細動脈瘤による網膜組織の隆起（矢印）を認める。

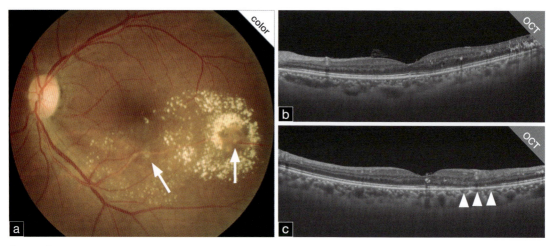

【図 8-5】レーザー光凝固後 6 か月のカラー眼底写真と OCT 所見

a：カラー眼底写真。直接凝固により網膜細動脈瘤は器質化し縮小しているが（矢印），その周囲にはまだ硬性白斑を認める。左眼矯正視力(0.9)。

b, c：OCT（b：水平断, c：垂直断）。黄斑浮腫は改善しているが，部分的に網膜外層障害を認める（矢頭）。

Case 3　網膜下出血と内境界膜下出血を伴う網膜細動脈瘤

患者：84 歳，男性。5 日前に突然の視力低下を自覚した。左眼矯正視力は(0.1)。

既往：高血圧，心筋梗塞。

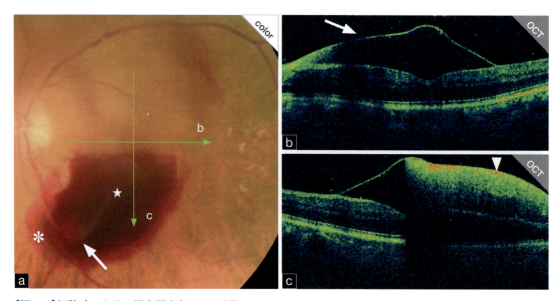

【図 8-6】初診時のカラー眼底写真と OCT 所見

a：カラー眼底写真。網膜下出血（＊印）と黄斑部にニボーを形成した内境界膜下出血（★印）を認める。血管アーケード上方には軽度の硝子体出血を認める。血管アーケード下方に淡い白色病巣（矢印）を認めるが，網膜細動脈瘤と診断するのは難しい。

b：OCT（水平断）。剥離した内境界膜が確認できる（矢印）。

c：OCT（垂直断）。出血部位（矢頭）では表層の高輝度反射のため，出血下の組織は確認できないが，出血がない部分では剥離した内境界膜およびその下の網膜組織が確認できる。

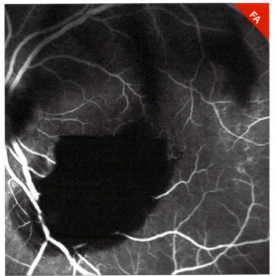 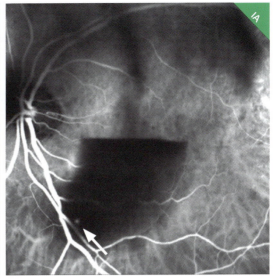

【図 8-7】FA 所見

出血により網膜細動脈瘤がブロックされ造影されていない。

【図 8-8】IA 所見

網膜細動脈瘤が過蛍光点として造影されている（矢印）。この症例のように網膜細動脈瘤の前の出血が強い症例では IA のほうが動脈瘤の検出力が高い。

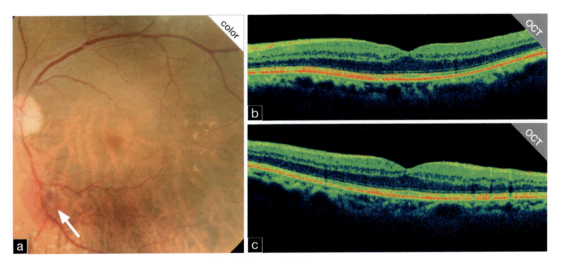

【図 8-9】硝子体手術後 1 か月のカラー眼底写真と OCT 所見

a：カラー眼底写真。網膜細動脈瘤は器質化し縮小している（矢印）。左眼矯正視力(1.0)。
b，c：OCT（b：水平断，c：垂直断）。中心窩周囲は内境界膜下出血が主であったため，網膜障害はほとんど認められない。

Case 4 網膜細動脈瘤と間違いやすい網膜静脈分枝閉塞症

患者：59歳，男性。1週間前から，左眼のかすみを自覚。左眼矯正視力(0.8)。
既往：高血圧，脂質異常症，痛風。

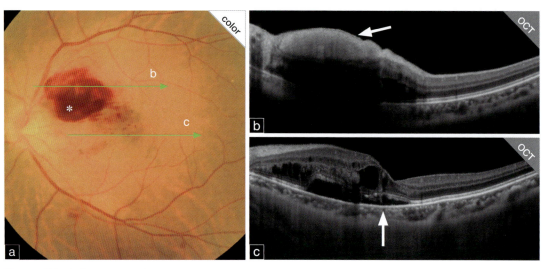

【図8-10】初診時のカラー眼底写真とOCT所見

a：カラー眼底写真。内境界膜下出血(＊印)および中心窩近傍には刷毛状の網膜表層出血を認める。
b：OCT(水平断)。内境界膜下出血を認める(矢印)。出血下の組織は確認できない。
c：OCT(水平断)。中心窩に漿液性網膜剝離(矢印)，鼻側方向に連続する外網状層浮腫を認める。

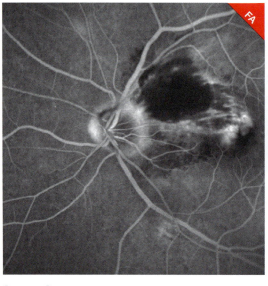

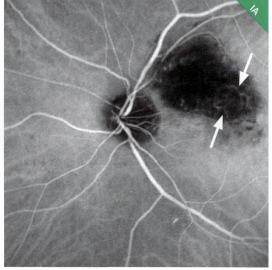

【図8-11】FA所見

出血による蛍光ブロックのために網膜血管走行，網膜細動脈瘤ははっきりしない。中心窩周囲に蛍光漏出を認める。

【図8-12】IA所見

明らかな網膜細動脈瘤の存在は確認できない。中心窩近傍に拡張した網膜血管を認め(矢印)，網膜静脈分枝閉塞症(BRVO)の存在が疑われる。

押さえておきたい読影ポイント

　広範囲の網膜出血を伴う症例では滲出型加齢黄斑変性（AMD）との鑑別は最も重要である。出血が強い場合には，網膜細動脈瘤が検眼鏡的に確認できないことが多く，AMDに伴う網膜出血との鑑別に迷うことがあるが，出血が内境界膜下と網膜下に共存する場合は網膜細動脈瘤であることが多い。確定診断には蛍光眼底造影が必須であるが，FAでは網膜細動脈瘤が確認できないことがあるため，より検出力の高いIAを同時に行うことが大切である（Case 3）。

　滲出性変化が主な症例であっても，網膜出血が濃く，検眼鏡的に網膜細動脈瘤を確認できない症例の場合，滲出性変化（網膜浮腫，漿液性網膜剝離）がBRVOに併発した黄斑浮腫に類似しているため鑑別に迷うことがある。OCTでの網膜出血の位置や深さが参考になるが，確定診断には蛍光眼底造影で網膜細動脈瘤の確認またはBRVOの原因である動静脈交叉部の閉塞を確認することが重要である（Case 4）。

バリエーションとピットフォール

　網膜細動脈瘤破裂に伴う出血はすべての層，すなわち網膜下，内境界膜下，網膜前，硝子体出血に及ぶのが特徴である。しかし，出血の位置や範囲などによって視力予後に大きな影響が出るため，治療前にどの位置に出血が存在しているかを把握する必要がある。出血が内境界膜下，網膜前，硝子体出血が主な場合には硝子体手術により出血を除去できるため比較的視力予後が良好な症例が多いが，中心窩下に大量網膜下出血を伴っている症例では出血が長期間残存すると器質化し視力予後不良の原因となるので[4]，早急に対処する必要がある。治療はガス注入による黄斑下血腫移動術[5]や血腫除去術が主に行われているが，術式などの違いにより治療成績もさまざまである。また網膜下出血に黄斑円孔を合併する症例もあり[6]，視力予後に影響を及ぼすので，OCTで確認しておくことが重要である。

　網膜細動脈瘤からの滲出性変化が強い症例では，中心窩に病変が及ぶと視力障害を生じる。しかし中心窩から離れた位置に網膜細動脈瘤が存在していても，滲出性変化が中心窩に及び視力が低下する場合があり（Case 1），網膜細動脈瘤から中心窩にかけて外網状層の浮腫が連続していることを確認し，中心窩漿液性網膜剝離の原因と診断することが重要である。また網膜細動脈瘤を中心とした硬性白斑，輪状網膜症が中心窩に沈着すると視力予後が不良となるため[4]，適切な時期に網膜細動脈瘤へのレーザー光凝固を行う必要がある（Case 2）。

文献

1) Rabb MF, Gagliano DA, Teske MP：Retinal arterial macroaneurysms. Surv Ophthalmol 33：73-96, 1988
2) Abdel-Khalek MN, Richardson J：Retinal macroaneurysm：natural history and guidelines for treatment. Br J Ophthalmol 70：2-11, 1986
3) Takahashi K, Kishi S：Serous macular detachment associated with retinal arterial macroaneurysm. Jp J Ophthalmol 50：460-464, 2006
4) Brown DM, Sobol WM, Folk JC et al：Retinal arteriolar macroaneurysms：long-term visual outcome. Br J Ophthalmol 78：534-538, 1994
5) Ohji M, Saito Y, Hayashi A et al：Pneumatic displacement of subretinal hemorrhage without tissue plasmino-

gen activator. Arch Ophthalmol(Chicago, Ill. : 1960)116 : 1326-1332, 1998
6) Mitamura Y, Terashima H, Takeuchi S : Macular hole formation following rupture of retinal arterial macroaneurysm. Retina 22 : 113-115, 2002

〈寺尾信宏・古泉英貴〉

9 眼虚血症候群と高安病
ocular ischemic syndrome and Takayasu disease

Point
- 眼虚血症候群と高安病は，いずれも眼動脈での血流量低下により生じ，脈絡膜循環も同時に障害される慢性虚血による変化である。
- 眼虚血症候群は糖尿病などの全身疾患のある比較的高齢者に起こる。高安病の発症機序は不明だが血管炎に分類され，9割は女性で15〜35歳の若い世代に起こる。
- 眼虚血症候群は網膜血管の変化のみならず脈絡膜や前眼部にも所見を呈し，初期症状である一過性黒内障は脳卒中の危険率が高く，速やかな診断と脳外科医への紹介が必要である。糖尿病網膜症で左右差が大きな場合，片眼性の軟性白斑や網膜動脈閉塞症では眼虚血症候群も念頭におき診断を進める必要がある。
- 高安病は，抗TNFα抗体や抗IL-6抗体など内科的治療が進んだ現在，進行した病変をみることはなく，初期の耳側の所見を捉え，血流がわかるFAで動静脈短絡路を確認することが大切である[1,2]。

疾患の概要

　　眼虚血症候群と高安病は，いずれも眼動脈での血流量低下が生じるため，網膜中心動脈閉塞症と異なり脈絡膜循環も同時に障害されることが特徴である。その本態はいずれも慢性虚血による変化である。虚血が慢性化することで，網膜動脈の血管内皮障害や網膜血液関門のバリア機能の破綻が生じる[3]。

　　眼虚血症候群は，年齢とともに生じる粥状動脈硬化症による内頸動脈の狭窄・閉塞により引き起こされる疾患で，80％は片眼性である[4]。その要因は高血圧・脂質異常症・糖尿病などで，65歳前後の男性に好発するとされている[5]。一方，高安病の発症機序は不明である。血管炎の分類に用いられるChapel Hill分類[6]で巨細胞動脈炎とならび大型血管炎に分類されているが，あらゆるサイズの動脈が影響を受け，両眼性に変化を生じる。その9割は女性で，15〜35歳の若い世代に発症することが多いとされているが，内科的な治療が進んだ現在，進行した病変をみる機会は少ない。

　　蛍光眼底造影では，両者とも網膜動脈閉塞症と異なり脈絡膜循環も障害されるため，腕網膜循環時間の遅延，網膜内循環時間の延長，バリア機能の破綻による網膜血管壁からの漏出に加え，脈絡膜の斑状充盈や充盈遅延がみられる。進行した高安病ではこれらの変化に加え動静脈吻合がみられる。

ケースで学ぶ所見の読み方

Case 1 眼虚血症候群：冠動脈狭窄・左総頸動脈狭窄

患者：64歳，男性。4か月前から左眼の視力低下を自覚。左眼矯正視力は手動弁。左眼圧35 mmHg。

既往：40歳より高血圧，糖尿病。

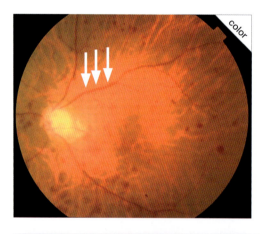

【図 9-1】カラー眼底写真

網膜出血と静脈の拡張を認める。静脈の血柱反射の増強や蛇行はない（矢印）。動脈の口径が細くなっている。

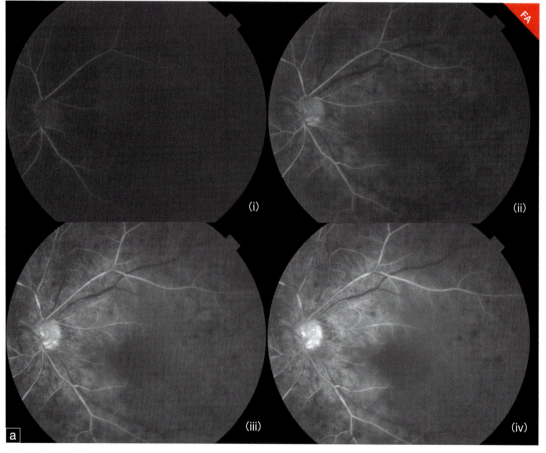

【図 9-2】FA所見

（つづく）

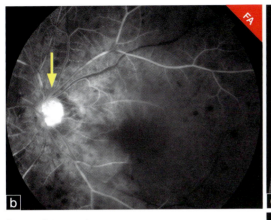
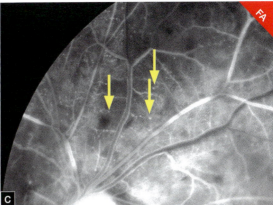
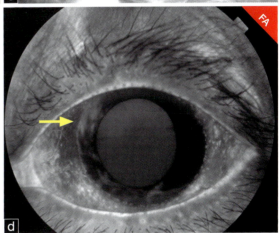

【図9-2】(つづき)

a：造影剤流入期。(ⅰ)22秒後,(ⅱ)26秒後,(ⅲ)31秒後,(ⅳ)35秒後。脈絡膜背景蛍光の充盈遅延と網膜中心動脈の流入遅延。網膜動脈の造影が極端に遅くなっている。

b：造影開始41秒後。静脈相の遅延。視神経乳頭からの漏出を認める(矢印)。

c：bの拡大写真。網膜初期静脈相に毛細血管瘤を認める(矢印)。

d：虹彩。虹彩ルベオーシスからの蛍光漏出を認める。

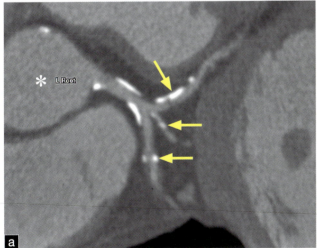
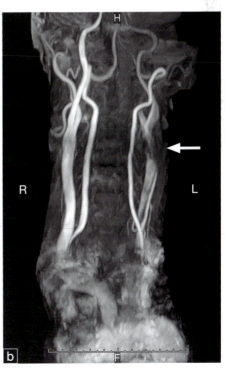

【図9-3】脳/頭頸部/胸部のCT・MRA・シンチグラフィ所見

a：胸部造影CT。大動脈(＊印)から分枝する冠動脈3枝に狭窄(矢印)を認める。

b：頸部MRA。左総頸動脈に狭窄(矢印)を認める。

(つづく)

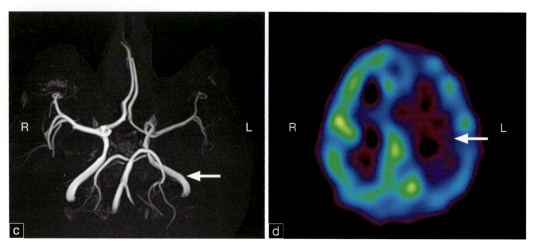

【図 9-3】脳/頭頸部/胸部の CT・MRA・シンチグラフィ所見（つづき）

c：頭部 MRA。左内頸動脈の血流低下（右側に比し信号強度が低い）（矢印）を認める。

d：脳血流シンチグラフィ。左内頸動脈領域の血流低下（寒色）（矢印）を認める。

Case 2 　眼虚血症候群：左内頸動脈狭窄

患者：82歳，女性。4か月前から時おり右眼の視力低下を自覚していた。右眼矯正視力(0.1)。右眼圧 25 mmHg。

既往：糖尿病，心筋梗塞バイパス術後。

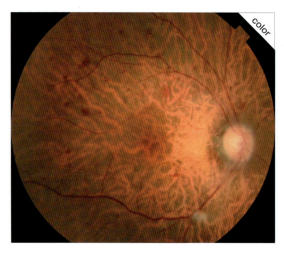

【図 9-4】カラー眼底写真

網膜出血と軟性白斑を認める。静脈の拡張・蛇行はみられない。

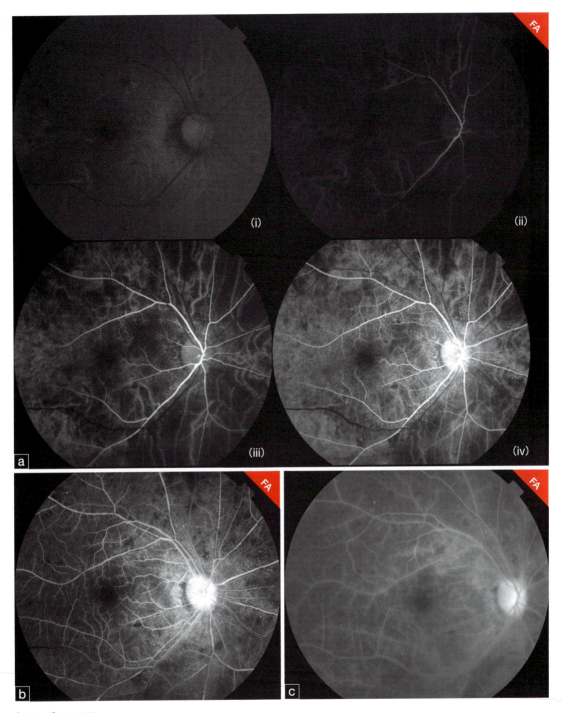

【図 9-5】FA 所見

a：造影剤流入期。（ⅰ）20 秒後，（ⅱ）23 秒後，（ⅲ）26 秒後，（ⅳ）30 秒後。脈絡膜背景蛍光の充盈遅延と腕網膜時間の延長を認める。

b：造影開始 41 秒後。脈絡膜背景蛍光の充盈遅延と多数の網膜毛細血管瘤を認める。

c：後期（造影開始 6 分後）。網膜血管からの蛍光漏出を認める。

Case 3 高安病:宇山の病期分類第3期

患者:36歳,女性。
既往:特記すべき事項なし。

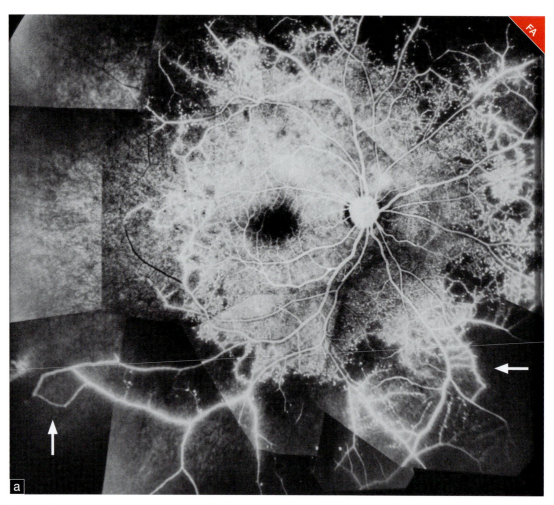

【図 9-6】FA 所見〔田中隆行先生(田中眼科医院)のご厚意による〕
a:パノラマ。周辺部の広範な網膜毛細血管の閉塞と動静脈吻合(矢印)を認める。

(つづく)

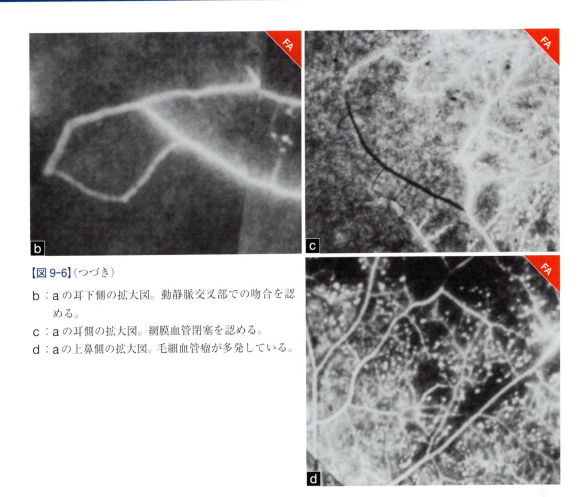

【図9-6】(つづき)
b：aの耳下側の拡大図。動静脈交叉部での吻合を認める。
c：aの耳側の拡大図。網膜血管閉塞を認める。
d：aの上鼻側の拡大図。毛細血管瘤が多発している。

押さえておきたい読影ポイント

　内頸動脈閉塞による眼虚血症候群は静脈の拡張，網膜出血を認めるが，静脈の閉塞により閉塞領域のうっ血を認める網膜中心静脈閉塞症とは異なり，静脈の血柱反射の増強や蛇行はみられない。内頸動脈から眼動脈の血流低下により生じているため，網膜中心動脈閉塞症とは異なり脈絡膜循環も同時に障害され，脈絡膜充盈遅延を認める。眼底血圧が低下しているため，軽度の眼圧上昇であっても圧較差が少なくなり，眼内の循環不全が引き起こされ，短期間に失明することもある。網膜血管壁のバリア機能の破綻により，蛍光色素の漏出が広範に認められる。

　高安病でみられる網膜血管床閉塞は，高安病に特徴的とされる動静脈吻合形成後に網膜動脈灌流圧の低下とその周囲の静脈系血管圧の上昇から毛細血管の閉塞が生じてくると報告[7]されており，網膜血管床閉塞が先行し，その後に新生血管を生じてくる糖尿病網膜症とは発症過程が異なる。また，IAでは，脈絡膜循環遅延，脈絡膜動脈の拡張，多発充盈欠損，脈絡膜静脈の狭窄が報告されている[8]。

【表 9-1】高安病 宇山の病期分類

病期	眼底所見
第1期（網膜血管拡張期）	網膜静脈の拡張，毛細血管の拡張がみられる。
第2期（網膜毛細血管瘤期）	ぶどうの房状や数珠状の毛細血管瘤がみられる。
第3期（網膜血管吻合期）	動静脈血管吻合や新生血管がみられる。
第4期（合併症期）	他の眼球の構成成分への影響（白内障，血管新生緑内障，増殖性硝子体網膜症）がみられる。

〔Uyama M：Takayasu disease in ophthalmology. Nihon Rinsho 26：3325-3331, 1968 より〕

バリエーションとピットフォール

　眼虚血症候群は全身疾患として糖尿病をもっていることが多く，糖尿病網膜症でも認める病変（軟性白斑，網膜出血，視神経乳頭新生血管，虹彩新生血管）と類似するため，注意を要する。また，糖尿病網膜症で明らかに左右差のある眼所見を呈している際は，眼虚血症候群を疑う必要がある（74頁参照）。内頸動脈の閉塞による眼所見は，微小塞栓により軟性白斑や網膜動脈分枝閉塞症，前部虚血性視神経症を呈するときがあるが，これらは一過性の病変でしばらくすると消失してしまうため，一過性黒内障の訴えや診察時に片眼性の軟性白斑や網膜動脈分枝閉塞症をみかけた際は，眼虚血症候群を念頭におきながら検査を進める必要がある。

　高安病は宇山の病期分類（表9-1）[9]で「第1期：網膜血管拡張期」「第2期：網膜毛細血管瘤期」「第3期：網膜血管吻合期」「第4期：合併症期」に分類される。進行すると後極側でも血管閉塞がみられるようになるが，初期には耳側の毛細血管の拡張や閉塞を見落とさないようにすることが大切である。進行した高安病でみられる特徴的な動静脈吻合には「乳頭周囲の花冠状吻合」「優先血行路」「動静脈交叉部での吻合」の3種類がある[7,10]。このような変化は，慢性的な眼内血流の低下が生じたときに起こりうる網膜血管の反応と考えることができる。

文献

1) Gause A, Arbach O, Lamprecht P：Treatment of primary systemic vasculitis with TNF alpha-antagonists. Rheumatol 62：228-234, 2003
2) Salvarani C, Magnani L, Boiardi L et al：Rescue treatment with tocilizumab for Takayasu arteritis resistant to TNF-alpha blockers. Clin Exp Rheumatol 30：S90-S93, 2012
3) 西川憲清：眼動脈・内頸動脈循環障害による眼病変．眼科 32：1477-1481，1990
4) Hedgess TR Jr：Ophthalmoscopic findings in internal carotid artery occlusion. Am J Ophthalmol 55：1007-1012, 1963
5) Brown GC, Magargal LE：The ocular ischemic syndrome. Clinical, fluorescein angiographic and carotid angiographic features. Int Ophthalmol 11：239-251, 1988
6) Jennette JC, Falk RJ, Watts RA et al：2012 revised International Chapel Hill Consensus Conference Nomenclature of Vasculitides. Arthritis Rheum 65：1-11, 2013
7) 田中隆行・逸見知弘・粟根 裕：高安病での網膜血管床閉塞と動静脈吻合の形成過程．臨眼 39：425-431，1985
8) 須藤憲子・村岡兼光・高橋京一：高安病の赤外蛍光眼底造影所見．臨眼 49：1811-1819，1995
9) Uyama M：Takayasu disease in ophthalmology. Nihon Rinsho 26：3325-3331, 1968
10) Tanaka T, Shimizu K：Retinal arteriovenous shunts in Takayasu disease. Ophthalmology 94：1380-1388, 1987

〈大口泰治・飯田知弘〉

10 中心性漿液性脈絡網膜症
central serous chorioretinopathy

Point

- CSCの発症機序はFAおよびIAによる研究から，脈絡膜血管透過性亢進によって二次的にRPE変性が起こり，その一部で外側血液網膜関門の破綻が生じることで脈絡膜内の滲出液が網膜下に流入し発症することが示された。
- 典型的なCSCにおいては，30～40代と比較的若年で中心窩を中心に漿液性網膜剥離がみられればそれだけで診断できることが多いが，治療のために漏出部位を特定するには蛍光眼底造影が現在でも必須の検査である。
- 胞状網膜剥離症例や高齢者のCSC症例などでは蛍光眼底造影で広範囲にRPE障害を伴っていることが多い。このような症例では治療や自然経過でいったん漏出が止まっても他の部位からの再漏出の可能性があり注意が必要である。

疾患の概要

　中心性漿液性脈絡網膜症(central serous chorioretinopathy：CSC)は，かつて中心性網膜炎ともよばれ，典型的には30～40代の中年男性に多く，黄斑部を中心として同心円状の境界明瞭な漿液性網膜剥離(serous retinal detachment：SRD)が生じる疾患であり，変視や歪視を主症状とするものの視力はある程度維持される。発症の原因としてストレスやA型気質，ステロイド薬の既往などがあげられているが完全には解明されていない。最近，脈絡膜にミネラルコルチコイドレセプターの存在が報告され，本疾患との関連や治療への応用が注目されている[1]。

　本疾患はFAで初期から中期にかけて1か所または複数箇所の網膜色素上皮(retinal pigment epithelium：RPE)レベルの蛍光漏出がみられる。そのことから，RPEの機能異常，いわゆる外側血液網膜関門の破綻が疾患の本態と考えられてきた。しかし，1990年代以降に普及したIAによって，CSC眼は脈絡膜の静脈拡張，充盈遅延，造影中～後期の脈絡膜血管透過性亢進を示す過蛍光などの各種異常所見を呈することが明らかとなった。そのことから，現在では脈絡膜の血管異常が疾患の一次的原因であると考えられている[2,3]。特に静脈拡張部位もしくはそれに接して蛍光漏出が好発しており，脈絡膜血管異常が先行していると考えられる[3]。本疾患は最終的に脈絡膜血管透過性亢進部位において二次的なRPE異常による外側血液網膜関門の破綻が生じ，脈絡膜内の滲出液が網膜下に流入することで発症する。

　OCTではSRDが丈の高さにかかわらず簡単に描出できるので，CSCの診断や経過観察に有用である。またCSCでは網膜色素上皮剥離(retinal pigment epithelial detachment：PED)を伴うことが多く，その診断も容易である。最近では脈絡膜の状態も観察可能で，CSCの脈絡膜は脈絡膜血管透過性亢進を反映して正常よりも肥厚している[4,5]。

ケースで学ぶ所見の読み方

Case 1　円形増大型蛍光漏出のある典型的な CSC

患者：36歳，男性。1か月前から左眼に歪視を自覚し，精査加療目的に当科を紹介された。左眼矯正視力は(1.0)と良好であった。

既往：特記すべき事項なし。

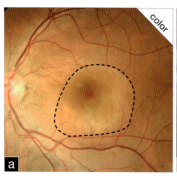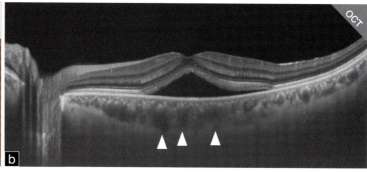

【図 10-1】カラー眼底写真と OCT 所見

a：カラー眼底写真。中心窩から下方にかけて境界明瞭な SRD がみられる（破線囲み）。中心窩付近にはプレシピテートがみえる。

b：OCT。カラー眼底写真に一致して SRD がみられる。中心窩下脈絡膜は 350 μm と肥厚し，脈絡膜血管の拡張もみられる（矢頭）。

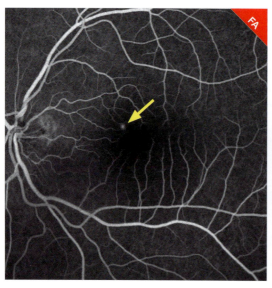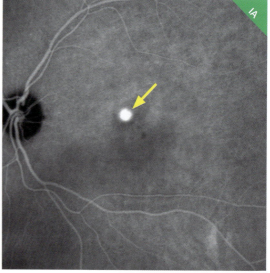

【図 10-2】FA 所見

早期（造影開始 1 分後）。中心窩上鼻側に点状の蛍光漏出（矢印）がみられる。

【図 10-3】IA 所見

中期（造影開始 10 分後）。FA の蛍光漏出部位と同部位に蛍光漏出（矢印）がみられるが，中期像のため FA よりはやや拡大している。漏出点以外にも視神経乳頭周囲から黄斑上方にかけて脈絡膜血管透過性亢進を示す過蛍光がみられる。

Case 2　噴出型蛍光漏出のある典型的な CSC

患者：50歳，男性。2か月前から左眼視力低下を自覚した。左眼矯正視力は(1.0)と良好であった。

既往：特記すべき事項なし。

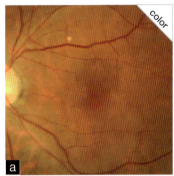

【図 10-4】カラー眼底写真と OCT 所見

a：カラー眼底写真。中心窩を中心とした同心円状の SRD がみられる。

b：OCT。眼底所見と一致した SRD がみられる。漏出部位付近の中心窩鼻側に RPE の不整隆起(小さな PED)がある。中心窩下脈絡膜厚は 323 μm。

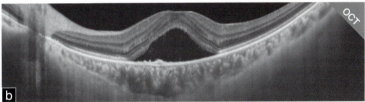

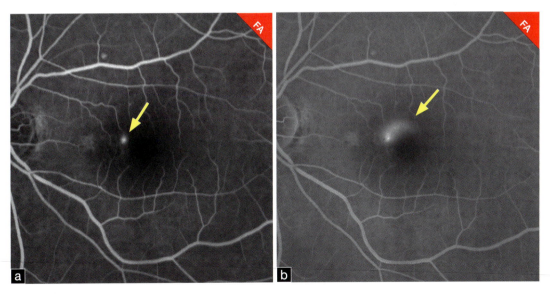

【図 10-5】FA 所見

a：早期(造影開始 1 分後)。中心窩上鼻側に点状の蛍光漏出(矢印)がみられる。

b：中期(造影開始 4 分後)。早期の蛍光漏出点から上方にかけて噴出型(吹上げ型)蛍光漏出(矢印)がみられる。

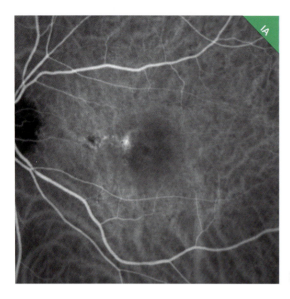

【図 10-6】IA 所見

中期。FA での蛍光漏出部位に一致した過蛍光がみられる。漏出部を含む黄斑部ではほかの部位よりも拡張した脈絡膜静脈が多く観察できる。

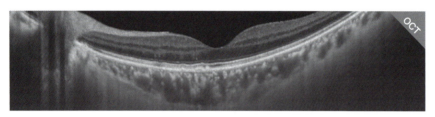

【図 10-7】レーザー治療後 2 か月の OCT 所見

SRD は消失しているが，中心窩鼻側の RPE の不整は残存している。中心窩下脈絡膜厚は 316 μm と治療前と不変である。

Case 3 胞状網膜剥離のある CSC

患者：20歳，男性。1か月前からの左眼視力低下を自覚し，近医を受診した。黄斑部の白色病変および下方網膜剥離の精査のため当科を紹介された。左眼矯正視力(0.5)。

既往：10年前の生体腎移植後からステロイドを内服中。高血圧。

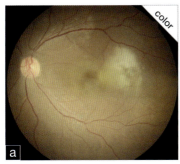
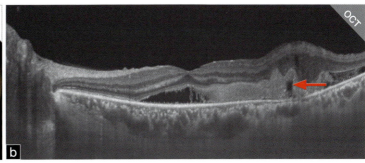

【図 10-8】カラー眼底写真と OCT 所見

a：カラー眼底写真。中心窩耳側を中心とした約2乳頭径大のフィブリン沈着による白色病変がみられる。血管アーケード付近にも淡い白色病変がある。中心窩反射がはっきりせず，SRDの存在が示唆される。

b：OCT(水平断)。中心窩から耳側にかけてSRDがみられる。黄斑部耳側には網膜下に中等度の高反射帯があり，これは網膜下に析出したフィブリンと考えられる。この高反射帯のなかには一部低反射で黒く抜けている部分(矢印)があり，同部位は漏出による水の流れを示唆している。またフィブリンがある部位の一部では網膜内浮腫による肥厚が観察できる。

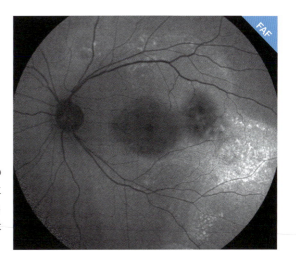

【図 10-9】眼底自発蛍光所見

中心窩に境界明瞭な低蛍光がみられ急性期のSRDの存在が疑われる。中心窩耳側を中心に黄斑部全体に過蛍光があり，やや遷延化したSRDの存在が示唆される。また，中心窩耳側に低蛍光領域があり，これはRPE障害と考えられる。

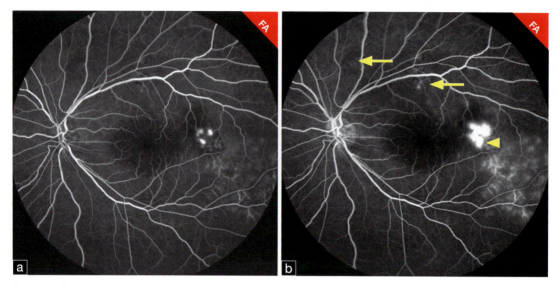

【図10-10】FA所見

a：早期（造影開始1分後）。中心窩耳側の白色病変内に蛍光漏出点が複数みられる。漏出部位からさらに耳側下方にも過蛍光がみられるが，これは遷延化したSRDによる網膜血管反応と考えられる。

b：後期（造影開始10分後）。漏出部位の過蛍光は癒合してはっきりしなくなっている。漏出の方向はさまざまで，上方だけでなく下方（矢頭）にも拡大しているのがわかる。よく見ると上方血管アーケード付近にもRPE障害と思われる過蛍光がみられる（矢印）。

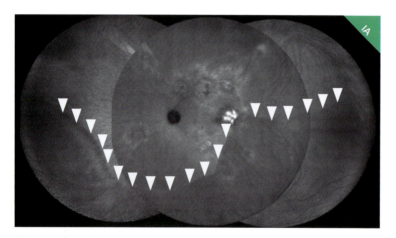

【図10-11】IA所見

後期（コンポジット画像）。FAの蛍光漏出部位と一致して中心窩耳側に過蛍光があり，同部位から下方に三角状に広がる低蛍光領域が観察できる。これは下方に観察される網膜剥離部位（矢頭）と一致している。また，黄斑部および血管アーケード外に脈絡膜血管透過性亢進を反映した過蛍光所見が散見される。

Case 4　中心窩に漏出点がみられる典型的な CSC

患者：44 歳，女性。仕事上のストレスがあり，最近右眼の視力低下を自覚し来院した。右眼矯正視力は(1.0)。

既往：特記すべき事項なし。

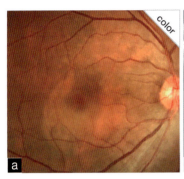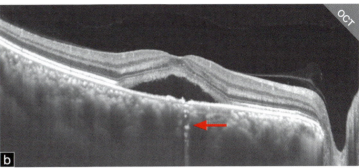

【図 10-12】カラー眼底写真と OCT 所見

a：カラー眼底写真。中心窩から下方にかけて境界明瞭な SRD がみられる。

b：OCT。中心窩を中心に SRD がみられる。SRD 内に RPE 不整があり，蛍光漏出部位に一致して RPE は断裂している。断裂部位では筋状に脈絡膜が高輝度に描出されている(矢印)。また剥離網膜裏面は顆粒状変化が著明であり，これは貪食されなくなった視細胞外節の伸長所見と考えられる。

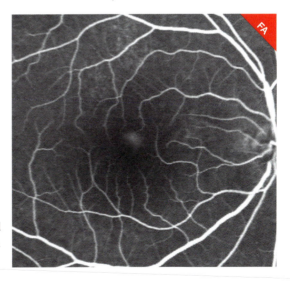

【図 10-13】FA 所見

早期(造影開始 1 分 30 秒後)。中心窩無血管域(foveal avascular zone：FAZ)内からの噴出型蛍光漏出がみられる。

Case 5 中心窩に漏出点がみられるやや慢性化した CSC

患者：50歳，男性。半年前から右眼で見ると影がかかったように見づらいため近医を受診した。黄斑部の SRD のため当科を紹介された。右眼矯正視力(1.0)。

既往：特記すべき事項なし。

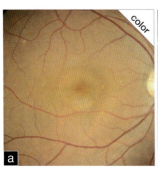
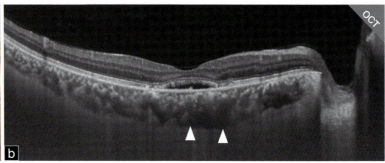

【図 10-14】カラー眼底写真と OCT 所見

a：カラー眼底写真。中心窩を中心とした境界明瞭な SRD がみられる。
b：OCT。中心窩を中心に丈の低い SRD がみられる。中心窩網膜は薄く，特に外顆粒層の菲薄化が著明である。中心窩下脈絡膜厚は 394 μm と肥厚し，脈絡膜血管の拡張もみられる（矢頭）。

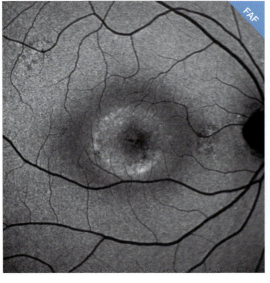
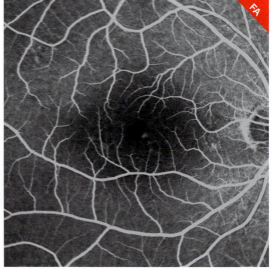

【図 10-15】眼底自発蛍光所見

SRD に一致して過蛍光がみられる。SRD 自体は発症初期には自発蛍光を生じないことから，この症例はやや時間が経過していると考えられる。

【図 10-16】FA 所見

早期（造影開始 30 秒後）。FAZ 内ギリギリに蛍光漏出点がみられる。

押さえておきたい読影ポイント

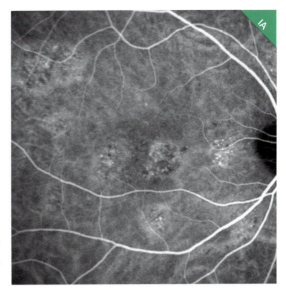

【図 10-17】IA 所見
中期(造影開始5分後)。中心窩だけでなく，上耳側や下方，鼻側にも脈絡膜血管透過性を示す過蛍光がみられる。

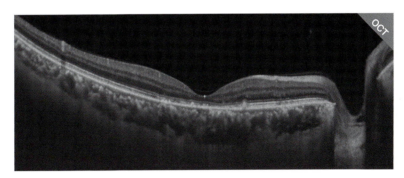

【図 10-18】光線力学的療法後1か月のOCT所見
SRDは消失しているが，中心窩網膜は菲薄化したままである。中心窩下脈絡膜厚は358 μmと減少し，脈絡膜血管拡張も減少している。

押さえておきたい読影ポイント

　　CSCではFAでの初期像の撮影が最重要で，後期像で経時的に拡大する漏出点の正確な把握が可能となる。これは診断上重要なだけでなく，蛍光漏出部位がレーザー光凝固可能部位にあるか，FAZ内にあるかどうかを見きわめるためにも必要である。FAで1～2か所程度の漏出点がみられるような典型的な症例は診断に苦慮することは少ないが，多発性に蛍光漏出点がある場合には急性期CSCだけではなく，Vogt-小柳-原田病，高血圧網脈絡膜症などが鑑別にあげられる。問診や全身所見の有無から判断可能なことが多いが，このような症例では蛍光眼底造影だけでなくOCT所見も合わせて鑑別していく必要がある。

バリエーションとピットフォール

　蛍光漏出部位は，FAでは円形増大型や噴出型が多いが，時に徐々に下方に広がる漏出（descending leak）をみることがある．これは滲出液の組成による違いと考えられているが，しばしば胞状網膜剝離（bullous retinal detachment with CSC），本邦では多発性後極部網膜色素上皮症（MPPE）ともよばれる症例のような劇症型でみられることがあり注意を要する（Case 3）．通常，漏出部にフィブリンを伴う．また，一般的にCSCは30〜40代に発症するとされているが，近年では50代以上にみられることも多い．筆者らの経験では60代や70代の症例も存在し，このような場合には滲出型加齢黄斑変性（AMD）などと鑑別が必要である[6]．

　滲出型AMDに多くの場合は出血がみられるが，出血がない場合には特に鑑別に注意する必要がある．このような高齢者のCSC症例では，FAで蛍光漏出部位だけでなくほかの部位にもRPEの変性所見があり，IAで広範囲に脈絡膜血管透過性亢進を示す過蛍光がみられ参考になる．ただし，蛍光眼底造影のみでは診断が難しい症例もあり，OCTやOCTAの所見も加え，総合的に鑑別診断をすることが重要である．AMDとの鑑別が問題になるのは慢性CSCに多く，これについては次項（123頁参照）で詳述する．

　一方で，急性期CSCでも滲出が強くフィブリンを伴うような症例では，classic脈絡膜新生血管を有する典型AMDとの鑑別が難しい場合がある．FAでは病変部全体が過蛍光を呈し，ごく初期でないと蛍光漏出点がわかりにくい．フィブリンはOCTでみると高反射といっても中等度であることが多いこと，フィブリン内の水の流れの存在を示唆する低反射が観察されることが参考になる．

文献

1) Zhao M, Célérier I, Bousquet E et al：Mineralocorticoid receptor is involved in rat and human ocular chorioretinopathy. J Clin Invest 122：2672-2679, 2012
2) Gass JD：Pathogenesis of disciform detachment of the neuroepithelium. II. Idiopathic central serous choroidopathy. Am J Ophthalmol 63：587-615, 1967
3) Iida T, Kishi S, Hagimura N et al：Persistent and bilateral choroidal vascular abnormalities in central serous chorioretinopathy. Retina 19：508-512, 1999
4) 飯田知弘：黄斑疾患の病態　画像診断による形態と機能解析．日眼会誌 115：238-275, 2011
5) Maruko I, Iida T, Sugano Y et al：Subfoveal choroidal thickness in fellow eyes of patients with central serous chorioretinopathy. Retina 31：1603-1608, 2011
6) Spaide RF, Hall L, Haas A et al：Indocyanine green videoangiography of older patients with central serous chorioretinopathy. Retina 16：203-213, 1996

〈丸子一朗・飯田知弘〉

11 慢性中心性漿液性脈絡網膜症
chronic central serous chorioretinopathy

Point
- 慢性CSCではFAでびまん性の蛍光漏出を示すため，滲出型AMDとの鑑別が難しいことがある。
- 慢性CSCでは典型的なCSCよりもRPE変性が広範囲にみられ，両眼性症例も多い。IAでは脈絡膜血管透過性亢進所見も広範囲，両眼性にみられることが多い。
- 慢性CSCと滲出型AMDを完全に鑑別できない症例があり，pachychoroid spectrumという新しい疾患概念も提唱されてきている(135頁参照)。

疾患の概要

　中心性漿液性脈絡網膜症(central serous chorioretinopathy：CSC)は，中心窩を中心とした漿液性網膜剥離(serous retinal detachment：SRD)が生じ視機能異常を呈する疾患であり，典型的には30〜40代の中年男性に多い。現在ではFAおよびIAを用いた研究によって，脈絡膜血管異常がその一次的原因で，網膜色素上皮(retinal pigment epithelium：RPE)が二次的に障害されることで発症すると考えられている。ただし，発症要因は完全には解明されておらず，心身のストレスや，内用または外用ステロイド薬などの関連が示唆されている。その疾病構造にはさまざまなバリエーションがあり，高齢者や女性でも特に珍しくはない。現代ではライフスタイルが以前よりも変化していることもバリエーションが増えている要因かもしれない。

　慢性CSCではいわゆる典型的なCSCとは異なり，FAでははっきりとした蛍光漏出点がみられないか，あっても複数箇所に散在してみられ造影早期からびまん性に観察される。同時に広範囲のRPE障害を示すwindow defectが観察される。典型的なCSCよりも高齢者に多く，両眼性症例も多い。IAではCSCに特徴的な脈絡膜血管異常がよりはっきりと描出される。両眼性症例ではもちろんであるが，片眼性症例においても，脈絡膜血管透過性亢進所見は患眼だけでなく両眼でみられることが多く，その程度も両眼同程度のことがある。慢性CSC症例では全身的にステロイド治療が行われている場合が少なくないことも両眼性に障害される要因かもしれない。

　OCTでは，SRDの丈は低いものの剥離網膜自体が菲薄化していることが多い。RPE不整がより広範囲にみられたり網膜色素上皮剥離が散見されたりすることも特徴である。脈絡膜血管透過性亢進を反映しているため，片眼性症例でも脈絡膜肥厚が両眼に観察される。

ケースで学ぶ所見の読み方

Case 1 蛍光漏出部位が特定不能な慢性 CSC

患者：66歳，男性。2年ほど前から左眼の視力低下を自覚し，近医で黄斑変性として経過観察されていたが，改善がないため当科を紹介され受診した。左眼矯正視力（1.2）。

既往：特記すべき事項なし。

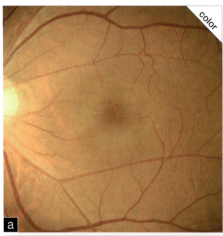
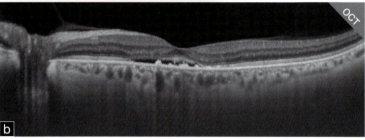

【図 11-1】カラー眼底写真と OCT 所見

a：カラー眼底写真。中心窩を中心に黄斑部反射不良で，RPE の変性所見が疑われる。

b：OCT（水平断）。中心窩を中心に鼻側にかけて SRD がみられる。中心窩網膜は薄くなっており，RPE 不整もみられる。

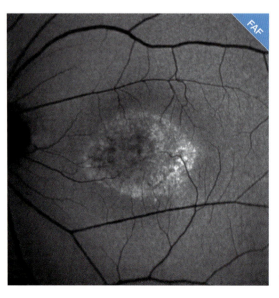

【図 11-2】眼底自発蛍光所見

中心窩を中心に顆粒状の過蛍光がみられる。このような円形の過蛍光は長期間続いた SRD を反映した所見である。

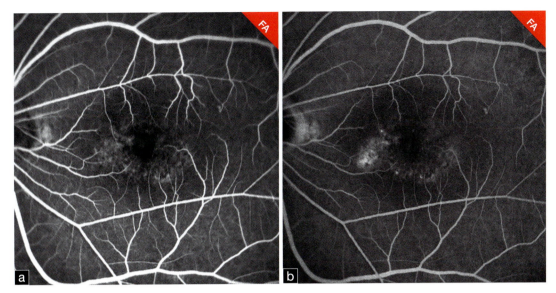

【図 11-3】FA 所見

a：早期（造影開始 1 分後）。中心窩を中心に顆粒状の過蛍光を呈している。脈絡膜新生血管を示唆する所見はなく，window defect と考えられる。漏出点ははっきりしない。
b：後期（造影開始 11 分後）。徐々に拡大する淡いびまん性の蛍光漏出がみられる。

【図 11-4】IA 所見

中期（造影開始 10 分後）。FA の過蛍光部位にほぼ一致して過蛍光と低蛍光が混在した所見がある。中心窩鼻側で特に過蛍光が強い。黄斑部耳側に孤立性の脈絡膜血管透過性亢進所見を示す過蛍光がみられる。

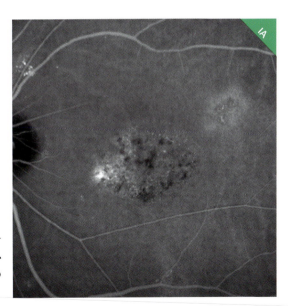

Case 2 脈絡膜血管透過性亢進が著明な慢性 CSC

患者：55歳，男性。20年前から両眼 CSC と診断され，再発・寛解を繰り返していた。最近仕事にも支障をきたすようになり当科を受診した。右眼矯正視力(1.2)。
既往：特記すべき事項なし。

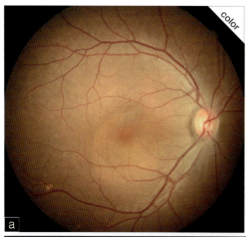
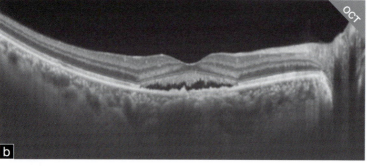

【図 11-5】カラー眼底写真と OCT 所見

a：カラー眼底写真。中心窩から下方にかけて SRD がみられる。
b：OCT（水平断）。中心窩を中心としたSRDがみられる。剥離網膜裏面は視細胞外節の伸長を示す顆粒状変化が観察できる。RPE不整も剥離範囲全体にみられる。脈絡膜の肥厚と脈絡膜血管の拡張もみられる。

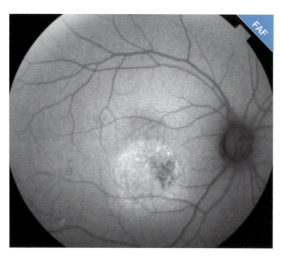

【図 11-6】眼底自発蛍光所見

剥離部位に一致して顆粒状の過蛍光がみられる。中心窩下鼻側はやや低蛍光を呈しており，同部位のRPE障害が示唆される。

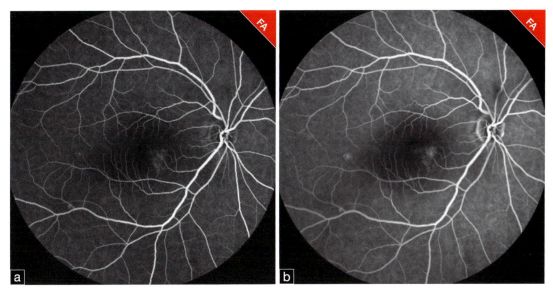

【図 11-7】FA 所見

a：早期（造影開始 1 分後）。中心窩下鼻側に淡い過蛍光がみられる。
b：後期（造影開始 7 分後）。早期像と比較して過蛍光の輝度が増加しているが，脈絡膜新生血管のような旺盛な漏出はみられない。

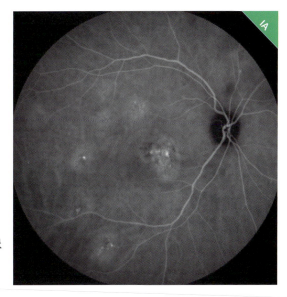

【図 11-8】IA 所見

中期（造影開始 10 分後）。中心窩鼻側を中心とした脈絡膜血管透過性亢進所見を示す過蛍光がみられる。その他黄斑耳側領域に同様の所見が多発している。

Case 3 広範囲のRPE変性萎縮を示す慢性CSC

患者：72歳，男性。30年以上前に中心性網膜炎の診断でレーザー治療の既往あり。右眼の視力回復の可能性があるのかを確認するために来院した。右眼矯正視力(0.15)。
既往：特記すべき事項なし。

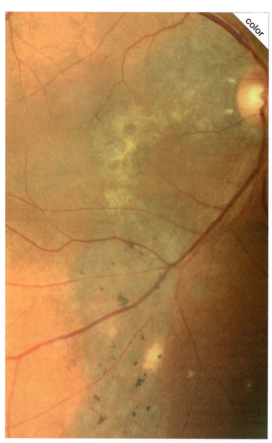

【図11-9】カラー眼底写真

視神経乳頭から中心窩鼻側，さらに下方にかけて索状にRPEの変性萎縮巣がみられる(atrophic tract)。atrophic tractは，漏出した網膜下液が重力に従って下方に流れて，長期経過でRPE萎縮が生じたもので，慢性CSCでしばしばみられる所見である。

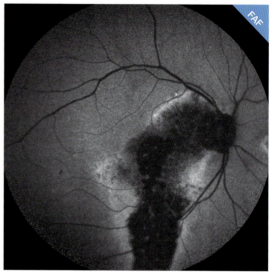

【図11-10】眼底自発蛍光所見

RPE萎縮部位で低蛍光がみられる。低蛍光の周囲には過蛍光がみられるが，これはRPE変性の初期段階と考えられている。

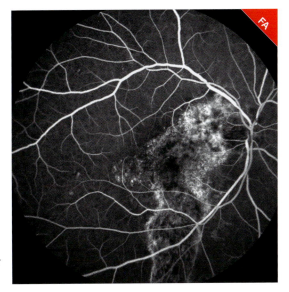

【図 11-11】FA 所見

早期（造影開始1分後）。RPE 変性に一致して window defect がみられる。

Case 4 　囊胞様黄斑変性を示す慢性 CSC

患者：79歳，男性。30年前に中心性網膜炎の診断でレーザー治療の既往あり。左眼黄斑浮腫があり当科を紹介された。左眼矯正視力(0.15)。

既往：特記すべき事項なし。

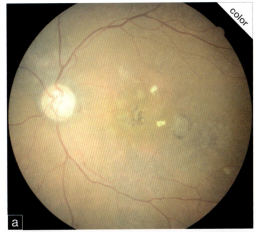

【図 11-12】カラー眼底写真と OCT 所見

a：カラー眼底写真。中心窩を含む黄斑上方から耳側および下方にかけて RPE 変性がみられる。中心窩耳側には光凝固瘢痕がみられる。

b：OCT（水平断）。中心窩を中心とした囊胞様変化がみられる。FA で蛍光漏出がはっきりせず囊胞腔への蛍光貯留もないことから，この所見は囊胞様黄斑変性と考えられる。囊胞様黄斑変性は長期間経過した慢性 CSC で時にみられる所見で，高度な RPE 障害と網膜障害の結果である。

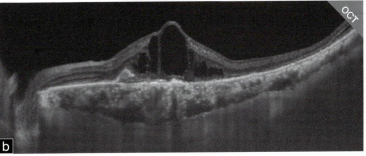

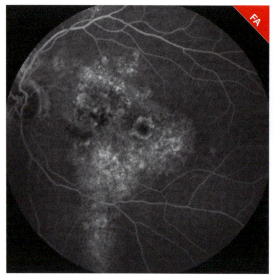

【図11-13】FA所見

中期(造影開始3分後)。RPE変性に一致してwindow defectがみられる。中心窩を含めて強い漏出所見はみられない。atrophic tractも明瞭に観察できる。

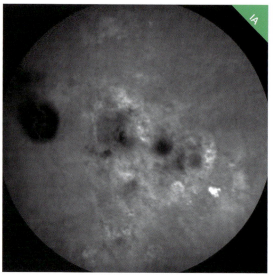

【図11-14】IA所見

中期(造影開始10分後)。黄斑部に広範囲の脈絡膜血管透過性亢進所見がみられる。

Case 5 長期経過により両眼性に網膜菲薄化した慢性CSC

患者:50歳,男性。10年前に左右で物の大きさが違って見えたため近医を受診し,黄斑部に水が溜まっているといわれたが,無治療で経過観察されていた。最近,歪みが強く,視力も低下したため当科紹介。両眼の矯正視力は右眼(0.3),左眼(0.4)。

既往:特記すべき事項なし。

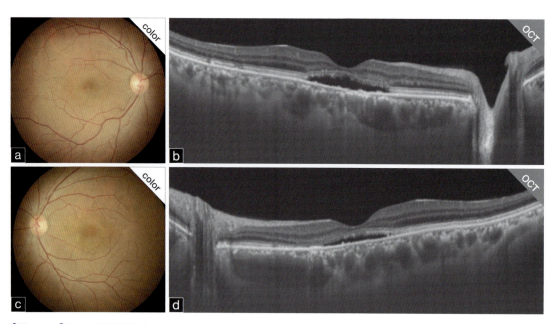

【図11-15】カラー眼底写真とOCT所見　　　　　　　　　　　　　　　　　(図説は↗)

【図11-15】
a・c：カラー眼底写真（a：右眼，c：左眼）。両眼ともRPE変性を伴ったSRDがみられる。
b・d：OCT（水平断）（b：右眼，d：左眼）。両眼とも中心窩を中心にSRDがみられる。剥離網膜はかなり菲薄化している。脈絡膜は肥厚し，血管腔も拡大している。

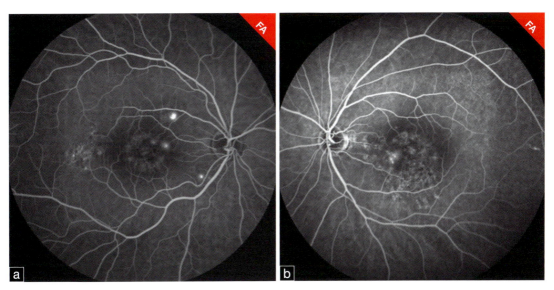

【図11-16】FA所見
中期（造影開始3分後）（a：右眼，b：左眼）。両眼ともSRDの範囲に一致して淡い過蛍光がある。点状の漏出点が両眼とも複数箇所みられる。

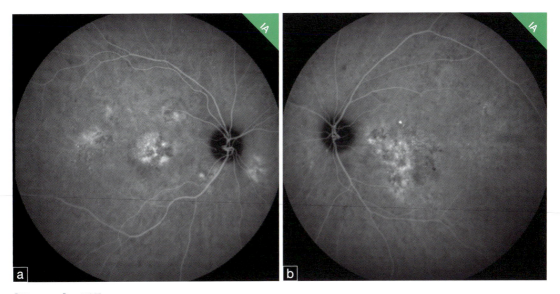

【図11-17】IA所見
中期（造影開始10分後）（a：右眼，b：左眼）。両眼ともに脈絡膜血管透過性亢進所見が広範囲にみられる。

Case 6 OCTAで脈絡膜新生血管が証明された滲出型加齢黄斑変性

患者：78歳，男性。右眼の視力低下を自覚し，当科受診。右眼矯正視力(0.3)。
既往：特記すべき事項なし。

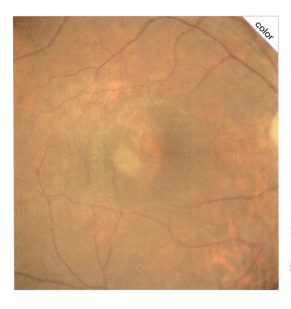

【図 11-18】カラー眼底写真

右眼中心窩に SRD がみられる。中心窩耳側にフィブリンあるいは脈絡膜新生血管(choroidal neovascularization：CNV)と考えられる白色病変が観察できる。出血はない。

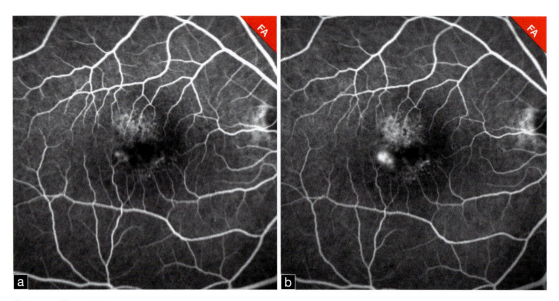

【図 11-19】FA 所見

a：早期(造影開始1分後)。中心窩耳側に点状過蛍光がみられる。中心窩上方にびまん性の過蛍光が観察できる。

b：造影開始2分後。中心窩耳側の点状過蛍光は拡大して円形増大型の蛍光漏出を示している。中心窩上方の過蛍光はほとんど変化がみられない。

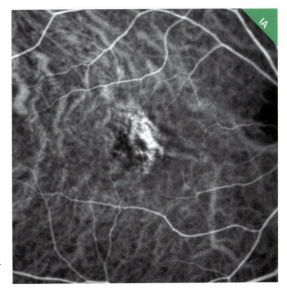

【図11-20】IA 所見
早期（造影開始1分後）。中心窩下に拡張した脈絡膜血管がみられるが，新生血管ははっきりしない。

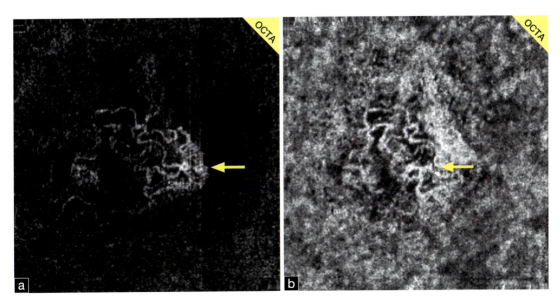

【図11-21】OCTA 所見
a：網膜外層，b：脈絡毛細血管板。網膜外層および脈絡毛細血管板で脈絡膜新生血管（矢印）が観察できる。

FA で円形増大型の蛍光漏出を示し，IA でも CNV は検出できなかったが，OCTA で明瞭な CNV が検出された。

押さえておきたい読影ポイント

　慢性CSCは滲出型AMDとの鑑別が最も重要であり，両者の鑑別に焦点を絞って述べる。

　慢性CSCは高齢者に多く，しばしば自覚症状出現から時間が経っているため問診や眼底所見だけで診断することは難しいが，大前提として出血がないことを確認する必要がある。FA後期では，window defectとびまん性の蛍光漏出所見が混在すると，occult CNVと鑑別することがより困難になるためFA早期の過蛍光所見がwindow defectによるものか，蛍光漏出を示すものかを読影する必要がある。occult CNVでは，造影早期には境界不明瞭な淡い過蛍光を呈し，その後蛍光漏出を示す。

　またIAは漏出型AMDとの鑑別により有用である。慢性CSCのIAは基本的に典型的なCSCと同様に脈絡膜血管透過性亢進所見を示すが，より広範囲および両眼性にみられることが多い。一方，occult CNVを有するAMDではRPE下に血管構造としてCNVが描出されること，後期にplaque(1乳頭径以上)や，hot spot(1乳頭径未満)が過蛍光としてみられることで判断できる。しかし，IAを用いてもはっきりしない症例は多数ある。後述する脈絡膜肥厚を伴うポリープ状脈絡膜血管症(PCV)や典型AMDの一部の症例では脈絡膜血管透過性亢進を示すこともあり判断が難しい[1]。このような場合には蛍光眼底造影だけでなくOCT所見も参考になる。

　基本的にCSCにおけるRPE不整や色素上皮剥離は漿液性のものであり，RPE下に新生血管が存在することによる充実性の高反射(内部反射)を示すものとは異なっている。ただし，RPE不整の丈が低いとRPE下の組織ははっきりしないため鑑別が難しい。最近臨床使用が開始されたOCTAは，造影剤の蛍光漏出の影響を受けないため，RPE下のCNVの血管構造をそのまま描出することが可能な症例があり有用である(Case 6)[2,3]。

バリエーションとピットフォール

　前項および本項でも述べたように，CSCの一次的な原因は脈絡膜血管異常であり，RPEが二次的に障害されることによって発症する。慢性CSCでは，経過が長い分だけRPE障害の程度が強く，さまざまな臨床像を呈する。RPE障害が高度化し網膜自体も障害をきたした囊胞様黄斑変性もその1つである[4](Case 4)。

　一方，OCTで脈絡膜の形態変化も容易に観察できるようになった。前述のようにCSCでは脈絡膜肥厚や脈絡膜血管拡張が観察できる。しかし，脈絡膜の肥厚や血管拡張している症例がすべてCSCと診断できるわけではない。PCVや典型AMDの一部でも脈絡膜が肥厚している症例は存在し，これらはCSCと類似した脈絡膜異常をもっていると考えられている。さらにCSC様のSRDを伴っていて，高齢でRPE不整があり，蛍光眼底造影でCNVが証明できない症例が臨床上少なからず存在する。最近，このようなグレーゾーンにある症例を含めてpachychoroid spectrumとする考え方が提唱されている[5,6](135頁参照)。日本人の滲出型AMD症例を再検討した結果，pachychoroid neovasculopathy(PNV)は200例中39例(19.5%)と比較的多いこと，さらに遺伝学的にAMDとは異なることが報告され

ている[7]。pachychoroid spectrumの概念は，CSCだけでなく次項からの滲出型AMDを理解するうえで頭にいれておく必要がある。

文献

1) Jirarattanasopa P, Ooto S, Nakata I et al：Choroidal thickness, vascular hyperpermeability, and complement factor H in age-related macular degeneration and polyvoidal choroidal vasculopathy. Invest Ophthalmol Vis Sci 53：3663-3672, 2012
2) Bonini Filho MA, de Carlo TE, Ferrara D et al：Association of Choroidal Neovascularization and Central Serous Chorioretinopathy With Optical Coherence Tomography Angiography. JAMA Ophthalmol 133：899-906, 2015
3) Quaranta-El Maftouhi M, El Maftouhi A et al：Chronic central serous chorioretinopathy imaged by optical coherence tomographic angiography. Am J Ophthalmol 160：581-587, 2015
4) Iida T, Yannuzzi LA, Spaide RF et al：Cystoid macular degeneration in chronic central serous chorioretinopathy. Retina 23：1-7, 2003
5) Warrow DJ, Hoang QV, Freund KB：Pachychoroid pigment epitheliopathy. Retina 33：1659-1672, 2013
6) Pang CE, Freund KB：Pachychoroid neovasculopathy. Retina 35：1-9, 2015
7) Miyake M, Ooto S, Yamashiro K et al：Pachychoroid neovasculopathy and age-related macular degeneration. Sci Rep 5：16204, 2015

pachychoroid spectrum

近年，以下の特徴を有する疾患群はpachychoroid spectrumとよばれている。
- 脈絡膜の肥厚
- 眼底検査で脈絡膜の透見性低下
- 脈絡膜Haller層の血管拡張（pachyvessel）と同部位の脈絡膜内層の菲薄化
- IAでの脈絡膜血管透過性亢進所見
- 眼底自発蛍光異常（RPE異常）
- ドルーゼンが少ない

pachychoroid spectrumには，CSCのほかに，RPEの異常のみでSRDやCNVを生じていないpachychoroid pigment epitheliopathy（PPE），type 1（RPE下）CNVをもつpachychoroid neovasculopathy（PNV），PCVが属している。従来，典型AMDと診断していた症例のなかにはPNVが含まれている。また，本項の「バリエーションとピットフォール」でも指摘したAMDとCSCのグレーゾーンにある症例もこのspectrumにあると考えると理解しやすい。

加齢に伴った老廃物の沈着と脈絡毛細血管板の血流低下によりRPEに機能不全が生じることが萎縮型AMDやドルーゼンを伴う滲出型AMDの発症要因の1つと考えられてきた。一方，pachychoroid spectrumにおいては脈絡膜血管異常（血管透過性亢進もしくはpachyvesselの存在）により局所的脈絡毛細血管板の血流低下をきたし，同部位にRPE障害やCNVが生じると考えられている。通常，脈絡膜は前者では薄く，後者では厚い。この考え方はFreundら[1,2]が提唱しているものであるが，日本人やアジア人のAMDを考えるうえで興味深い。以前から日本人のAMDは萎縮型が少なく滲出型がほとんどであること，滲出型であってもドルーゼンや色素異常が少ないこと，PCVが多いこと，などから欧米のAMD症例と表現型が異なることが指摘されていた。これはPCVを含むpachychoroid spectrumが日本人に多いことが関係している可能性がある。

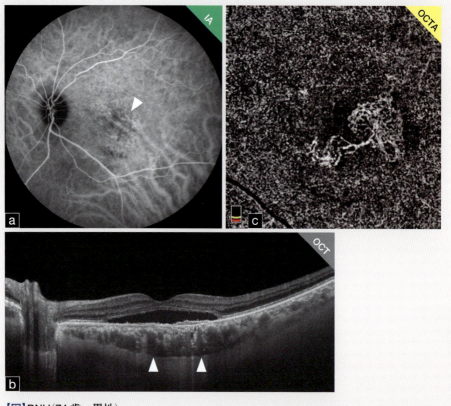

【図】PNV（74歳，男性）

a：IA。後極部に拡張した脈絡膜血管（矢頭）。
b：OCT。脈絡膜肥厚と脈絡膜血管の拡張がみられる（矢頭）。内部反射をもつRPEの隆起もある。
c：OCTA。網膜外層：6 mm×6 mm。RPE隆起の部位にCNVが鮮明に描出され，PNVと診断できる。

文献
1) Warrow DJ, Hoang QV, Freund KB：Pachychoroid pigment epitheliopathy. Retina 33：1659-1672, 2013
2) Pang CE, Freund KB：Pachychoroid neovasculopathy. Retina 35：1-9, 2015

〈丸子一朗・飯田知弘〉

12 滲出型加齢黄斑変性　典型加齢黄斑変性
exudative age-related macular degeneration : typical AMD

Point

- 滲出型 AMD で，特殊型である PCV と RAP を除いたものを典型 AMD とするのが一般的である。滲出型 AMD は CNV の FA 所見により，predominantly classic CNV, minimally classic CNV, occult with no classic CNV に分類される。classic CNV を有する典型 AMD では進行が速く，早期の治療が重要である。
- Gass 分類の type 1, type 2 CNV は解剖学的位置による分類で，厳密には違うが臨床上かつ便宜上，classic CNV の多くは type 2 CNV, occult CNV は type 1 CNV であると考えてよい。

疾患の概要

　加齢黄斑変性（age-related macular degeneration：AMD）は滲出型と萎縮型に分類される。厚生労働省の診断基準では，滲出型 AMD は主要所見として，①脈絡膜新生血管，②1 乳頭径以上の漿液性網膜色素上皮剝離（pigment epithelial detachment：PED），③出血性網膜色素上皮剝離，④線維性瘢痕の少なくとも 1 つを認めるものとされている[1]。

　滲出型 AMD には特殊病型であるポリープ状脈絡膜血管症（PCV），網膜血管腫状増殖（RAP）があり，これらを除外したものが典型 AMD と診断され，その病型分類には IA が有用となる。日本人の滲出型 AMD に対する典型 AMD の頻度は約 35％ と報告されている[2,3]。2012 年に加齢黄斑変性の治療指針が発表され，典型 AMD では抗血管内皮増殖因子（vascular endothelial growth factor：VEGF）療法が推奨されている[4]。

　脈絡膜新生血管（choroidal neovascularization：CNV）は，解剖学的な分類と FA 所見による分類がある。解剖学的には，網膜色素上皮（retinal pigment epithelium：RPE）下にあるか（type 1 CNV），RPE 上にあるか（type 2 CNV）で分類される（Gass 分類）[5]。FA では，CNV の漏出パターンから classic CNV と occult CNV に分類される[6]（表 12-1）。

　このような CNV の分類は，CNV のタイプにより進行の程度や治療に対する反応性が異なるため重要となる。近年 OCT の測定速度や解像度の向上により，OCT 所見は AMD の診断や，抗 VEGF 療法の追加治療の判定に重要な存在となっている。

【表 12-1】CNV の FA 所見

classic CNV	造影早期に境界明瞭な過蛍光，後期に旺盛な蛍光漏出をきたす。
occult CNV	CNV の前方に RPE があるため classic CNV のような典型的な所見はない。以下の 2 つに分類される。 　1）fibrovascular PED 　　早期に点状過蛍光を示し中〜後期に組織染や蛍光漏出を認める。 　2）late leakage of undetermined source 　　早〜中期に点あるいは面状過蛍光が多数みられ，後期には網膜下腔に蛍光色素がにじみ出て広範な oozing を示す。

ケースで学ぶ所見の読み方

Case 1　predominantly classic CNV の典型 AMD

患者：74歳，男性。2週前から右眼の視力低下，歪みを自覚した。右眼矯正視力(0.1)。
既往：特記すべき事項なし。

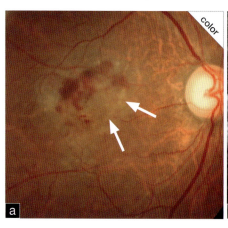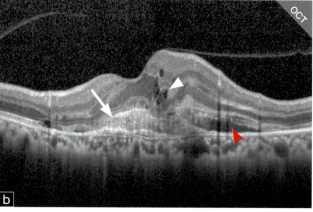

【図 12-1】初診時のカラー眼底写真と OCT 所見

a：カラー眼底写真。右眼黄斑部に灰白色病変(矢印)と網膜下出血を認める。
b：OCT(垂直断)。灰白色病変部位は RPE の高反射ラインの前方に CNV を示す高反射として観察され type 2 CNV と考えられる(矢印)。その後方の RPE は隆起し，type 1 CNV の存在も疑われる。CNV 周囲には網膜浮腫(白矢頭)，漿液性網膜剥離(serous retinal detachment：SRD)がみられる(赤矢頭)。

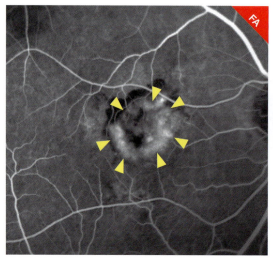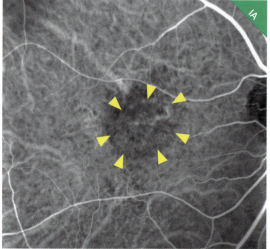

【図 12-2】FA 所見

境界明瞭な蛍光漏出がみられ(classic CNV)(矢頭)，その周囲には網膜下出血による蛍光ブロックがみられる。classic CNV が病変の50％以上を占めており，predominantly classic CNV と診断できる。

【図 12-3】IA 所見

classic CNV は網目状の過蛍光として捉えられる(矢頭)。

Case 2　minimally classic CNV の典型 AMD

患者：68歳，男性。約1週前から右眼の視力低下，歪みを自覚した。右眼矯正視力(0.2)。
既往：特記すべき事項なし。

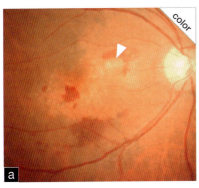 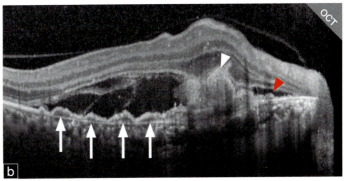

【図 12-4】初診時のカラー眼底写真と OCT 所見

a：カラー眼底写真。右眼黄斑部に網膜下出血，軟性ドルーゼン，SRD，灰白色病変(矢頭)を認める。
b：OCT(水平断)。FA での occult CNV の部位は RPE の隆起がみられ type 1 CNV と考えられる(矢印)。その前方に SRD がみられる。classic CNV の部位は RPE の前方に CNV を示す高反射物質として観察され，type 2 CNV と考えられる(白矢頭)。その上に網膜浮腫，乳頭側には SRD がみられる(赤矢頭)。

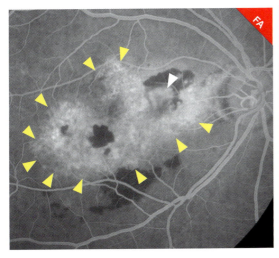 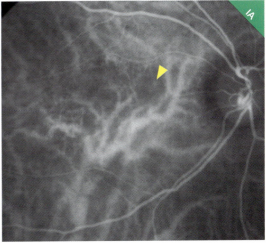

【図 12-5】FA 所見

境界不鮮明な顆粒状蛍光漏出がみられ(occult CNV)(黄矢頭)，一部網膜下出血による蛍光ブロックもみられる。カラー眼底写真でみられた灰白色病変部位は境界鮮明な過蛍光としてみられる(classic CNV)(白矢頭)。classic CNV が病変の 50% 未満であるため，minimally classic CNV と診断できる。

【図 12-6】IA 所見

classic CNV は淡い網目状の過蛍光として捉えられ(矢頭)，occult CNV の部位では脈絡膜静脈の拡張がみられる。

Case 3　occult with no classic CNV の典型 AMD

患者：75歳，男性。約1か月前から左眼の視力低下，歪みを自覚した。左眼矯正視力(0.2)。
既往：特記すべき事項なし。

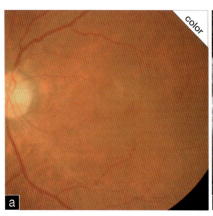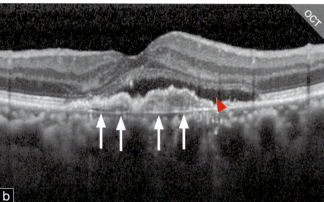

【図 12-7】初診時のカラー眼底写真と OCT 所見
a：カラー眼底写真。左眼黄斑部に軟性ドルーゼンと SRD を認める。
b：OCT（垂直断）。RPE の隆起があり，その RPE の後方には高輝度反射（内部反射）がみられ type 1 CNV と考えられる（矢印）。その前方に SRD（赤矢頭）がみられる。

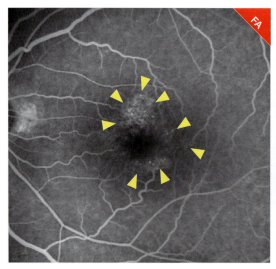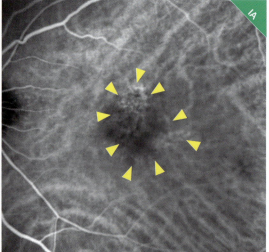

【図 12-8】FA 所見
境界不鮮明な顆粒状蛍光漏出がみられる（occult CNV）（矢頭）。

【図 12-9】IA 所見
FA とほぼ一致した範囲で顆粒状の過蛍光がみられるが（矢頭），中心窩下にも occult CNV が広がっているのがわかる。

ケースで学ぶ所見の読み方

Case 4 漿液性 PED を伴った典型 AMD（occult with no classic CNV）

患者：69歳，男性。数か月前から右眼の歪みを自覚した。右眼矯正視力(1.0)。
既往：特記すべき事項なし。

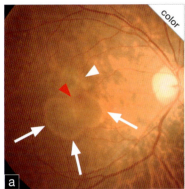
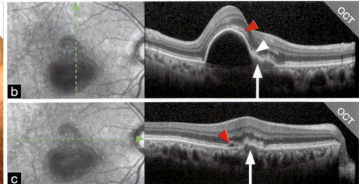

【図 12-10】初診時のカラー眼底写真と OCT 所見

a：カラー眼底写真。右眼黄斑部に漿液性 PED（矢印）と耳側に軟性ドルーゼンを認める。PED の中心窩近傍には notch があり（赤矢頭），その部位は RPE レベルでの色素異常，隆起がみられる（白矢頭）。

b：OCT（垂直断）。PED を認め，FA での occult CNV との間には notch がみられる（白矢頭）。occult CNV の部位では，PED と異なり，RPE 下に CNV の存在を示唆させる高輝度反射領域（内部反射）がみられ type 1 CNV と考えられる（矢印）。中心窩下にはわずかに SRD を認める（赤矢頭）。

c：OCT（水平断）。FA での occult CNV 部位では内部反射を伴う RPE の隆起がみられ type 1 CNV と考えられる（矢印）。その耳側に小さな SRD を認める（矢頭）。

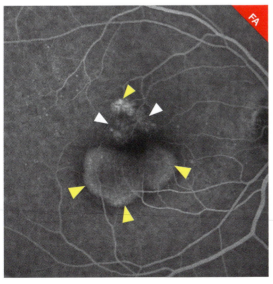

【図 12-11】FA 所見

PED への蛍光貯留（黄矢頭）と，境界不鮮明な顆粒状蛍光漏出がみられる（occult CNV）（白矢頭）。

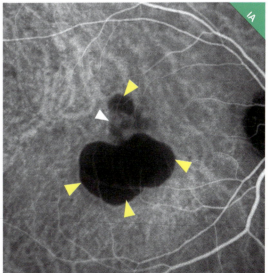

【図 12-12】IA 所見

PED は蛍光ブロックによる低蛍光を示し（黄矢頭），PED の notch の部位に淡い過蛍光がみられる（白矢頭）。

Case 5 線維血管性(fibrovascular)PED を伴った典型 AMD(occult with no classic CNV)

患者:78歳,女性。約1か月前から右眼の視力低下,歪みを自覚した。右眼矯正視力(0.7)。
既往:特記すべき事項なし。

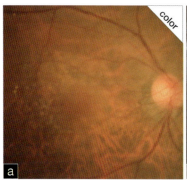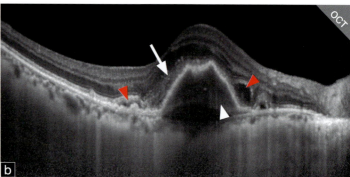

【図 12-13】初診時のカラー眼底写真と OCT 所見

a:カラー眼底写真。右眼黄斑部に橙黄色の PED と軟性ドルーゼンを認める。
b:OCT(水平断)。RPE の隆起が不整な背の高い PED で,隆起した RPE 下には CNV の存在を示唆させる高輝度反射領域がみられ type 1 CNV と考えられる(白矢頭)。PED の周囲には SRD を認める(赤矢頭)。中心窩下には CNV の滲出物と思われる高輝度反射領域(内部反射)がみられる(矢印)。

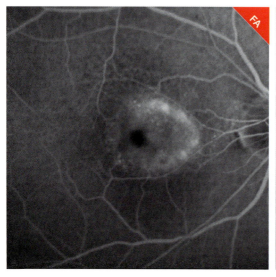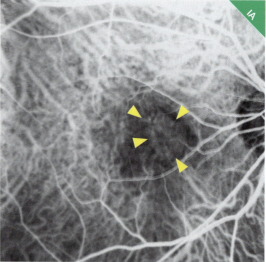

【図 12-14】FA 所見

PED に一致して境界不鮮明な顆粒状の蛍光漏出がみられる(occult CNV)。

【図 12-15】IA 所見

FA でみられた occult CNV は早期で RPE 下に網目状の新生血管網としてみられる(矢頭)。

Case 6　FAとOCTAの比較

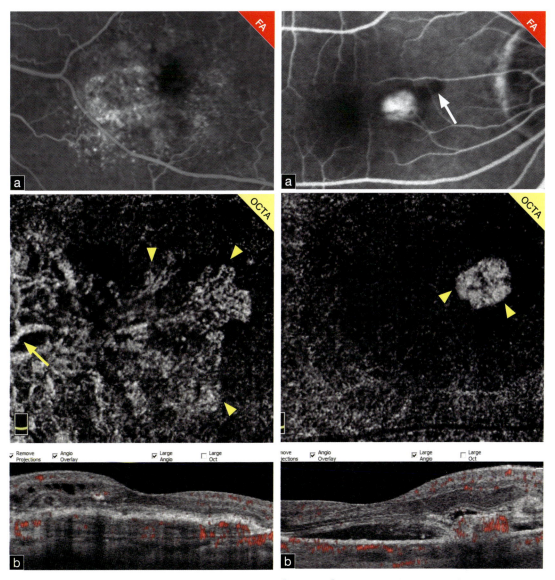

【図12-16】type 1 CNV（74歳，男性），
　　　　　左眼矯正視力(0.5)

a：FA。境界不明瞭な顆粒状蛍光漏出がみられ，occult with no classic CNV の所見を呈している。

b：OCTA。網膜外層。太い栄養血管（矢印）と扇状に広がるCNV（矢頭）が明瞭に描出されている。対応するB-scanでは不整に隆起したRPE下にCNVの血流シグナル（赤で表示）があり，type 1 CNVと判定できる。

【図12-17】type 2 CNV（64歳，男性），
　　　　　右眼矯正視力(0.7)

a：FA：境界明瞭な蛍光漏出とその周囲に網膜下出血による蛍光ブロック（矢印）がみられる。predominantly classic CNV の所見を呈している。

b：OCTA。網膜外層。微細な血管が密に集まったCNV（矢頭）が描出されている。対応するB-scanではRPEを突き破るように高反射像（CNV）がある。高反射像内に血流シグナル（赤で表示）があり，type 2 CNVと判定できる。

押さえておきたい読影ポイント

classic CNV は FA で早期に境界が比較的明瞭な過蛍光を示し，後期には旺盛な蛍光漏出を呈する。それに対して occult CNV は，境界不鮮明な顆粒状蛍光漏出を示す(表12-1)。滲出型 AMD は，FA 所見における CNV の有無，病変における割合によって，病変の 50% 以上を classic CNV が占める predominantly classic CNV, classic CNV が病変の 50% 未満の minimally classic CNV, classic 成分をもたない occult with no classic CNV に分類される。病変とは CNV のほかに，血液または蛍光ブロックおよび PED を含める。Gass 分類の type 1 あるいは type 2 CNV といった表記は解剖学的位置による分類であり，臨床上かつ便宜上，classic CNV の多くは type 2 CNV, occult CNV は type 1 CNV であると考えてよいが，厳密には違う点に注意が必要である。

バリエーションとピットフォール

type 2 CNV をもつ典型 AMD は進行が速いため急な視力低下に陥りやすい。そのため検査，そして AMD 治療ガイドラインで示されているように抗 VEGF 療法をなるべく早く行うのが望ましい。典型 AMD は特殊型の PCV, RAP を除いたものであるが，classic CNV は RAP との鑑別，occult CNV は PCV あるいは中心性漿液性脈絡網膜症(CSC)との鑑別が臨床上必要となることが多い(123頁参照)。検眼鏡所見，OCT 所見とも合わせて診断する必要がある。また，近年導入されてきた OCTA は，異常な血管構造を捉えることが可能であり(Case 6)，造影検査ができない症例はもとより CNV の検出で特に有用である。

従来，type 1 CNV をもつ典型 AMD と診断していた症例のなかには，新しい概念である pachychoroid neovasculopathy が含まれている(136頁参照)。

文献

1) 髙橋寛二・石橋達郎・小椋祐一郎・他(厚生労働省網脈絡膜・視神経萎縮症調査研究班加齢黄斑変性診断基準作成ワーキンググループ)：加齢黄斑変性の分類と診断基準．日眼会誌 112：1076-1084, 2008
2) Gass JD：Biomicroscopic and histopathologic considerations regarding the feasibility of surgical excision of subfoveal neovascular membranes. Am J Ophthalmol 118：285-298, 1994
3) Macular Photocoagulation Study Group：Argon laser photocoagulation for senile macula degeneration. Results of randomized clinical trial. Arch Ophthalmol 100：912-918, 1982
4) Maruko I, Iida T, Saito M et al：Clinical characteristics of exudative age-related macular degeneration in Japanese patients. Am J Ophthalmol 114：15-22, 2007
5) Sakurada Y, Yoneyama S, Sugiyama A et al：Prevalence and genetic characteristics of geographic atrophy among elderly Japanese with age-related macular degeneration. PLoS One 11：e0149978, 2016
6) 髙橋寛二・石橋達郎・小椋祐一郎・他(厚生労働省網脈絡膜・視神経萎縮症調査研究班加齢黄斑変性診断基準作成ワーキンググループ)：加齢黄斑変性の治療指針．日眼会誌 116：1150-1155, 2012

〈狩野麻里子・齋藤昌晃〉

13 滲出型加齢黄斑変性　ポリープ状脈絡膜血管症
exudative age-related macular degeneration : polypoidal choroidal vasculopathy

Point

- PCV は IA で異常血管網とその先端にポリープ状病巣を認めれば診断は確実である。
- もう1つの確定診断所見の橙赤色隆起病巣は，倒像鏡眼底検査のみでははっきりとわからないことがあり，前置レンズを用いた細隙灯顕微鏡検査でしっかりと観察することが重要である。
- OCT は IA ができない場合，診断の有力な手助けになる。PCV のポリープ状病巣は，OCT では高反射を示す急峻な RPE ラインの前方の突出として捉えられ，RPE 下の反射を認める。また異常血管網は RPE の隆起として捉えられ，double layer sign とよばれる特徴的な所見を呈する。
- OCTA は，異常血管網は捉えやすいが，ポリープ状病巣は機種による差が出やすく，より高深達のもののほうがポリープ状病巣を捉えやすい。

疾患の概要

　ポリープ状脈絡膜血管症(polypoidal choroidal vasculopathy：PCV)は，枝状の脈絡膜血管に由来する異常血管網と，その先端の拡張したポリープ状病巣を基本病態とする疾患である[1,2]。PCV は滲出型加齢黄斑変性(age-related macular degeneration：AMD)の一病型として分類され，日本人をはじめとするアジア人に多くみられることがよく知られている[3]。PCV の診断は，IA が重要で，特徴的なポリープ状病巣を認めれば確定になる。また，もう1つの所見として，眼底検査で橙赤色隆起病巣を認めることも，確定診断として日本 PCV 研究会から提唱されている[4]。海外では PCV の診断のゴールドスタンダードとして IA を提唱しており，造影6分以内に単発あるいは複数の瘤状の過蛍光を認めることを必要条件としている[5]。

　AMD に対する治療は，2019年1月現在，血管内皮増殖因子(vascular endothelial growth factor：VEGF)を抑える抗 VEGF 薬の硝子体内注射が多くの国で施行されている。しかし，PCV においては抗 VEGF 薬単独では，ポリープ状病巣の閉塞効果が得られにくいことがあり，治療前に PCV であるかどうかの診断は重要である。また，2012年にわが国から滲出 AMD に対する治療ガイドラインが示され，その病型を典型 AMD，PCV，網膜血管腫状増殖(RAP)に分けそれぞれ治療方針が推奨されている[6]。このことからも FA および IA による確実な診断が不可欠になる。そのガイドラインのなかで，PCV は光線力学的療法(photodynamic therapy：PDT)の使用についても記されている。PDT を行う場合，通常は FA による最大病変直径(greatest linear dimension：GLD)を決めるが，PCV では GLD を小さくし侵襲を減らす目的で IA を用いることも多い。

　近年，OCT の測定速度や解像度の向上により，OCT 所見は AMD の診断や，抗 VEGF 療法の追加治療の判定に重要な存在となった。さらには近年急速に普及しつつある OCTA は，PCV において異常血管網は捉えやすいが，ポリープ状病巣は機種による差が出やす

13 滲出型加齢黄斑変性　ポリープ状脈絡膜血管症

く，より高深達のもののほうがポリープ状病巣を捉えやすい。しかし，確定診断や活動性の判定には現在のところ，やはり FA，IA での判定が第一である。

ケースで学ぶ所見の読み方

Case 1　典型的な PCV

患者：65歳，男性。約3か月前から右眼の視力低下を自覚していた。右眼矯正視力(0.15)。
既往：特記すべき事項なし。

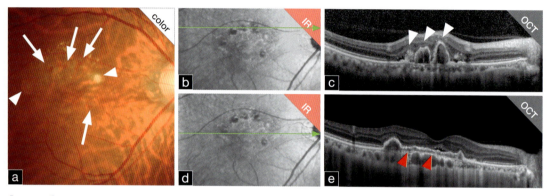

【図 13-1】初診時のカラー眼底写真と OCT 所見

a：カラー眼底写真。中心窩は RPE の不整と漿液性網膜剝離(serous retinal detachment：SRD)を，その周囲には橙赤色隆起病巣(矢印)を認める。さらに黄斑部の上方には硬性白斑がみられる。また，小さな網膜色素上皮剝離(pigment epithelial detachment：PED)もみられる(矢頭)。

b〜e：OCT 撮影時に眼底観察で得られた IR(near-infrared)画像(b，d)で，ポリープ状病巣は黒色に写ることが多く，この部位をスキャンすると(c，e)ポリープ状病巣は網膜色素上皮(retinal pigment epithelium：RPE)の急峻な隆起として捉えられる(白矢頭)。また，異常血管網は RPE 下の反射組織あるいは RPE の隆起として捉えられ，double layer sign とよばれる(赤矢頭)[7]。脈絡膜血管の拡張もみられる。

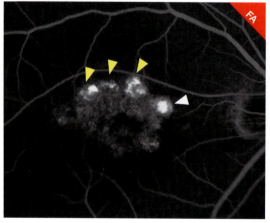

【図 13-2】FA 所見

occult CNV を呈する(137頁参照)。図 13-1a でみられた橙赤色隆起病巣部位(黄矢頭)と乳頭黄斑間の PED(白矢頭)は過蛍光(蛍光貯留)を示す。

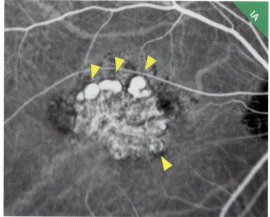

【図 13-3】IA 所見

明瞭に異常血管網とその先端にポリープ状病巣(矢頭)がみられる。

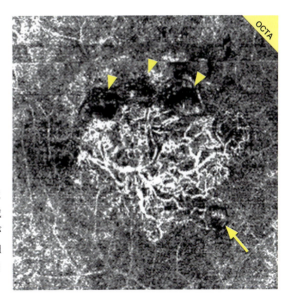

【図 13-4】OCTA 所見

異常血管網は IA で得られたものに類似してきれいに描出される。ポリープ状病巣は円形の低輝度領域（hypoflow round structure）（矢頭），あるいは中心が明るく，その周りを ring 状の低輝度（hyperflow round structure surrounded by a hypointense halo）（矢印）として捉えられる。

Case 2　網膜下出血を伴った PCV

患者：77 歳，男性。約 1 か月前からの右眼の視力低下を自覚した。右眼矯正視力(0.7)。
既往：特記すべき事項なし。

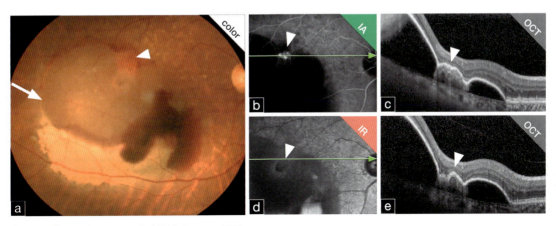

【図 13-5】初診時のカラー眼底写真と OCT 所見

a：カラー眼底写真。黄斑部下方に網膜下出血を認め一部器質化がみられる。中心窩から耳側にかけて PED を認め（矢印）その縁に橙赤色隆起病巣を認める（矢頭）。

b～e：IA(b)と OCT 同時撮影モード(c, e)では，ポリープ状病巣は RPE の急峻な隆起として捉えられる（矢頭）。IR 画像では(d)，このポリープ状病巣は黒色に写る。

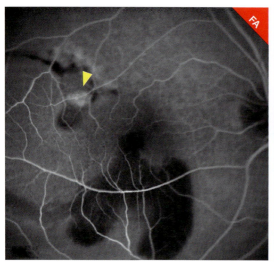

【図 13-6】FA 所見

occult CNV を呈する（矢頭）。網膜下出血や PED があると，CNV は検出されにくい。

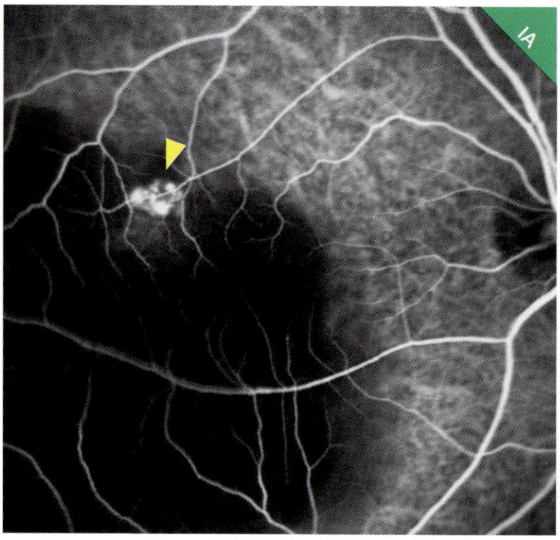

【図 13-7】IA 所見

ポリープ状病巣（矢頭）が鮮明に検出される。

Case 3　経過中網膜下出血が両眼に出現した PCV

患者：75 歳，男性。約 1 か月前からの右眼の歪みを自覚していた。
既往：高血圧や糖尿病，抗血栓療法の既往はない。

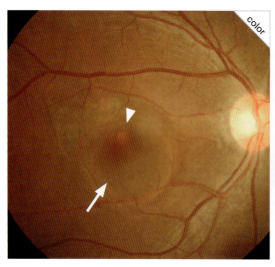

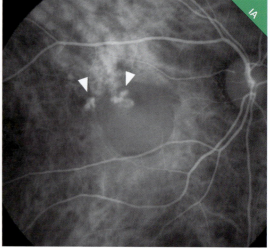

【図 13-8】初診時のカラー眼底写真（右眼）

黄斑部には漿液性 PED を認め（矢印），PED の上方の縁に橙赤色隆起病巣（矢頭）を認める。

【図 13-9】初診時の IA 所見（右眼）

明瞭にポリープ状病巣（矢頭）がみられる。

> 初診時の右眼矯正視力が(1.0)と良好で，抗 VEGF 療法がまだ使用できなかったときであったため経過観察となる。

ケースで学ぶ所見の読み方

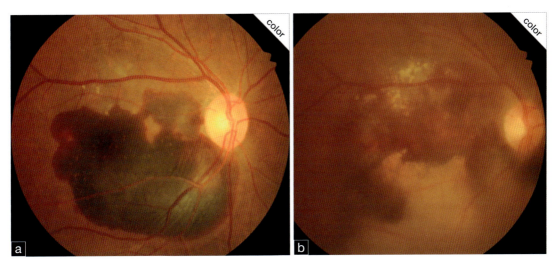

【図 13-10】血腫移動術前後のカラー眼底写真（右眼）

a：初診から 38 か月後。黄斑部に網膜下出血が出現した。右眼矯正視力は(0.15)へと低下し，硝子体内ガス注入による血腫移動術を施行した。

b：血腫移動術後 1 か月(39 か月時)。黄斑部の血腫は一部移動したが，器質化もみられる。右眼矯正視力は(0.09)。

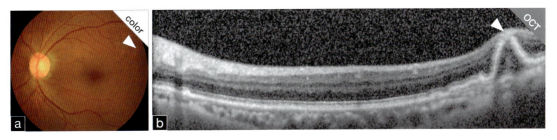

【図 13-11】僚眼の 39 か月時のカラー眼底写真と OCT 所見（左眼）

a：カラー眼底写真，b：OCT。黄斑耳側に橙赤色隆起病巣(矢頭)を，同部位の OCT で RPE の急峻な隆起を認める(矢頭)。

左眼矯正視力は(1.0)と良好であり滲出性変化もなかったため経過観察となる。

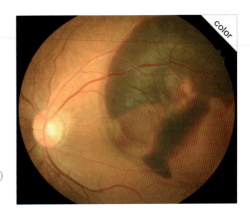

【図 13-12】初診から 54 か月後のカラー眼底写真（左眼）
黄斑耳側寄りに血腫が生じた。左眼矯正視力(0.8)。

Case 4 フィブリンを伴った PCV

患者：73歳，女性。約2か月前からの左眼の視力低下を自覚した。左眼矯正視力(0.6)。
既往：特記すべき事項なし。

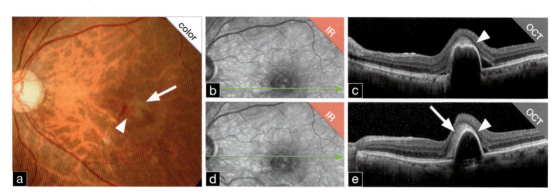

【図 13-13】初診時のカラー眼底写真と OCT 所見

a：中心窩から耳側に橙赤色隆起病巣を認める(矢頭)，その周囲には灰白色病変がみられる(矢印)。
b〜e：ポリープ状病巣は RPE の急峻な隆起として捉えられる(矢頭)，灰白色病変は RPE 上の高輝度反射領域として捉えられる(矢印)。

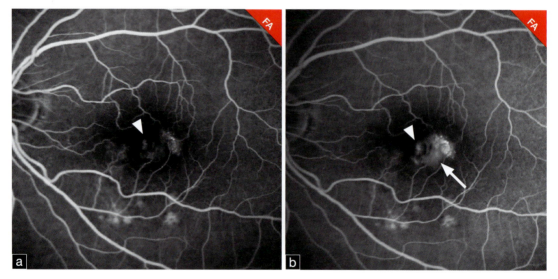

【図 13-14】FA 所見

ポリープ状病巣は occult CNV を呈し(矢頭)，その耳側には灰白色病変に一致して蛍光漏出が旺盛な classic CNV 様所見(137 頁参照)がみられる(b の矢印)。

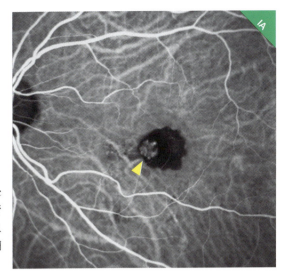

【図13-15】IA所見

ポリープ状病巣（矢頭）がみられる。FAでclassic CNV様所見を呈していた部位にはCNV所見（血管像）はみられず，PEDによる低蛍光のみである。以上より，灰白色病変はポリープ状病巣から析出した網膜下のフィブリンであると診断できる。

Case 5　慢性化し硬性白斑を伴ったPCV

患者：72歳，男性。数年前から他院で右眼の治療を施行されていた。右眼矯正視力(0.01)。
既往：特記すべき事項なし。

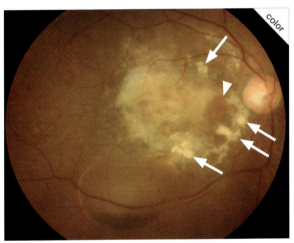

【図13-16】初診時のカラー眼底写真

中心窩は線維性増殖組織を，下方血管アーケード付近には出血性PEDを認める。乳頭黄斑間に橙赤色隆起病巣（矢頭）を認め，その周囲には硬性白斑が沈着している（矢印）。

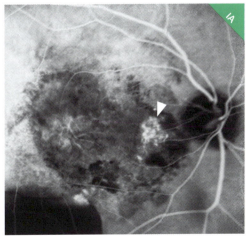

【図13-17】IA所見

図13-16でみられた橙赤色隆起病巣部位にはポリープ状病巣（矢頭）がみられる。硬性白斑は蛍光ブロックとなる。

Case 6 OCTAで捉えた典型的なPCV

患者：56歳，男性。約2週間前からの右眼の視力低下と歪視を自覚した。右眼矯正視力(0.3)。

既往：特記すべき事項なし。

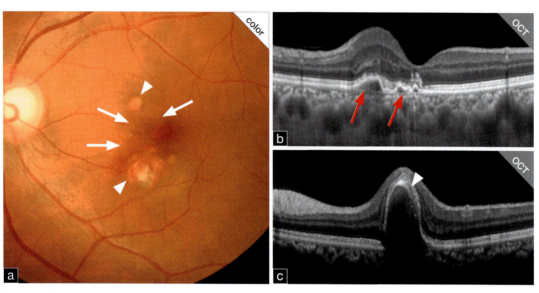

【図13-18】初診時のカラー眼底写真とOCT所見

a：カラー眼底写真。中心窩はRPEの不整(矢印)を，その周囲には橙赤色隆起病巣(矢頭)を認める。

b，c：OCT(b：垂直断，c：水平断)。bでは異常血管網がdouble layer signとして捉えられ(矢印)，cではポリープ状病巣がRPEの急峻な隆起としてはっきりと捉えられる(矢頭)。

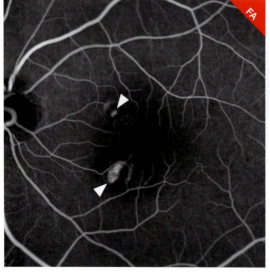

【図13-19】FA所見

occult CNVを呈する。図13-18aでみられた橙赤色隆起病巣部位には過蛍光(蛍光貯留)(矢頭)がみられる。

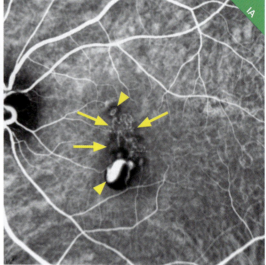

【図13-20】IA所見

異常血管網(矢印)とその先端にポリープ状病巣(矢頭)が明瞭にみられる。

バリエーションとピットフォール

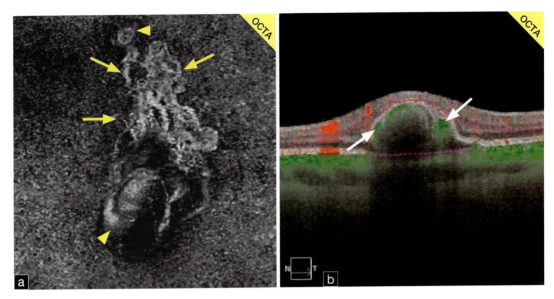

【図 13-21】OCTA 所見

a：en face，b：B-scan。OCTA では，網膜外層から脈絡毛細血管板のセグメンテーション（outer retina to choriocapillaris：ORCC）において，異常血管網（黄矢印）とポリープ状病巣（黄矢頭）が IA で得られたものに類似してきれいに描出されている（ZEISS PLEX Elite 9000 で撮影．プロジェクションアーチファクトを除去）。B-scan で RPE 下に血流信号（緑で表示）がみられる（白矢印）。

押さえておきたい読影ポイント

　　　PCV の診断には IA は非常に有力な検査で，異常血管網やポリープ状病巣を容易に捉えることができる。PCV は FA では occult CNV を呈することが多い。網膜下出血が広範な場合には FA では蛍光ブロックが広くなり CNV が検出されなくなるため，患者の負担にならないよう最初から省略する場合もある。総じて検眼鏡所見，IA と OCT で診断できる。

バリエーションとピットフォール

　　　PCV でフィブリンを伴うと Case 4 のように classic CNV 様所見を呈するので注意が必要である。検眼鏡所見，OCT 所見とも合わせて診断するのが望ましい。黄斑下血腫を生じる例では Case 3 のように僚眼にも生じることがあるので注意が必要である。また，近年導入されつつある OCTA は，PCV において異常血管網を捉えやすいが，ポリープ状病巣は機種による差が出やすく，より高深達のもののほうがポリープ状病巣を捉えやすい。また治療の効果判定であるポリープ状病巣の閉塞の検出については IA のほうが優れるが，高解像度，高深達の機種を用いることにより可能になると考えられる。

　　　最近，pachychoroid spectrum という概念が提唱されており，PCV もその疾患群に属していると考えられている（135 頁参照）。

文献

1) Yannuzzi LA, Sorenson J, Spaide RF et al：Idiopathic polypoidal choroidal vasculopathy(IPCV). Retina 10：1-8, 1990
2) Yannuzzi LA, Wong DW, Sforzolini BS et al：Polypoidal choroidal vasculopathy and neovascularized age-related macular degeneration. Arch Ophthalmol 117：1503-1510, 1999
3) Maruko I, Iida T, Saito M et al：Clinical characteristics of exudative age-related macular degeneration in Japanese patients. Am J Ophthalmol 144：15-22, 2007
4) 日本ポリープ状脈絡膜血管症研究会：ポリープ状脈絡膜血管症の診断基準．日眼会誌 109：417-427, 2005
5) Koh AH, Expert PCV Panel, Chen LJ et al：Polypoidal choroidal vasculopathy：evidence-based guidelines for clinical diagnosis and treatment. Retina 33：686-716, 2013
6) 髙橋寛二・小椋祐一郎・石橋達郎・他：加齢黄斑変性の治療指針．日眼会誌 116：1150-1155, 2012
7) Saito M, Iida T, Nagayama D：Cross-sectional and en face optical coherence tomographic features of polypoidal choroidal vasculopathy. Retina 28：459-464, 2008

〈齋藤昌晃〉

14 滲出型加齢黄斑変性　網膜血管腫状増殖
exudative age-related macular degeneration : retinal angiomatous proliferation

Point

- RAPは滲出型AMDの特殊型で，網膜内に新生血管が生じる。網膜新生血管は網膜下に進展するとともに，網膜表層にも伸びて網膜血管との吻合を形成する(RRA)。このRRAはRAPに特徴的で，その診断的価値が高い。
- 検眼鏡的所見では拡張した網膜毛細血管，網膜内の小出血，網膜内新生血管に一致する赤い病変やそれを囲む網膜浮腫やCMEなどが特徴的所見である。また，両眼に軟性ドルーゼンが多発していること，網状偽ドルーゼンを伴うことも大きな特徴である。進行すると網膜色素上皮剥離を伴う。
- 両眼発症をきたしやすいので，僚眼の経過観察が重要である。

疾患の概要

　網膜血管腫状増殖(retinal angiomatous proliferation：RAP)は，2001年Yannuzziら[1]によって報告された疾患概念である。通常の滲出型加齢黄斑変性(age-related macular degeneration：AMD)では脈絡膜血管由来の新生血管(choroidal neovascularization：CNV)が網膜色素上皮下(type 1)や感覚網膜下(type 2)に進展して出血や滲出を生じるのに対して，RAPは網膜血管由来の新生血管(RAP lesion)を有し，網膜内に異常血管増殖をきたし，網膜血管と吻合(retinal-retinal anastomosis：RRA)し，そして網膜下へ進展して，やがて脈絡膜新生血管と吻合(retinal-choroidal anastomosis：RCA)を形成するといった特徴がある(163頁参照)。RAPは滲出型AMDの特殊病型に分類され，Gassのtype 1，type 2 CNVに対して，RAPをtype 3 CNVと提唱する報告もある[2]。

　わが国におけるRAPの頻度は滲出型AMDの4.5～7.5%[3,4]と高くないが，その自然経過は他のAMDに比べ予後は悪く，進行も速いうえに進行すると治療に抵抗性を示しやすい[5]。血管内皮増殖因子(vascular endothelial growth factor：VEGF)を抑える抗VEGF薬の硝子体内注射は，現在AMDに対する主要な治療として多くの国で施行されている。RAPに対する治療は，滲出型AMDに対する治療ガイドラインによると，抗VEGF薬併用の光線力学的療法(photodynamic therapy：PDT)あるいは，視力良好例に対しては抗VEGF薬単独治療が推奨されている[6]。

　RAPの特徴として，僚眼に3年以内にRAPが100%発症したとする報告[7]があるように，両眼発症が多いことがあげられる。そのためRAPについては常に僚眼もしっかりと観察することが大切である。また軟性ドルーゼンと網状偽ドルーゼン(reticular pseudodrusen：RPD)のある眼に発症しやすい。

　RAPはその進行過程に応じて，stage 1～3に分類されている[1]。RAPの診断およびstageの分類は治療や予後にも関係するため，FA，IA，OCTによる正確な診断が必要となってくる。

ケースで学ぶ所見の読み方

Case 1　RAP stage 2＋PED

患者：62歳，男性。約2週間前から右眼の視力低下を自覚していた。右眼矯正視力(0.3)。
既往：特記すべき事項なし。

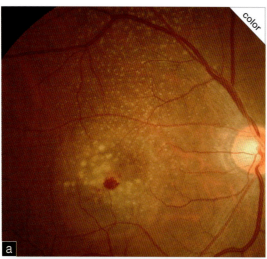
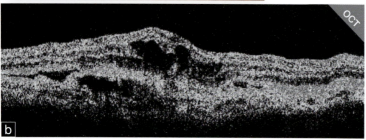

【図 14-1】初診時のカラー眼底写真と OCT 所見

a：カラー眼底写真。網膜内の出血，軟性ドルーゼン，RPD がみられる。
b：OCT（水平断）。囊胞様黄斑浮腫（cystoid macular edema：CME），漿液性網膜剝離（serous retinal detachment：SRD），網膜色素上皮剝離（pigment epithelial detachment：PED）がみられる。

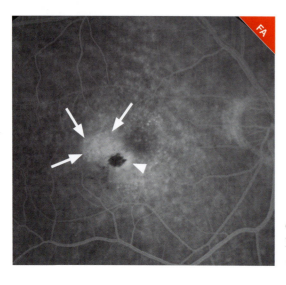

【図 14-2】FA 所見

classic CNV のパターンを示す蛍光漏出（矢頭）と PED による蛍光貯留（矢印）を認める。低蛍光は出血による蛍光ブロック。

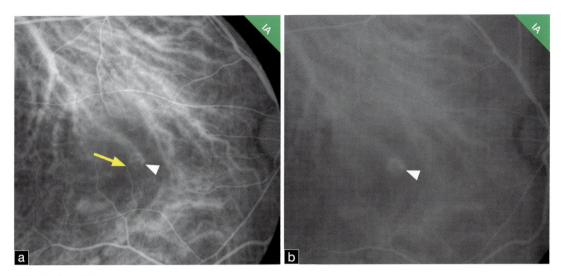

【図14-3】IA 所見
a：早期。RRA（矢印）と新生血管（RAP lesion）（矢頭）がみられる。
b：後期。RAP lesion からの蛍光漏出による hot spot が明瞭にみられる（矢頭）。

Case 2 RAP stage 3

患者：73歳, 女性。約1か月前から左眼の視力低下を自覚していた。左眼矯正視力(0.09)。
既往：特記すべき事項なし。

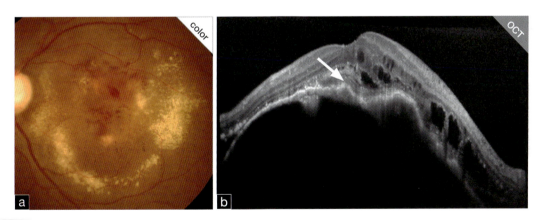

【図14-4】初診時のカラー眼底写真と OCT 所見
a：初診時カラー眼底写真。網膜内出血, 大きな PED, 硬性白斑がみられる。
b：OCT（垂直断）。CME, PED がみられる。また, RAP lesion の部位は RPE が持ち上げられ一部断裂している（bump sign）（矢印）。RPE ラインの後方には高反射（内部反射）がある。

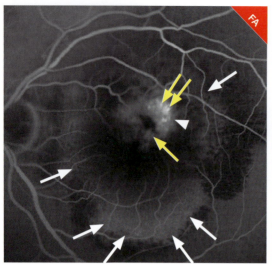

【図 14-5】FA 所見

classic + occult CNV のパターンを示す蛍光漏出（矢頭）と CME の花弁状蛍光貯留（黄矢印），PED による蛍光貯留（白矢印）を認める。

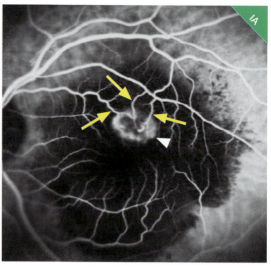

【図 14-6】IA 所見

RRA（矢印）と新生血管（RAP lesion）（矢頭）がみられる。

Case 3 Case 1 の僚眼，経過中に RAP stage 1 を発症

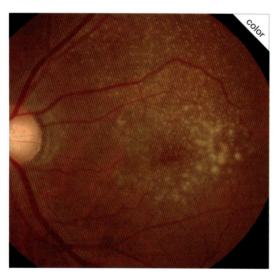

【図 14-7】初診時のカラー眼底写真

軟性ドルーゼン，RPD がみられる。

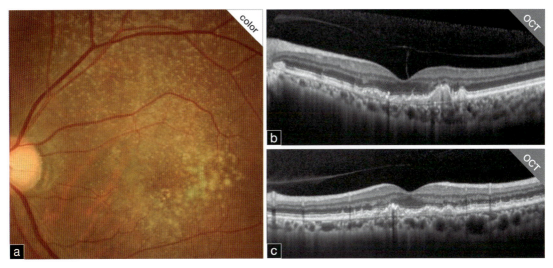

【図14-8】初診から21か月後のカラー眼底写真とOCT所見

a：カラー眼底写真。軟性ドルーゼン，RPDがみられることに変わりはないが，一部癒合，拡大している。
b，c：OCT（b：水平断，c：垂直断）。軟性ドルーゼンによるRPEの隆起とRPDのRPE上の高反射のみで，滲出性変化はない。

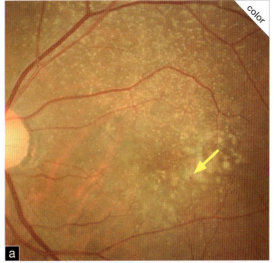

【図14-9】初診から22か月後のカラー眼底写真とOCT所見

a：カラー眼底写真。ドルーゼンの上に小さな網膜内出血が出現した（矢印）。
b：OCT。IAとの同時撮影では，水平断で網膜内の新生血管（RAP lesion）近くにCMEがみられる。RAP stage 1が発症したと診断した。

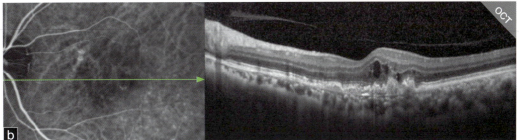

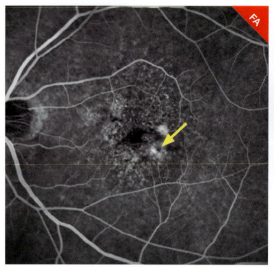

【図 14-10】FA 所見

出血部位はブロックで（矢印）その周囲に RAP lesion による蛍光漏出を認める。

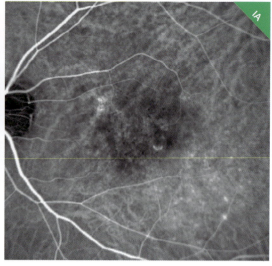

【図 14-11】IA 所見

RAP lesion の過蛍光がみられるが，RRA はまだない。

Case 4　RAP stage 2

患者：63 歳，女性。約 1 か月前から左眼の変視と視力低下を自覚していた。左眼矯正視力 (0.3)。

既往：特記すべき事項なし。

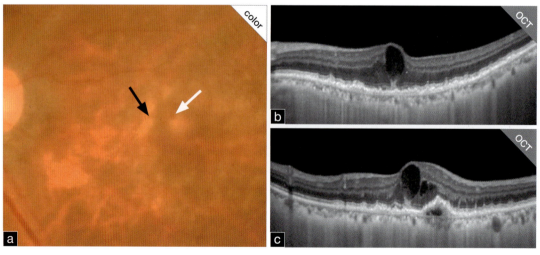

【図 14-12】初診時のカラー眼底写真と OCT 所見

a：カラー眼底写真。軟性ドルーゼン，RPD がみられ，軟性ドルーゼンの上に小さな網膜内出血（白矢印）と，細い RRA がみられる（黒矢印）。

b，c：OCT（b：水平断，c：垂直断）。軟性ドルーゼンによる RPE の隆起，RPD の RPE 上の高反射，CME がみられる。

押さえておきたい読影ポイント

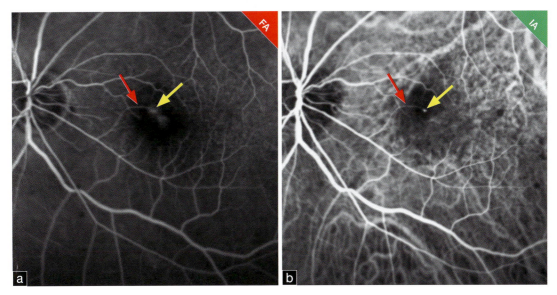

【図14-13】FAとIA所見
a：FA，b：IA。RRA（赤矢印）がはっきりと描出され，RAP lesion（黄矢印）はFAでclassic CNVのパターンを示す。

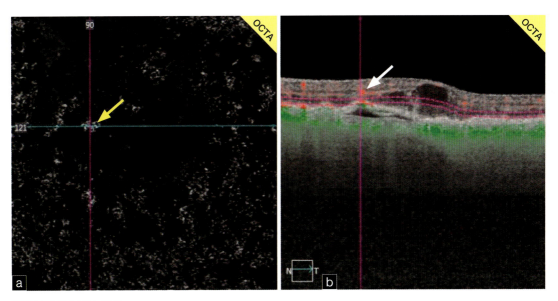

【図14-14】OCTA所見
a：en face，b：B-scan。OCTAでは，網膜深層のセグメンテーションにおいて，RAP lesionは血管構造（黄矢印）として捉えられ，B-scanで網膜内に血流信号がみられる（赤で表示）（白矢印）（ZEISS PLEX Elite 9000で撮影。プロジェクションアーチファクトを除去）。

押さえておきたい読影ポイント

　　　RAPの診断に，FA，IAは非常に有用な検査で，新生血管（RAP lesion）と吻合するRRAやRCA，またhot spotなどRAP特有の所見を容易に捉えることができる。しかし，FA

161

において中～後期では網膜内への旺盛な蛍光漏出やPEDによる過蛍光，出血によるブロックのためはっきりとしないことも多いため，早期にRRAの有無をしっかりと判断することが重要になる。RAP lesionは強い過蛍光斑として描出されることが多い。そのためFAの造影所見は，症例によってpredominantly classic CNV, minimally classic CNV, occult with no classic CNVなどすべての造影所見を呈しうる（144頁参照）。

一方，IAはPEDや出血を伴っていてもRAP lesionの検出に優れており診断的価値の高い検査である。造影早期にRRAを伴う網膜内異常血管増殖やRCAが描出されれば確定診断となる。これには高解像度の共焦点走査レーザー検眼鏡でのIAが有用である。造影後期にはRAP lesionがhot spotとして描出され，「ウニ」のとげのように拡大する網膜内への蛍光漏出が特徴的である。またhot spot周囲に脈絡毛細血管板の充盈遅延・不全がみられることもある[8]。

出血が広範な場合，FAでは蛍光ブロックによりCNVが検出されなくなるため，患者の負担にならないよう最初から省略する場合もある。総じて検眼鏡的所見，IAとOCTで診断できる。

RAPの好発年齢が他の滲出型AMDに比べて高い[3]ことから，全身的にFA, IAが行えないときには，両眼に軟性ドルーゼンとRPDを伴いやすく，網膜内出血や網膜内浮腫がみられやすいなどの検眼鏡的所見やOCT所見で診断することもある。OCTAで網膜深層レベルでRAP lesionが直接検出できるようになり，非侵襲的診断が可能になってきている。

バリエーションとピットフォール

RAPはその進行過程でstage 1～3に分類されるが（163頁参照），両眼に軟性ドルーゼンとRPDを伴いやすく，網膜内出血や網膜内浮腫がみられやすいといった特徴がある。stage 1が初診時の患眼で診断されることはまれであり，経過観察中に僚眼に発症したときでの診断が多い（Case 3）。そのため，患眼のみならず，僚眼の所見もしっかりと観察するのが早期発見につながり重要である。

また，IA後期でhot spotを呈するため，ポリープ状脈絡膜血管症（PCV）と見誤らないように注意が必要である。type 2特発性黄斑部毛細血管拡張症（91頁参照）では網膜下新生血管を生じて，網膜血管との吻合を形成することがあり，早期のRAPとの鑑別が必要である。好発年齢と軟性ドルーゼンとRPD，PEDの有無などが鑑別に役立つ。

文献

1) Yannuzzi LA, Negrão S, Iida T et al：Retinal angiomatous proliferation in age-related macular degeneration. Retina 21：416-434, 2001
2) Freund KB, Ho IV, Barbazetto IA et al：Type 3 neovascularization：the expanded spectrum of retinal angiomatous proliferation. Retina 28：201-211, 2008
3) Maruko I, Iida T, Saito M et al：Clinical characteristics of exudative age-related macular degeneration in Japanese patients. Am J Ophthalmol 144：15-22, 2007
4) Sakurada Y, Yoneyama S, Sugiyama A et al：Prevalence and genetic characteristics of geographic atrophy among elderly Japanese with age-related macular degeneration. PLoS One 11：e0149978, 2016
5) Bottoni F, Massacesi A, Cigada M et al：Treatment of retinal angiomatous proliferation in age-related macular

degeneration：a series of 104 cases of retinal angiomatous proliferation. Arch Ophthalmol 123：1644-1650, 2005
6) 髙橋寛二・小椋祐一郎・石橋達郎・他：加齢黄斑変性の治療指針．日眼会誌 116：1150-1155, 2012
7) Gross NE, Aizman A, Brucker A et al：Nature and risk of neovascularization in the fellow eye of patients with unilateral retinal angiomatous proliferation. Retina 25：713-718, 2005
8) Koizumi H, Iida T, Saito M et al：Choroidal circulatory disturbances associated with retinal angiomatous proliferation on indocyanine green angiography. Graefes Arch Clin Exp Ophthalmol 246：515-520, 2008

RAP の病期

stage 1：網膜内新生血管（intraretinal neovascularization：IRN）
　黄斑部網膜内に網膜血管由来の新生血管が生じる．stage 1 は網膜内にとどまる微小血管増殖が生じる時期である．

stage 2：網膜下新生血管（subretinal neovascularization：SRN）
　IRN は網膜下へと進展し，網膜剝離や，PED を伴う．stage 2 はさらに PED を伴うものと伴わないものに分類される．

stage 3：脈絡膜新生血管（choroidal neovascularization：CNV）
　脈絡膜新生血管を伴い，網膜下新生血管と網膜下や色素上皮下で吻合して RCA が形成される．

近年，Yannuzzi は stage 2＋PED を stage 3 に，従来の stage 3 を stage 4 に分類している[1]．

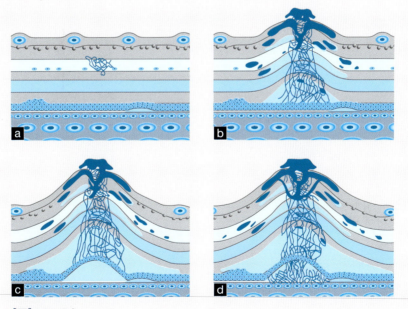

【図】RAP のシェーマ
a：stage 1，b：stage 2，c：stage 2＋PED，d：stage 3．
〔Yannuzzi LA, Negrão S, Iida T et al：Retinal angiomatous proliferation in age-related macular degeneration. Retina 21：416-434, 2001 より改変〕

文献
1) Yannuzzi LA：The Retinal Atlas. Saunders, Philadelphia, 592-602, 2010

〈齋藤昌晃〉

15 萎縮型加齢黄斑変性
dry age-related macular degeneration

Point
- わが国での頻度はまだ高くないが，食生活などの欧米化に伴い，かつ超高齢社会を迎え，その頻度は増えることが予想される。
- 診断基準は，視力の規定はなく，中心窩を中心とする直径 6,000 μm 以内の領域に直径 250 μm 以上の境界明瞭な地図状萎縮を認めるものと定義される。
- 現在のところ治療方法がなく発症予防と進行抑制が主体になっている。
- 近年 NLRP3 インフラソームが発症メカニズムに関与していることが報告されるなど，今後の治療薬開発への期待が大いに高まる。

疾患の概要

萎縮型加齢黄斑変性(age-related macular degeneration：AMD)は黄斑部に境界明瞭な網膜色素上皮(retinal pigment epithelium：RPE)の萎縮病巣である地図状萎縮(geographic atrophy：GA)を伴い[1]，脈絡膜新生血管(choroidal neovascularization：CNV)を伴う滲出型 AMD と AMD 内で二分される[2]。日本での AMD の有病率は久山町スタディによると，2007 年の調査では後期 AMD は 1.4％であり，そのうち滲出型 1.2％，萎縮型 0.1％であり，滲出型が多いことが報告されている[3]。

萎縮型 AMD の診断基準は，視力の規定はなく，中心窩を中心とした直径 6,000 μm 以内の領域に直径 250 μm 以上の境界明瞭な GA を認めるものと定義され，中心窩との位置関係や，数などは問わないとされている。またその判定に必要なものはあくまで眼底所見であり，OCT や眼底自発蛍光(fundus autofluorescence：FAF)の検査結果は参考所見としている。そのため FA や IA は必ずしも必要ではないが，滲出型 AMD や他の黄斑萎縮をきたす疾患との鑑別に行われる。GA 部は FA で window defect による均一な過蛍光が，IA では脈絡膜中大血管が明瞭にみられる。

萎縮型 AMD に対する有効性が証明された治療方法はまだないが，早期 AMD の状態から後期 AMD への発症予防と考えれば，サプリメント(抗酸化ビタミン，ルテインなど)の摂取が現時点では唯一の治療である。また，近年新たな炎症物質である NLR family pyrin domain containing protein 3(NLRP3)が萎縮型 AMD に関連性があることが報告された[4]。萎縮型 AMD の発症メカニズムとして注目されており，今後治療薬開発への期待が高まる。

ケースで学ぶ所見の読み方

Case 1　典型的な萎縮型 AMD

患者：83歳，男性。以前から右眼の視力低下を自覚し，左眼も見えにくくなった。右眼矯正視力(0.15)，左眼矯正視力(0.5)。

既往：特記すべき事項なし。

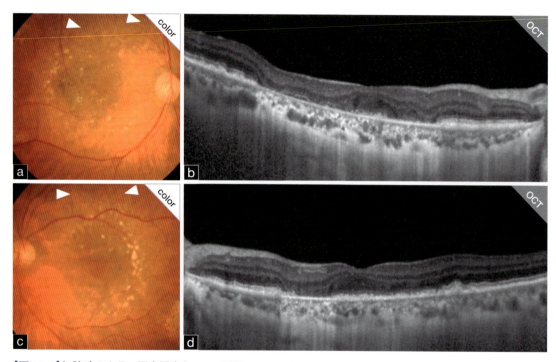

【図 15-1】初診時のカラー眼底写真と OCT 所見

a，c：カラー眼底写真(a：右眼，c：左眼)。両眼ともに褐色の GA を認め，その周囲に軟性ドルーゼン，上方血管アーケード付近に網状偽ドルーゼン(reticular pseudodrusen：RPD)(矢頭)を認める。

b，d：OCT(水平断)(b：右眼，d：左眼)。OCT では，GA の部位は RPE が萎縮し Bruch 膜が描出されている。網膜外層の菲薄化もみられる。

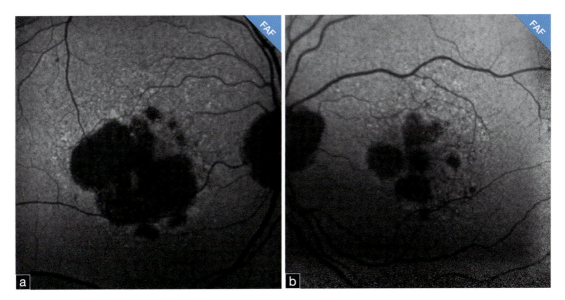

【図 15-2】眼底自発蛍光所見
a：右眼，b：左眼。GA は境界明瞭な低蛍光としてはっきりと捉えられる。

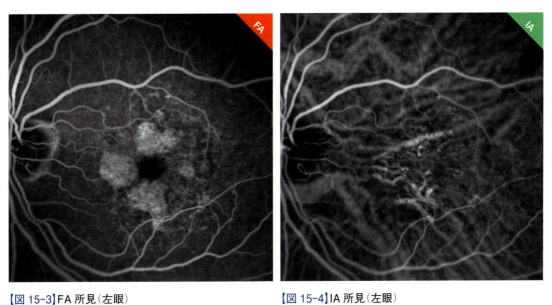

【図 15-3】FA 所見（左眼）

GA 部位は window defect による均一な過蛍光を呈する。

【図 15-4】IA 所見（左眼）

GA 内には脈絡膜中大血管が明瞭にみられる。

同症例の 2 年後の左眼の矯正視力は(0.5)と不変であった。

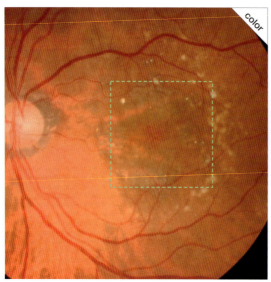

【図15-5】2年後のカラー眼底写真（左眼）
GAのやや拡大を認める。

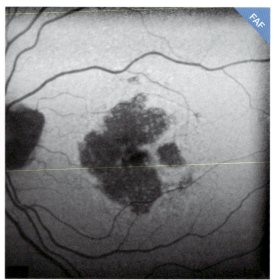

【図15-6】眼底自発蛍光所見（左眼）
初診時に比べGAの拡大がはっきりとわかる。

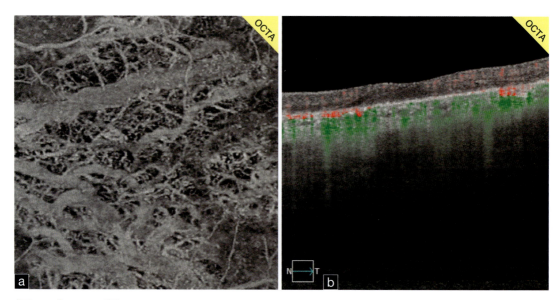

【図15-7】OCTA所見
図15-5の破線囲み内のen face（a）とB-scan（b）。OCTAでは，網膜表層から脈絡毛細血管板のセグメンテーション（whole eye）において，脈絡膜中大血管が明瞭に描出されている（ZEISS PLEX Elite 9000で撮影）。B-scanでは，GA部はRPE付近に血流信号がない。

押さえておきたい読影ポイント

　萎縮型AMDではFAは必ずしも必要な検査ではないが，多くは滲出型AMDや他の黄斑萎縮をきたす疾患との鑑別のために行われる。萎縮型AMDでは蛍光漏出を認めず，

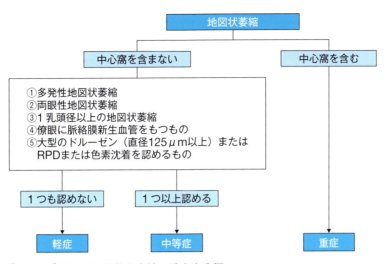

【図 15-8】萎縮型加齢黄斑変性の重症度分類

〔髙橋寛二・白神史雄・石田 晋・他（厚生労働省網膜脈絡膜・視神経萎縮症調査研究班萎縮型加齢黄斑変性診療ガイドライン作成ワーキンググループ）：萎縮型加齢黄斑変性の診断基準．日眼会誌 119：671-677, 2015 より〕

window defect による顆粒状過蛍光を呈する。

バリエーションとピットフォール

　萎縮型 AMD の重症度は視機能への影響，萎縮拡大，CNV 発生の危険性などを考慮され分類されている（図15-8）。このなかで RPD の有無が記載されているが，RPE の下に沈着する軟性ドルーゼンとは異なり，RPD は網膜下に沈着物が発生するドルーゼンである[5]。RPD は図15-1a, c のように上方血管アーケードにみられることが多い。滲出型 AMD の加療中に生じた GA とは本質的に異なるので注意が必要である（近年区別するために RPE atrophy とよばれることが多い）。

文献
1) 髙橋寛二・白神史雄・石田 晋・他（厚生労働省網膜脈絡膜・視神経萎縮症調査研究班萎縮型加齢黄斑変性診療ガイドライン作成ワーキンググループ）：萎縮型加齢黄斑変性の診断基準．日眼会誌 119：671-677, 2015
2) 髙橋寛二・石橋達朗・小椋祐一郎・他（厚生労働省網膜脈絡膜・視神経萎縮症調査研究班加齢黄斑変性診断基準作成ワーキンググループ）：加齢黄斑変性の分類と診断基準．日眼会誌 112：1076-1084, 2008
3) Yasuda M, Kiyohara Y, Hata Y et al：Nine-year incidence and risk factors for age-related macular degeneration in a defined Japanese population the Hisayama study. Ophthalmology 116：2135-2140, 2009
4) Tarallo V, Hirano Y, Gelfand BD et al：DICER1 loss and Alu RNA induce age-related macular degeneration via the NLRP3 inflammasome and MyD88. Cell 149：847-859, 2012
5) Zweifel SA, Spaide RF, Curcio CA et al：Reticular pseudodrusen are subretinal drusenoid deposits. Ophthalmology 117：303-312. e1, 2010

〈齋藤昌晃〉

16 脈絡膜新生血管
choroidal neovascularization

Point
- CNV は AMD 以外の疾患でも合併することがあり，特発性脈絡膜新生血管，近視性脈絡膜新生血管，網膜色素線条をはじめとし，網脈絡膜炎や外傷性脈絡膜破裂などで生じる。
- FA は診断のみならず CNV の活動性を把握するうえでも重要である。
- これらの CNV の多くは type 2 CNV であり，その FA 所見は classic CNV を呈することが多い。type 1 あるいは type 2 CNV といった表記は解剖学的位置による分類（RPE との位置関係）であり，臨床上かつ便宜上，classic CNV の多くは type 2 CNV，occult CNV は type 1 CNV であると考えてよいが，厳密には違う点に注意が必要である。

疾患の概要

　脈絡膜新生血管（choroidal neovascularization：CNV）は，滲出型加齢黄斑変性（AMD）の主要所見の1つとされ，出血や滲出性変化をきたし，視力低下や変視症，視野障害をもたらす重要な所見である。CNV は病理組織学的分類で網膜色素上皮（retinal pigment epithelium：RPE）の上にある type 2 CNV，RPE の下に位置する type 1 CNV に大別される（Gass 分類）[1]（137頁参照）。

　AMD 以外の疾患で CNV を伴うことがある。主な疾患には，変性近視，網膜色素線条（angioid streaks），点状脈絡膜内層症（PIC）（242頁参照）や Vogt-小柳-原田病（217頁参照）をはじめとする網脈絡膜炎，外傷性脈絡膜破裂，近視性脈絡膜新生血管（myopic CNV：mCNV）などがあり，これらを除いた若年〜中高年に発症する原因不明の黄斑部の CNV を特発性脈絡膜新生血管（idiopathic CNV：ICNV）とよぶ。これらの CNV の多くは FA では造影早期に境界鮮明な過蛍光を示し，後期では旺盛な蛍光漏出を示す classic CNV を呈する。近年 OCT の測定速度や解像度の向上，さらには OCTA の登場により，OCT 所見は CNV の有無の診断や，主な治療である抗血管内皮増殖因子（vascular endothelial growth factor：VEGF）療法の追加治療の判定に重要な存在となっている。

　ICNV は一般に女性に多く，片眼性のことが多いが両眼性もある。また近視眼に発症することが多い。若年〜中高年に発症することから，ドルーゼンを伴っていないことが多い。CNV は type 2 CNV であることが多く，活動性が高いものはサイズが小さくフィブリンなどの滲出を伴い，黄白色〜灰色の色調を呈することが多い。陳旧例では CNV に色素沈着を伴い，CNV 周囲に RPE の囲い込みを伴うことも多い。

　mCNV は強度近視に伴う CNV であり，その多くは type 2 CNV である。CNV は平坦で小型（通常1乳頭径以下），円形または楕円形，灰白色であることが多い。強度近視の約10％に発症するとされ，CNV 周囲に網膜下出血を伴い，視力低下，変視症，中心暗点を自覚することが多い。CNV 周囲に漿液性網膜剥離（serous retinal detachment：SRD），硬性白斑や網膜色素上皮剥離（pigment epithelial detachment：PED）を伴うことは少ない。

網膜色素線条は全身の弾性線維の変性を生じる疾患で，Bruch 膜の弾性線維の変性・断裂を特徴とする。通常，両眼性に発症し初期には無症状のことが多いが，進行し Bruch 膜の断裂部に CNV が発症すると視力低下を生じる[2]。CNV は type 2 CNV であることが多いが，RPE 下に進展し PED を伴うことがある。

ケースで学ぶ所見の読み方

Case 1　活動性の高い特発性脈絡膜新生血管

患者：33歳，女性。1か月前から右眼中心暗点を自覚した。右眼矯正視力(0.5)。
既往：特記すべき事項なし。

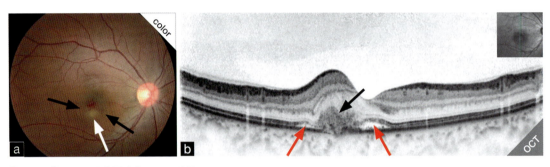

【図 16-1】カラー眼底写真と OCT 所見

a：カラー眼底写真。中心窩下方に灰白色の小型な CNV(白矢印)がみられる。周囲には SRD(黒矢印)，軽度網膜下出血がみられる。
b：OCT(垂直断)。CNV は RPE 上の境界不明瞭な高反射(黒矢印)を示している。SRD(赤矢印)，網膜内浮腫，網膜内出血がみられる。

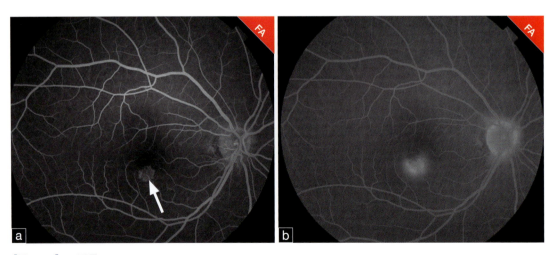

【図 16-2】FA 所見

a：早期。境界明瞭な classic CNV(矢印)がみられる。
b：後期。CNV から旺盛な蛍光漏出がみられる。

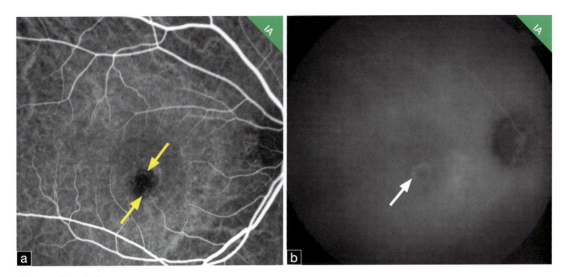

【図16-3】IA所見
a：早期。CNVは境界明瞭な過蛍光(矢印)を呈している。
b：後期。CNV(矢印)は過蛍光を示し，蛍光ブロックによる輪状の低蛍光(dark rim)はその周囲に不明瞭である。

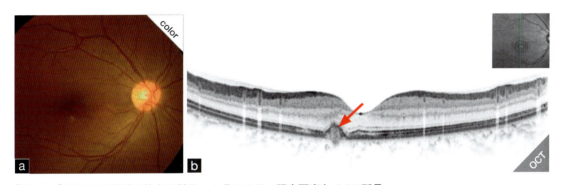

【図16-4】抗VEGF薬硝子体内注射後1か月のカラー眼底写真とOCT所見
a：カラー眼底写真，b：OCT。CNVは縮小し，境界明瞭な高反射(矢印)となっている。SRD，浮腫は消失した。

Case 2 dark rim を認める特発性脈絡膜新生血管

患者：37歳，女性。2日前から右眼歪視を自覚した。右眼矯正視力(1.5)。
既往：特記すべき事項なし。

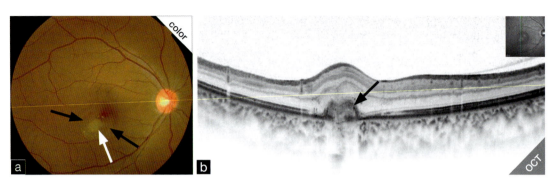

【図 16-5】カラー眼底写真と OCT 所見

a：カラー眼底写真。中心窩耳下側に灰白色の小型の CNV（白矢印）がみられる。周囲には SRD（黒矢印），硬性白斑がみられる。

b：OCT。CNV を通る垂直スキャン。RPE 上に境界不明瞭な CNV の高反射を認め，一部で RPE が CNV 表面を取り囲んでいる（矢印）。

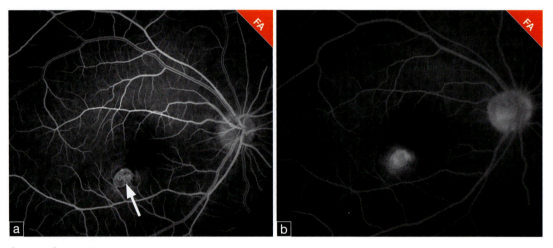

【図 16-6】FA 所見

a：早期。境界明瞭な classic CNV（矢印）がみられる。
b：後期。CNV からの蛍光漏出がみられる。

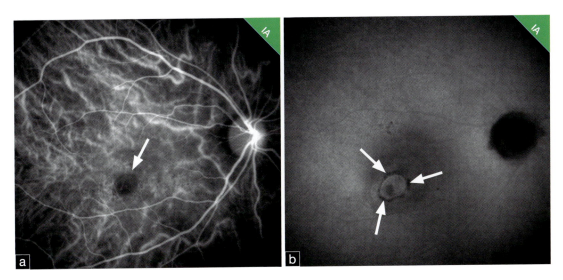

【図 16-7】IA 所見

a：早期。CNV は境界明瞭な過蛍光を呈している。
b：後期。CNV 周囲は黒く縁取られて dark rim（矢印）を呈している。

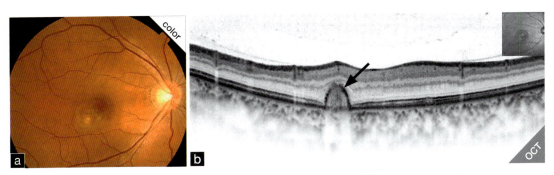

【図 16-8】抗 VEGF 薬硝子体内注射後 1 か月のカラー眼底写真と OCT 所見

a：カラー眼底写真，b：OCT。CNV は縮小し境界明瞭となり，RPE の高反射（矢印）に囲い込まれている。

Case 3 近視性脈絡膜新生血管

患者：66歳，女性。正常眼圧緑内障で通院中。1か月前から左眼傍中心暗点を自覚した。左眼矯正視力(0.15)。−13.5 D。眼軸長 28.9 mm。

既往：特記すべき事項なし。

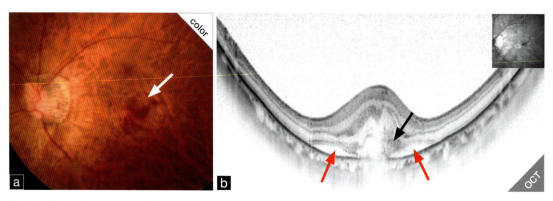

【図 16-9】カラー眼底写真と OCT 所見

a：カラー眼底写真。中心窩耳側に網膜下出血を伴う小型の灰白色病変(矢印)がみられる。
b：OCT。RPE 上に境界不明瞭な CNV の高反射(黒矢印)を認める。SRD(赤矢印)，網膜内・網膜下の出血がみられる。

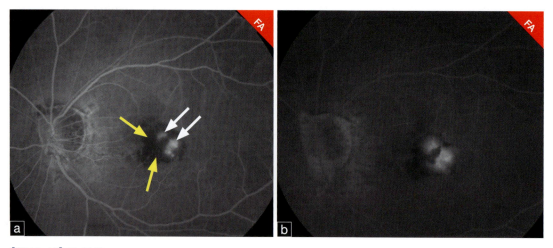

【図 16-10】FA 所見

a：早期。CNV は過蛍光(白矢印)を示す。一部出血による蛍光ブロック(黄矢印)がみられる。
b：後期。CNV からの蛍光漏出がみられる。

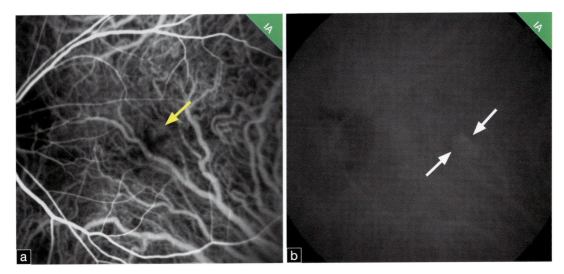

【図 16-11】IA 所見

a：早期。CNV が淡い過蛍光（矢印）を呈している。b：後期。CNV 周囲に dark rim（矢印）がみられる。

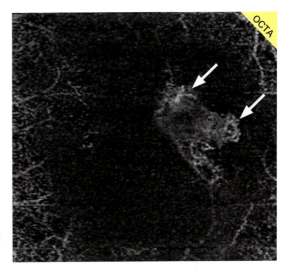

【図 16-12】OCTA 所見

網膜外層に CNV（矢印）の血管像が鮮明に描出されている。

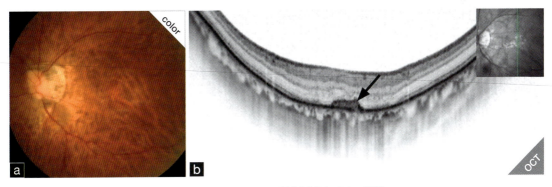

【図 16-13】抗 VEGF 薬硝子体内注射後 1 か月のカラー眼底写真と OCT 所見

a：カラー眼底写真，b：OCT。出血は吸収され，CNV は縮小し，RPE で囲い込まれている（矢印）。滲出性変化は消失。左眼矯正視力（0.5）に上昇した。

Case 4 単純型黄斑出血

患者:47歳,女性。半月前から左眼変視を自覚した。左眼矯正視力(1.0)。−14 D。眼軸長 28.8 mm。
既往:めまい。

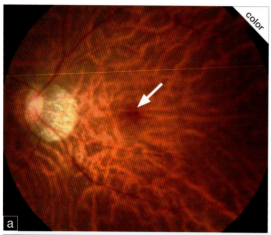

【図 16-14】カラー眼底写真と OCT 所見
a:カラー眼底写真。中心窩に少量の網膜下出血(矢印)がみられる。
b:OCT。網膜下に反射組織はあるが,滲出性変化はみられない。

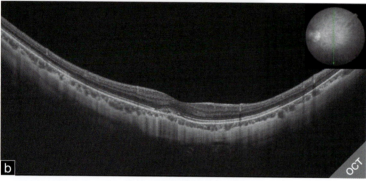

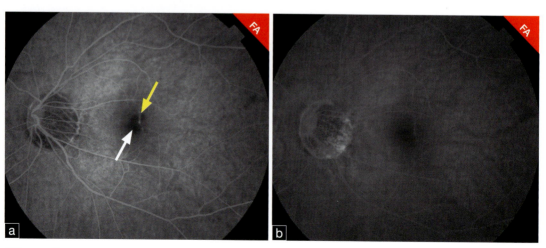

【図 16-15】FA 所見
a:早期。ひび割れ(lacquer crack)(黄矢印)がみられる。出血による蛍光ブロック(白矢印)がみられる。
b:後期。CNV を示す蛍光漏出はみられない。

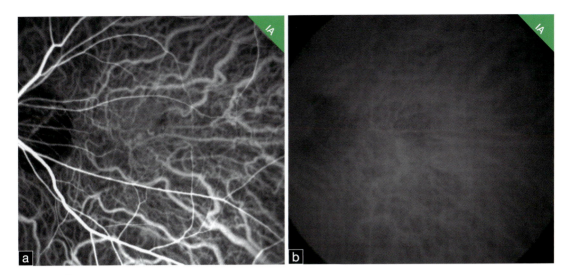

【図16-16】IA 所見
a：早期，b：後期。CNV はみられない。

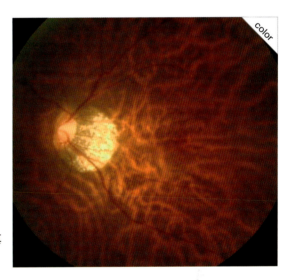

【図16-17】自然経過1か月後のカラー眼底写真
出血は消失した。

Case 5　強度近視眼に生じた黄斑出血での OCTA 活用

患者：56 歳，女性。眼軸長 30.7 mm。

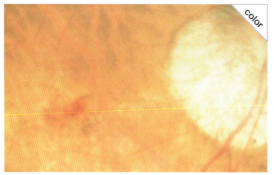

【図 16-18】カラー眼底写真

視神経乳頭耳側にコーヌスと黄斑出血がみられる。mCNV と単純型黄斑出血の鑑別が必要である。

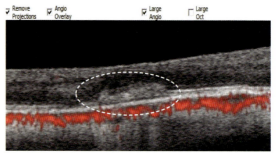

【図 16-19】OCTA 所見

網膜外層。B-scan の高反射部位には血流シグナルはみられず（白円），単純型黄斑出血と判定できる。

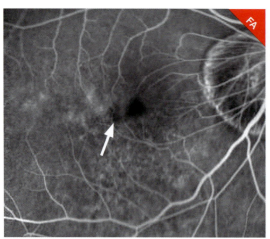

【図 16-20】FA 所見

黄斑部出血の部位は蛍光ブロックがある（矢印）。CNV を示唆する過蛍光所見はみられない。

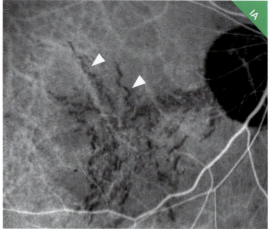

【図 16-21】IA 所見

ひび割れ（lacquer crack）による低蛍光がある（矢頭）。

Case 6 網膜色素線条

患者:61歳,女性。1か月前から右眼歪視を自覚した。右眼矯正視力(0.4)。屈折は−9 D。
既往:特記すべき事項なし。

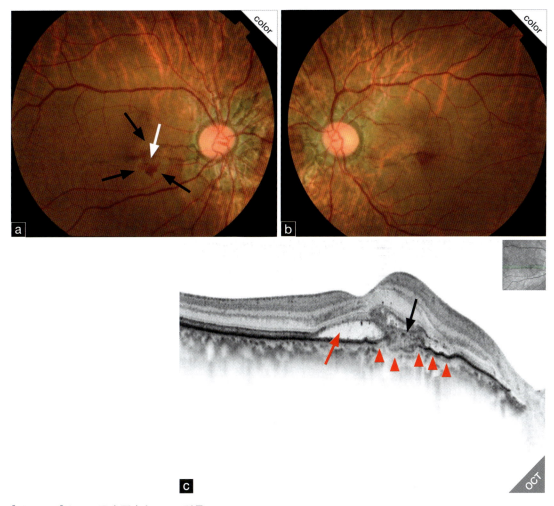

【図 16-22】カラー眼底写真と OCT 所見

a:カラー眼底写真(右眼)。視神経乳頭周囲に放射線状の線条が伸び,黄斑にも達している。灰白色の CNV(白矢印)がみられ,網膜下出血,SRD(黒矢印)がみられる。黄斑〜耳側にかけ梨子地状眼底(peau d'orange fundus)がみられる。

b:カラー眼底写真(左眼)。右眼と同様に視神経乳頭周囲に放射状の線条がみられる。

c:OCT(右眼)。RPE を越えて CNV の高反射(黒矢印)がみられる(type 2 CNV)。SRD(赤矢印)や網膜下出血を伴う。Bruch 膜の波うち様変化(矢頭)がみられる。

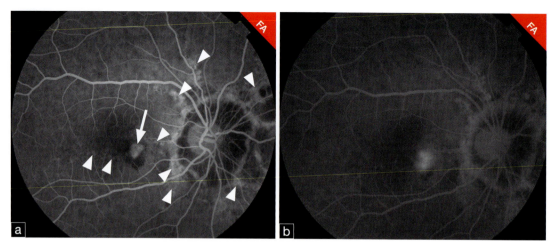

【図 16-23】FA 所見

a：早期。線条部は早期から window defect による過蛍光(矢頭)がみられる。出血部はブロックされ，境界明瞭な CNV の過蛍光(矢印)がみられる(classic CNV)。
b：後期。CNV からの蛍光漏出がみられる。

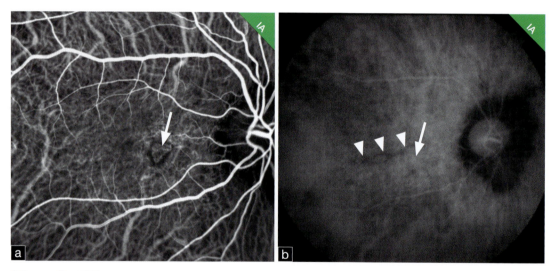

【図 16-24】IA 所見

a：早期。線条部は不明瞭。境界明瞭な CNV(矢印)がみられる。
b：後期。CNV は過蛍光(矢印)を示し，線条は低蛍光(矢頭)を呈する。

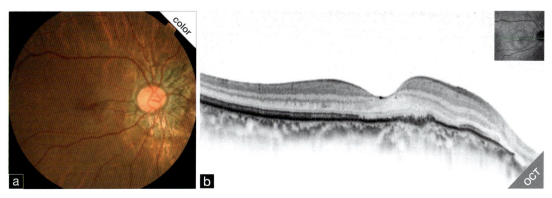

【図16-25】抗VEGF薬硝子体内注射後1か月のカラー眼底写真とOCT所見
a：カラー眼底写真，b：OCT。CNVは退縮。出血は薄くなり，SRDは消失した。右眼矯正視力(1.0)に改善。

押さえておきたい読影ポイント

多くはtype 2 CNVを呈し，FAではclassic CNV，すなわち早期に境界が比較的明瞭な過蛍光を示し，後期には旺盛な蛍光漏出を示す(144頁参照)。FAはCNVの検出のみならず，CNVの活動性の判定に有用である。

バリエーションとピットフォール

◆特発性脈絡膜新生血管

ICNVは，50歳未満に生じる原因不明のCNVで，治療の反応も良好であることが多い。自然に退縮することもあり，視力予後は一般に良好である[3]。AMDと異なりドルーゼンやRPE異常を認めないことも鑑別のポイントとなる。

FAはCNVの活動性を判定するのに有用である。造影早期から過蛍光で，classic CNVを呈する。陳旧例ではCNV周囲にRPEの萎縮を伴い，window defectを呈する。IAは早期にCNV内部の像が描出されることもあるが，はっきり写らないこともある。後期には組織染として過蛍光が観察される。OCTでは，活動性が高いと析出物によりCNVの境界は不明瞭である。活動性が低下するとCNVの輝度が高くなり，境界明瞭になる。陳旧性のCNVはRPEによる囲い込みが生じていることが多く，IAで蛍光ブロックによる輪状の低蛍光(dark rim)がみられる[4]。dark rimはCNV活動性の低下を示す予後良好因子とされ，dark rimの有無から，Case 1(図16-3b)はCase 2(図16-7b)よりもCNVの活動性が高いと考えられる。

◆近視性脈絡膜新生血管

強度近視に伴う黄斑出血がみられる場合は，単純型黄斑出血とmCNVの鑑別が重要で，その診断のためにはFAが有用である。単純型出血ではFAでCNVはみられないため蛍光漏出はなく，出血によるブロックがみられるのみである。Bruch膜が伸展して断裂する所見であるlacquer crackは，眼底に黄白色の線条としてみられ，mCNV，単純型出血ともにみられる。Case 3とCase 4，5は強度近視眼に網膜下出血を伴い一見似通った所見を呈して

いるが，全く異なる病態の例である。

CNVは中心窩あるいは傍中心窩に生じる。陳旧例になると色素沈着を伴い，黒灰色に隆起したFuchs斑を呈する。黄斑部萎縮はCNVの退縮後，境界明瞭な萎縮巣が拡大したものである。視力予後は悪く，自然経過では10年で96％が視力0.1未満に低下するとされる。FAは早期から境界明瞭な過蛍光を呈し，後期には色素漏出を示す，classic CNVを呈する。Bruch膜のlacquer crackが形成されるときに生じる，単純型黄斑出血とmCNVの鑑別が重要であり，確定診断のためにFAが有用である。mCNVでは出血などでCNVが完全にブロックされることは通常なく，蛍光漏出が観察される。単純型黄斑出血では出血によるブロックのみである。IAではCNVの過蛍光はわずかである。周囲にdark rimやlacquer crackがみられることが多い[5]。また，近年普及しているOCTAは，mCNVの検出に有用とされる。

◻ 網膜色素線条

網膜色素線条は両眼発症が多く，線条や梨子地状眼底などその特徴的な眼底所見が診断に有用である。中心窩外のCNV発症でもやがて中心窩に向かって進展することが多く，自然経過の視力予後は不良であり，積極的な治療を要する。また弾性線維性仮性黄色腫（pseudoxanthoma elasticum：PXE）の合併を認めることが多いため，心血管系疾患の合併の有無の精査のために循環器科のコンサルトを考える必要がある。

眼底所見は，乳頭周囲に不規則に放射状に伸びる黒褐色～灰褐色の線条がみられ，周辺に向けて細くなる。また，梨子地状眼底といわれる黄斑耳側から中間周辺部にかけて梨のざらざらした皮に似た，黄白色の点状変化がみられるのも特徴である。乳頭周囲から中間周辺部にかけてRPE萎縮に関連するクリスタリン体がみられることがある。

OCTでCNV周囲に網膜浮腫やSRDを伴うことが多い。活動性が低下し線維化すると高輝度反射となる。また，Bruch膜の断裂や，Bruch膜の波うち様変化がみられる。外網状層の下に，高反射の円形または卵形の輪状の線（outer retinal tubulation）がみられることがある。FAでは，線条部は早期からwindow defectによる過蛍光，後期には組織染による過蛍光を呈する。線条内の色素沈着部はブロックによる低蛍光を呈することが多いが，後期になって過蛍光を呈することもある。CNVはclassic CNVであることが多い。IA早期では線条は不明瞭だが，後期になると組織染による過蛍光を呈することが多く，FAの過蛍光より広範囲にみられる。造影後期に顆粒状の低蛍光が梨子地状眼底の範囲よりも広範囲にみられることが特徴的である。CNVは早期に造影され，後期には不明瞭となる。

文献

1) Gass JD：Biomicroscopic and histopathologic considerations regarding the feasibility of surgical excision of subfoveal neovascular membranes. Am J Ophthalmol 118：285-298, 1994
2) Gass JD：Angioid streaks. In：Stereoscopic Atlas of Macular Diseases. 4th ed. Mosby, St. Louis, 118-125, 1997
3) Ho AC, Yannuzzi LA, Pisicano K et al：The natural history of idiopathic subfoveal choroidal neovascularization. Ophthalmology 102：782-789, 1995
4) Iida T, Hagimura N, Kishi S et al：Indocyanine green angiographic features of idiopathic submacular choroidal neovascularization. Am J Ophthalmol 126：70-76, 1998
5) Quaranta M, Arnold J, Coscas G et al：Indocyanine green angiographic features of pathologic myopia. Am J Ophthalmol 122：663-671, 1996

〈小笠原雅・齋藤昌晃〉

17 Stargardt 病とその他の遺伝性網膜変性
Stargardt disease and other hereditary retinal degeneration

Point
- いずれの疾患でも典型例では，眼底所見のみで診断が可能である。眼底所見での診断が難しい場合は，FA や眼底自発蛍光の所見を複合的に判断して診断を進めることが大切である。
- Stargardt 病では RPE 内にリポフスチンが異常に蓄積する。FA ではこれにより脈絡膜背景蛍光がブロックされ暗く映る(dark choroid)。

疾患の概要

　遺伝性網膜変性は頻繁に遭遇する疾患ではないが，原因不明の視力低下や視野障害などで鑑別診断を行う際には必ず念頭におく必要がある疾患群である。本項では Stargardt 病，網膜色素変性，中心性輪紋状脈絡膜ジストロフィを例にとり，FA での脈絡膜背景蛍光の読影についても解説していく(4, 8 頁参照)。

　Stargardt 病は黄斑の萎縮性病変とその周囲に散在する黄色斑を特徴とする疾患である。眼底所見はこれらの組み合わせによって多彩な所見を呈する。視細胞外節内でレチノール代謝産物を輸送する遺伝子異常が関与し，常染色体劣性の遺伝形式をとる症例が多い[1]。レチノールの異常代謝産物であるリポフスチンが網膜色素上皮(retinal pigment epithelium：RPE)に蓄積し，細胞障害を生じる[2]。

　網膜色素変性は遺伝性の進行性疾患[3]で，薄暗い環境で見えづらくなる夜盲が初発症状であり，その後周辺の視野狭窄を生じてくる。中心視機能が比較的保たれる症例から高度の視機能不全に至るものまで幅広い臨床像があり，進行速度には個人差がある。典型例では周辺部網膜の骨小体様色素沈着が多数散在し，網膜動静脈の狭細化を呈する。

　中心性輪紋状脈絡膜ジストロフィは黄斑にみられる境界明瞭な RPE と脈絡膜の萎縮巣がみられる[4]。症状の出現年齢は 30～60 歳の間であることが多く，遺伝形式は常染色体優性が最も多い。

ケースで学ぶ所見の読み方

Case 1　Stargardt病

患者：20歳，女性。両眼の視力低下を自覚し受診した。右眼視力(0.3)，左眼視力(0.4)。
既往：特記すべき事項なし。

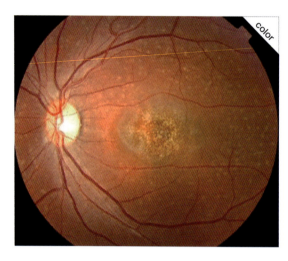

【図17-1】カラー眼底写真
黄斑に円形の萎縮があり，そのなかに黄色の粗糙な沈着がみられる。黄斑萎縮の周囲には白色～黄白色の斑状病巣がみられ，血管アーケード外まで広がっている。黄色斑は円形ではなく，棘状で隣り合う黄色斑と癒合しているところもある。

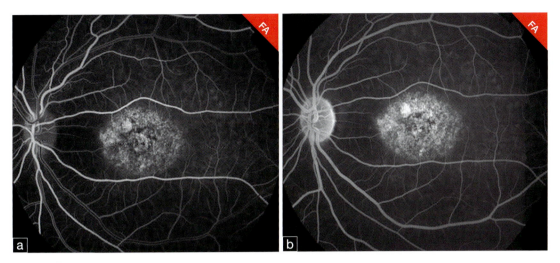

【図 17-2】FA 所見

a：早期。RPE 内に異常に蓄積したリポフスチンが脈絡膜背景蛍光をブロックするため，網膜全体の脈絡膜背景蛍光がみえず暗く映る（dark choroid）。網膜血管と背景のコントラストが高いため，網膜血管は末梢まで明瞭である。黄斑の RPE 萎縮部位では，脈絡膜背景蛍光の減衰がないため造影早期から過蛍光を示す"window defect"（transmitted fluorescence）がみられる。

b：後期。黄色斑に一致した過蛍光と黄斑萎縮部位の過蛍光の範囲はともに早期像と比較して拡大はない。

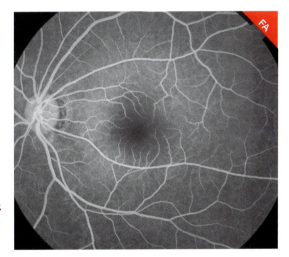

【図 17-3】[比較] 正常眼の FA 所見

正常眼では RPE 越しに脈絡膜背景蛍光が淡く観察される。Stargardt 病の FA では脈絡膜背景蛍光が全く観察されないことがわかる。

17 Stargardt 病とその他の遺伝性網膜変性

Case 2 Stargardt 病の FAF と OCT，OCTA

患者：45 歳，男性。視力は左右とも (0.2)。
主訴：両眼の視力不良。
家族歴：姉が Stargardt 病。

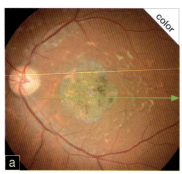
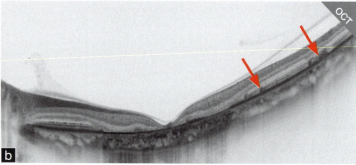

【図 17-3】カラー眼底写真と OCT 所見
a：カラー眼底写真。黄斑に萎縮巣が広がっている。その周囲に黄色斑が散在している。
b：OCT（水平断）。黄斑の RPE は萎縮しており，脈絡膜組織が高信号になっている。黄色斑に一致した部位では RPE 上に高反射像（矢印）がみられる。

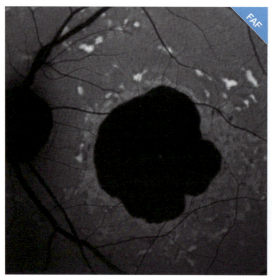

【図 17-4】眼底自発蛍光所見

眼底自発蛍光では RPE に沈着したリポフスチンが過蛍光を呈するために，眼底全体の自発蛍光は強く明るい。リポフスチンが異常に蓄積している黄色斑は過蛍光を示す。しかし，黄色斑の部位の RPE 萎縮が進行してくると徐々に低蛍光になってくる。黄斑萎縮部位ではリポフスチンもなくなっているので，その部位に一致して眼底自発蛍光は低蛍光となる。

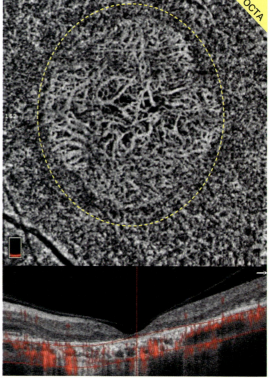

【図 17-5】OCTA 所見

脈絡膜層。黄斑萎縮部位では OCT 測定光が深部まで届きやすいため，脈絡膜中大血管が明瞭に描出される（黄円）。

Case 3　網膜色素変性

患者：52歳，男性。左眼視力(1.0)。
主訴：両眼の視野狭窄，夜盲。
家族歴：特記すべき事項なし。

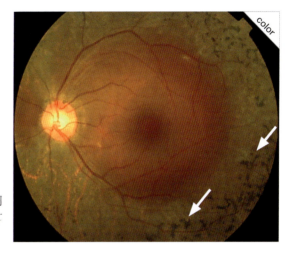

【図 17-6】カラー眼底写真

後極と視神経乳頭鼻側は正常色調であるが，その周囲はRPE萎縮が強く，脈絡膜血管が透見できる。耳側を中心に骨小体様色素沈着がみられる(矢印)。

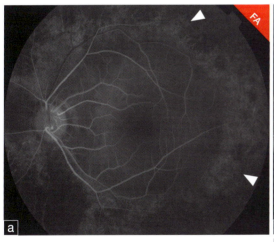
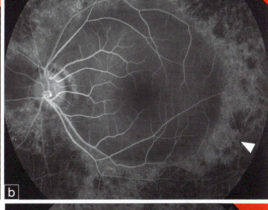
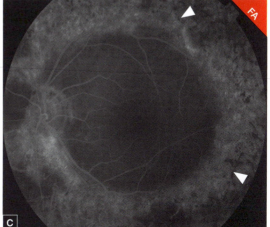

【図 17-7】FA所見

a：早期，b：中期，c：後期。RPE萎縮部位ではwindow defect によって早期から後期まで過蛍光である(矢頭)。脈絡膜背景蛍光の強弱によって過蛍光の程度は変化するが，蛍光漏出とは異なり経時的な過蛍光範囲の拡大はみられない。血管アーケード外には萎縮がさらに強く脈絡毛細血管板が消失しているために，早期から後期まで低蛍光の部位がみられる。

Case 4 中心性輪紋状脈絡膜ジストロフィ

患者：55歳，男性。右眼視力(0.8)。
主訴：両眼の視力低下。
家族歴：特記すべき事項なし。

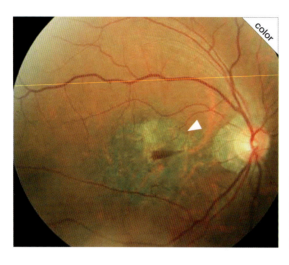

【図17-8】カラー眼底写真

黄斑部に境界明瞭な円形のRPE萎縮および脈絡毛細血管板萎縮がみられる(矢頭)。萎縮部位では脈絡膜血管が明瞭に見える。

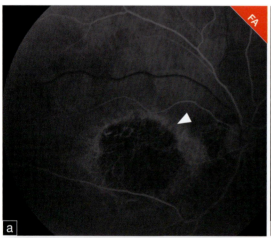
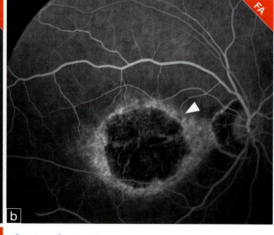
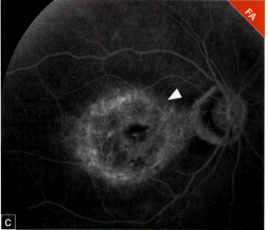

【図17-9】FA所見

a：早期，b：中期，c：後期。RPE萎縮部位に一致してwindow defectによる過蛍光がみられる(矢頭)。その内部は萎縮の程度がさらに強く，脈絡毛細血管板の萎縮によって早期では低蛍光を示し，後期では組織染により過蛍光を示す。脈絡毛細血管板の萎縮部位では，早期(a)～中期(b)にかけて脈絡膜中大血管が明瞭に描出される。

押さえておきたい読影ポイント

　Stargardt病は黄斑の萎縮性病変と後極を中心とした黄色斑の存在が典型的である．黄斑の萎縮性病変や黄色斑が軽度な場合は，診断に迷うことが多いが，FA所見でのdark choroidが診断の決め手になる．dark choroidでは，脈絡膜背景蛍光が暗いため網膜血管とのコントラストが強く，毛細血管もよく観察できることが特徴である．黄色斑は，FAで不整な軽度過蛍光斑として観察され，視神経乳頭近傍にはみられないことも特徴の1つである（peripapillary sparing）．

　網膜色素変性のFAでは，RPE萎縮の部位で造影早期から病変に一致した過蛍光（window defect）を呈する．現在はOCTによってRPE萎縮の範囲などを把握しやすくなったが，FAでのwindow defectによる過蛍光や脈絡毛細血管板萎縮による低蛍光など萎縮範囲の全体的な広がりを詳細に把握しやすい．

　中心性輪紋状脈絡膜ジストロフィでみられる萎縮巣の中心部では，RPE萎縮に加えて脈絡毛細血管板萎縮も生じている．FAでは脈絡膜背景蛍光がないために早期では低蛍光となり，その奥にある脈絡膜中大血管の蛍光が描出される．

バリエーションとピットフォール

　Stargardt病は，黄斑部にRPE萎縮がみられる慢性中心性漿液性脈絡網膜症（CSC）や加齢黄斑変性などとの鑑別が必要になる．CSCでは，window defectが漿液性網膜剥離の存在範囲に一致した円形または楕円形を示す．加齢黄斑変性については，ドルーゼンと黄色斑の鑑別が重要である．

　網膜色素変性では囊胞様黄斑浮腫を合併する症例もあり，FA後期に黄斑への蛍光漏出がみられる場合もある．

　中心性輪紋状脈絡膜ジストロフィは，萎縮型加齢黄斑変性との鑑別が重要であり，網状偽ドルーゼンやドルーゼンの合併の有無に注目して鑑別を行う必要がある（165頁参照）．

文献

1) Allikmets R, Singh N, Sun H et al：A photoreceptor cell-specific ATP-binding transporter gene（ABCR）is mutated in recessive Stargardt macular dystrophy. Nat Genet 15：236-246, 1997
2) Eagle RC Jr., Lucier AC, Bernardino VB et al：Retinal pigment epithelial abnormalities in fundus flavimaculatus：a light and electron microscopic study. Ophthalmology 87：1189-1200, 1980
3) Dryja TP, McGee TL, Reichel E et al：A point mutation of the rhodopsin gene in one form of retinitis pigmentosa. Nature 343：364-366, 1990
4) Noble KG：Central areolar choroidal dystrophy. Am J Ophthalmol 84：310-318, 1977

〈長谷川泰司・石龍鉄樹〉

18 サルコイドーシス
sarcoidosis

Point
- サルコイドーシスは，肉芽腫性の汎ぶどう膜炎を生じ，眼底では網膜血管周囲炎，ろう様網脈絡膜滲出斑，血管閉塞，囊胞様黄斑浮腫，視神経炎などを生じる。
- 網膜血管周囲炎，囊胞様黄斑浮腫，視神経炎は，軽度であれば検眼的には見つからず，診断や活動性の評価に FA を行う必要がある。
- サルコイドーシスでは初診時の診断のみならず，治療経過においても FA を行い，血管炎や視神経炎などを評価し，治療方針を決定する必要がある。

疾患の概要

　サルコイドーシスは眼，肺，心臓，皮膚などの多臓器に非乾酪性類上皮細胞肉芽腫を形成する疾患である。診断基準は 2006 年に日本サルコイドーシス/肉芽腫性疾患学会による診断基準が改訂されているが，2015 年 1 月に新たな難病法が施行され，重症度分類と合わせて厚生労働省の診断基準も新しく確定された[1]。診断は全身いずれかの臓器で壊死を伴わない類上皮細胞肉芽腫が陽性である組織診断群と，全身検査所見を 2 項目以上満たし，かつ 2 臓器以上に特徴的な臨床所見を認める臨床診断群に分けて診断される。眼病変の臨床所見は表 18-1 に示すように 6 項目あり，2 項目以上有する場合にサルコイドーシスの眼病変が強く示唆される。

　眼病変は両眼性に慢性に経過し，肉芽腫性の汎ぶどう膜炎を生じることが多い。眼における病態は肉芽腫性血管炎である。眼底では網膜血管周囲炎が主に静脈を主体に生じ，血管周囲には血管周囲結節を認めることもある。血管炎は眼底周辺部に生じることが多く，ろう様網脈絡膜滲出斑は特に眼底下方にみられることが多い。FA では，主に静脈に生じる肉芽腫性の網膜血管周囲炎，血管閉塞，囊胞様黄斑浮腫，視神経炎などの病変の有無や，炎症の活動性の評価を行う。

【表 18-1】サルコイドーシスの眼病変を示唆する臨床所見

1） 肉芽腫性前部ぶどう膜炎（豚脂様角膜後面沈着物，虹彩結節）
2） 隅角結節またはテント状周辺虹彩前癒着
3） 塊状硝子体混濁（雪玉状，数珠状）
4） 網膜血管周囲炎（主に静脈）および血管周囲結節
5） 多発するろう様網脈絡膜滲出斑または光凝固斑様の網脈絡膜萎縮病巣
6） 視神経乳頭肉芽腫または脈絡膜肉芽腫

参考となる眼病変：角膜乾燥症，上強膜炎・強膜炎，涙腺腫脹，眼瞼腫脹，顔面神経麻痺

18 サルコイドーシス

ケースで学ぶ所見の読み方

Case 1 網膜静脈周囲炎を繰り返すサルコイドーシス

患者：48歳，男性。

既往：31歳時に虹彩炎。34歳時に呼吸器内科でサルコイドーシスと診断された。36歳時から網膜静脈周囲炎を繰り返しており，ベタメタゾン点眼，デキサメタゾン結膜下注射で加療中である。矯正視力は右眼(1.2)，左眼(0.7)。両眼とも前部硝子体炎症細胞1+，びまん性の硝子体混濁と下方に雪玉状混濁を認めた。

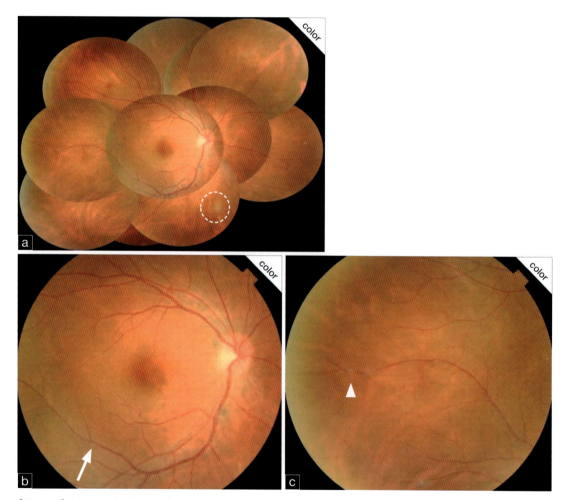

【図 18-1】カラー眼底写真（右眼）

網膜静脈に断続した白鞘化が多発し，網膜静脈周囲炎がみられる（bの矢印）。下鼻側には硝子体混濁がみられる（aの白円）。耳側の血管周囲に小結節がみられる（cの矢頭）。

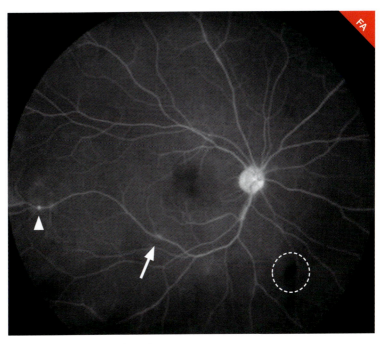

【図 18-2】広角 FA 所見（右眼）

網膜静脈からの蛍光漏出があり，静脈壁の組織染がみられる（矢印）。耳側の血管周囲結節は，過蛍光に描出される（矢頭）。下鼻側に硝子体混濁による蛍光ブロックがみられる（白円）。

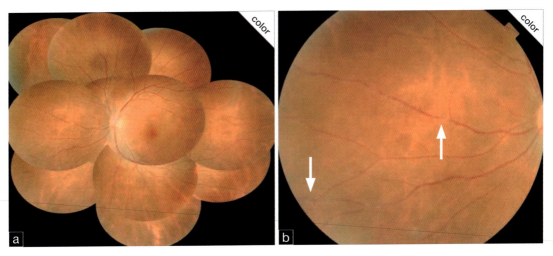

【図 18-3】カラー眼底写真（左眼）

網膜静脈にも白鞘化があり，網膜静脈周囲炎がみられる（b の矢印）。

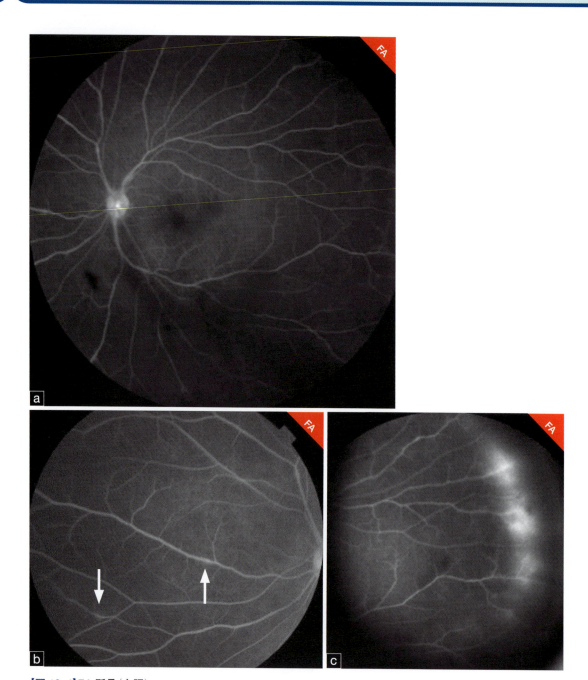

【図 18-4】FA 所見（左眼）

網膜静脈からの蛍光漏出があり，静脈壁の強い組織染がみられる（b の矢印）。上耳側周辺部（c）では，カラー写真ではわかりにくいが，FA では眼底周辺部の静脈から蛍光漏出が強い。

Case 2 嚢胞様黄斑浮腫を伴うサルコイドーシス

患者：56歳，女性。

病歴：近医眼科にてぶどう膜炎，高眼圧の診断で加療されていたが，左眼の霧視が強くなり当院に紹介され受診した。矯正視力は右眼(1.2)，左眼(0.9)。右眼に虹彩炎はなく，前部硝子体炎症細胞1+を認めた。左眼は豚脂様角膜後面沈着物，前房内炎症細胞1+，前部硝子体炎症細胞2+を認めた。

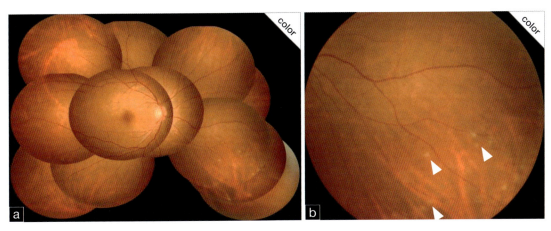

【図18-5】カラー眼底写真（右眼）

眼底周辺部にろう様網脈絡膜滲出斑を多数認め，下方に多い（bの矢頭）。

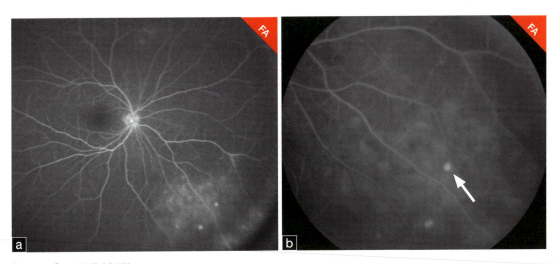

【図18-6】FA所見（右眼）

眼底周辺部に網膜静脈周囲炎の蛍光漏出を認め，下鼻側周辺部には網脈絡膜滲出斑の組織染を認める（bの矢印）。

18 サルコイドーシス

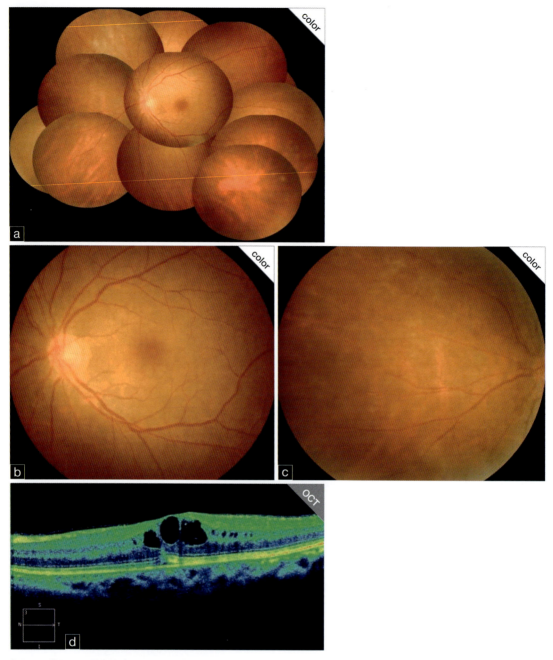

【図18-7】カラー眼底写真とOCT所見(左眼)

a～c：カラー眼底写真。黄斑部に囊胞様黄斑浮腫を認め，周辺部に多数の網脈絡膜滲出斑がみられる。鼻側周辺部に多数の網脈絡膜滲出斑を認める。

d：黄斑部の蛍光漏出部位に囊胞様黄斑浮腫を認める。

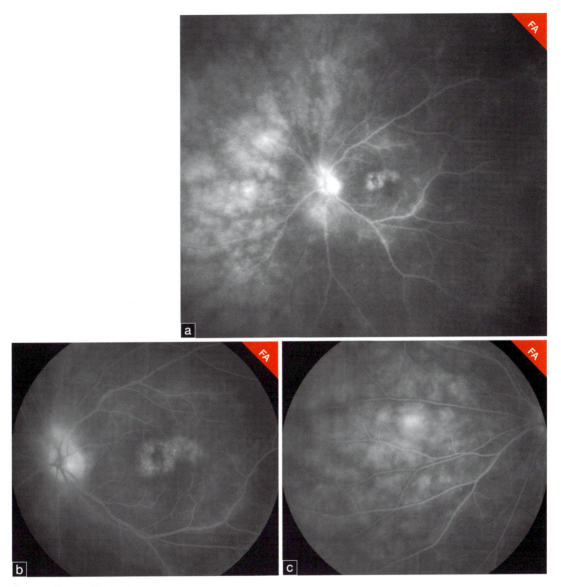

【図 18-8】FA 所見（左眼）

黄斑部は後期で花弁状の蛍光貯留の所見を呈し，後極血管からの強い蛍光漏出を認める．視神経乳頭からの蛍光漏出がみられる．鼻側周辺部には網膜毛細血管レベルの血管炎を示唆する蛍光漏出があり，Behçet 病に類似したシダ状蛍光漏出がみられる．

18 サルコイドーシス

Case 3 慢性経過のサルコイドーシス

患者：72歳，女性。

病歴：3か月前からの飛蚊症を主訴に近医を受診した。ぶどう膜炎の診断で，ステロイド点眼を開始し，全身精査目的で当院に紹介され受診した。矯正視力は右眼(1.2)，左眼(1.2)。右眼には豚脂様角膜後面沈着物を認め，前房内炎症細胞1+，前部硝子体炎症細胞1+，硝子体の雪玉状混濁を認めた。左眼には炎症所見はなかった。当院呼吸器内科でサルコイドーシスと組織診断された。右眼の初診時と3年後の経過の写真を提示する。

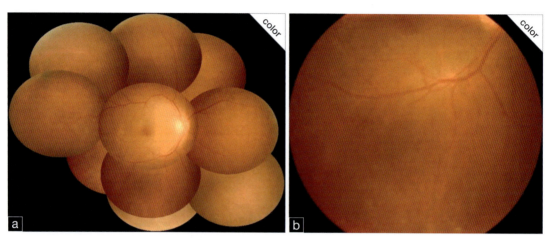

【図18-9】初診時のカラー眼底写真（右眼）

眼底周辺部にろう様網脈絡膜滲出斑が多数みられ，下方周辺部に多い。全周に網膜静脈周囲炎が生じている。

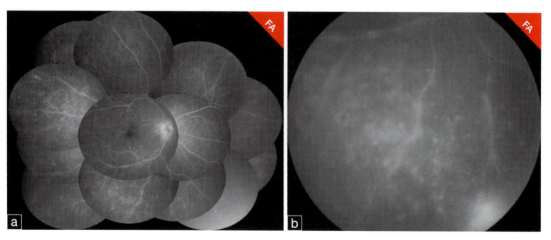

【図18-10】初診時のFA所見（右眼）

視神経乳頭からの蛍光漏出がみられる。網膜静脈からの蛍光漏出が強く，静脈壁の組織染がみられる。下方周辺部(b)では，網脈絡膜滲出斑が過蛍光を呈している。

ケースで学ぶ所見の読み方

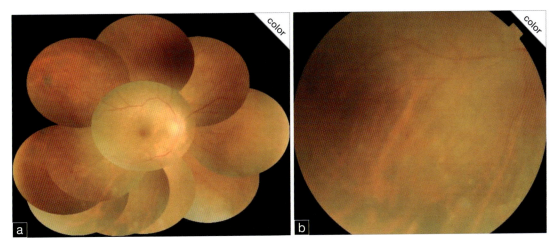

【図18-11】3年後のカラー眼底写真(右眼)

眼底周辺部にろう様網脈絡膜滲出斑が多発している。一部の滲出斑は瘢痕化し、光凝固斑様の萎縮巣となっている。下方周辺部(b)では、新しいろう様網脈絡膜滲出斑と萎縮巣が混在する。

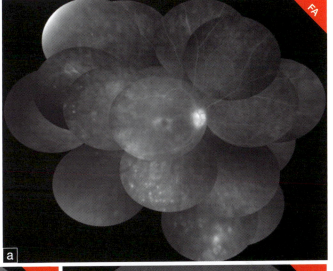

【図18-12】3年後のFA所見(右眼)

全周の周辺部に網膜静脈からの蛍光漏出を認め、下方中間部に網脈絡膜滲出斑の組織染を多く認める。下方周辺部(c)の網脈絡膜萎縮巣はwindow defectにより過蛍光を呈している(矢頭)。網脈絡膜滲出斑も認め(矢印)、混在している。

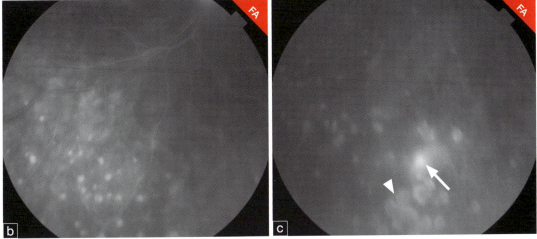

201

Case 4 硝子体混濁と網膜毛細血管レベルの血管炎があるサルコイドーシス

患者：46歳，男性。

病歴：37歳時に両眼の霧視を主訴に当院を受診。両眼の硝子体混濁，網膜静脈血管炎を認め，当院呼吸器内科でサルコイドーシスと組織診断された。ステロイド加療中である。続発性緑内障を生じ，両眼とも線維柱帯切除術の手術歴あり。矯正視力は右眼(0.9)，左眼(1.2)。

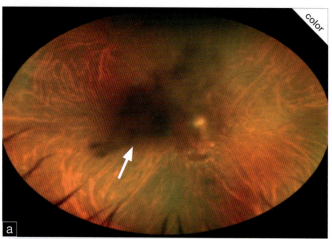

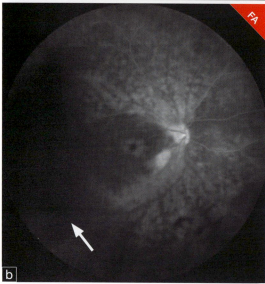

【図18-13】カラー眼底写真とFA所見（右眼）

a：カラー眼底写真。硝子体混濁が多く，後極が覆われている（矢印）。

b：FA。硝子体混濁を避けて撮影しているが，硝子体混濁による蛍光ブロックが耳側にみられる（矢印）。視神経乳頭の過蛍光がみられる。広範囲に網膜毛細血管床からの蛍光漏出が強い。

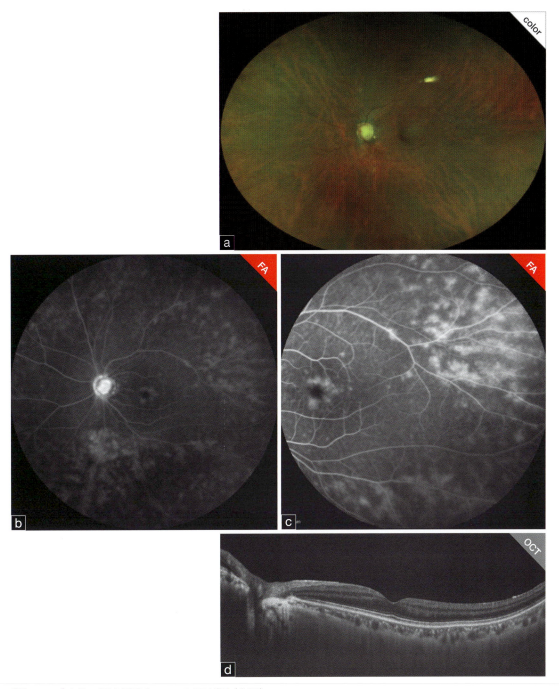

【図18-14】カラー眼底写真とFA・OCT所見(左眼)

a：カラー眼底写真。周辺部の網膜静脈に網膜血管周囲炎がみられ，周辺に網脈絡膜滲出斑を認める。

b，c：FA。黄斑部に網膜血管からの軽度な蛍光漏出がみられる。周辺は広範囲に網膜毛細血管レベルの血管炎を示唆する蛍光漏出があり，Behçet病に類似したシダ状蛍光漏出が強くみられる。

d：OCT。FAでは黄斑部に蛍光漏出を認めるが軽度であり，OCTでは明らかな囊胞様黄斑浮腫は認めない。

押さえておきたい読影ポイント

　サルコイドーシスの網膜血管炎は，眼底周辺部に多くみられ，静脈からの蛍光漏出や静脈壁の組織染として描出される。毛細血管レベルの血管炎ではBehçet病に類似したシダ状蛍光漏出がみられることがある。血管周囲結節は強い過蛍光を示す。嚢胞様黄斑浮腫は周中心窩毛細血管網からの慢性的な漏出により生じ，黄斑部に色素貯留がみられる。

　網脈絡膜のろう様滲出斑は網膜内肉芽腫と考えられており，組織染による多数の過蛍光としてみられ，特に下方に多い特徴がある。数年を経て萎縮すると，光凝固斑様の網脈絡膜萎縮病巣となり，window defectによる過蛍光として描出される。肉芽腫による圧迫や血管内増殖により血管閉塞が生じる場合があり，末梢に無灌流領域が生じ静脈閉塞様の網膜出血をきたしたり，網膜新生血管を生じることがある。視神経肉芽腫を認めることはまれではあるが，視神経肉芽腫では腫瘤様隆起に一致した過蛍光がみられる[2]。

バリエーションとピットフォール

　サルコイドーシスの診断には，眼底病変として網膜血管周囲炎（主に静脈）および，血管周囲結節，多発するろう様滲出斑，光凝固斑様の網脈絡膜萎縮，視神経乳頭肉芽腫，脈絡膜肉芽腫の検出が必要となる。FAでは，後極のみならず周辺網膜血管の撮影と後期の血管からの漏出を捉えることが重要であるため，眼底周辺部までの広範囲にわたる撮影が必要である。網膜血管炎の所見はFA所見では漏出として描出され診断は容易であるが，網膜毛細血管の血管炎からの蛍光漏出はぶどう膜炎の活動性が高い所見と考えられる。

　サルコイドーシスの治療の主体はステロイド治療であるが，ステロイドの点眼や結膜下注射，Tenon嚢注射などの局所投与をするか，全身投与も併用するかの判断には，後眼部病変の活動性の有無が重要となってくる。軽症の網膜血管炎は検眼鏡ではわからないこともあり，FAで評価することは重要である。硝子体混濁が遷延化し慢性化している症例ではぶどう膜炎の活動性の評価としてFAを再度施行することが推奨される。

　また，黄斑浮腫は，OCTでは認めない場合でも，FAでは黄斑部に蛍光漏出を認めることがあり，病態の把握や活動性の評価にFAが有用である。視神経乳頭はしばしば蛍光漏出を認め，視神経炎が存在することがあり，視力低下や視野障害につながる。初診時の診断や治療方針だけではなく，局所治療のみで炎症の改善がみられない場合は，FAで治療効果や活動性を評価し治療方法を変更していくことが必要である。

文献
1) 四十坊典晴・山口哲生：わが国におけるサルコイドーシスの診断基準と重症度分類．日サ会誌 35：3-8, 2015
2) 石原麻美：サルコイドーシス．園田康平，後藤 浩（編）：所見から考えるぶどう膜炎．医学書院，127-133, 2013

〈内村英子〉

19 Vogt-小柳-原田病
Vogt-Koyanagi-Harada disease

Point
- Vogt-小柳-原田病の急性期では，脈絡膜炎に伴う多発する漿液性網膜剝離，特に肉芽腫性炎症を反映したフィブリン析出を伴う剝離が特徴的な所見である．
- FAで網膜色素上皮からの多発する蛍光漏出や視神経乳頭の蛍光漏出を捉えられる．IAでは脈絡膜血管の充盈遅延・充盈欠損により多発する低蛍光斑を観察できる．
- 治療に対する反応性は比較的良好だが，慢性期に再発する例もあり，長期にわたるフォローアップが必要である．FA，IAとともにOCT，OCTAによる網脈絡膜観察が非侵襲的なフォローアップ手段として有用である．

疾患の概要

　Vogt-小柳-原田病（Vogt-Koyanagi-Harada disease：VKH disease）は，全身のメラノサイトを標的とする自己免疫疾患と考えられており，東洋人に多くみられ，わが国でも主要なぶどう膜炎である．眼所見として，脈絡膜のメラノサイトに対する自己免疫反応により多発する漿液性網膜剝離（serous retinal detachment：SRD）や，視神経乳頭の発赤腫脹が特徴的である．眼外症状として，色素細胞を多く有する組織が障害されることから，無菌性髄膜炎，感音難聴，皮膚の白斑や白髪など多彩な症状を呈する[1]．多くの場合，HLA-DR4が陽性である．2001年に報告された改訂診断基準[2]により「完全型」「不完全型」「疑い例」に分類されるが，日本人では皮膚所見を伴う完全型の症例は少ない．

　診断には，眼底検査，FAおよびIA，OCTが用いられるほか，無菌性髄膜炎の証明のための髄液検査や感音難聴の有無の検索のための聴力検査を行う．

　FAでは網膜色素上皮（retinal pigment epithelium：RPE）からの多発する蛍光漏出と多房性のSRD部位への蛍光貯留がみられ，視神経乳頭からの蛍光漏出がみられることも多い．IAでは早期に脈絡膜充盈遅延・欠損による斑状低蛍光がみられる[3]．

　OCTでは，急性期には視細胞外節やフィブリンによって形成されると思われる隔壁で区切られた特徴的なSRDがみられる[4]．enhanced depth imaging（EDI）-OCTの手法や長波長光源を用いたswept source OCTが開発されたことから，網膜より深層の脈絡膜のOCTによる詳細な観察が可能となり，VKH diseaseの急性期には著しい脈絡膜肥厚がみられ，治療に伴い脈絡膜は速やかに厚さが減少することがわかっている[5]．

19 Vogt-小柳-原田病

ケースで学ぶ所見の読み方

Case 1　典型的な VKH disease

患者：36歳，女性。視力低下，変視および頭痛を主訴に当科を受診した。両眼矯正視力(0.4)。

既往：特記すべき事項なし。

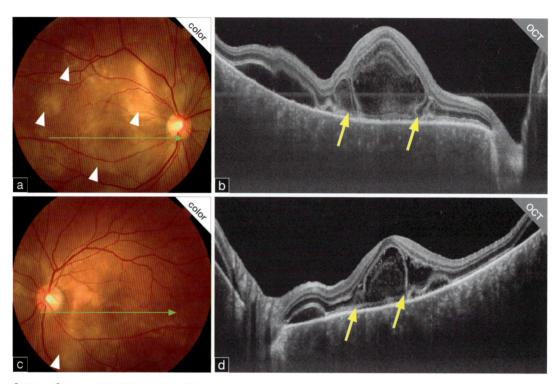

【図 19-1】カラー眼底写真と OCT 所見

a，c ：カラー眼底写真（a：右眼，c：左眼）。両眼とも多発する SRD がみられ，黄白色のフィブリン様物質の網膜下沈着がみられる（矢頭）。

b，d ：OCT（b：右眼，d：左眼）。両眼ともに隔壁を伴う SRD が多発している（矢印）。脈絡膜は肥厚が強く，強膜との境界は同定できない。脈絡膜血管の構造も不鮮明となっている。

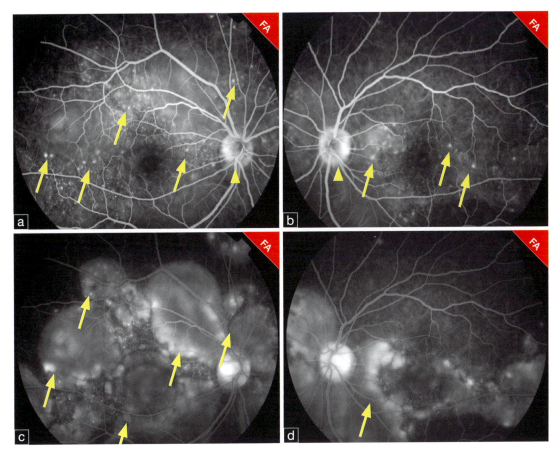

【図 19-2】FA 所見

a，b：早期（a：右眼，b：左眼）。両眼とも広範囲に多発する RPE からの蛍光漏出を認める（矢印）。視神経乳頭も蛍光漏出を示している（矢頭）。

c，d：後期（c：右眼，d：左眼）。後期には SRD に一致した多房性の蛍光貯留がみられる（矢印）。

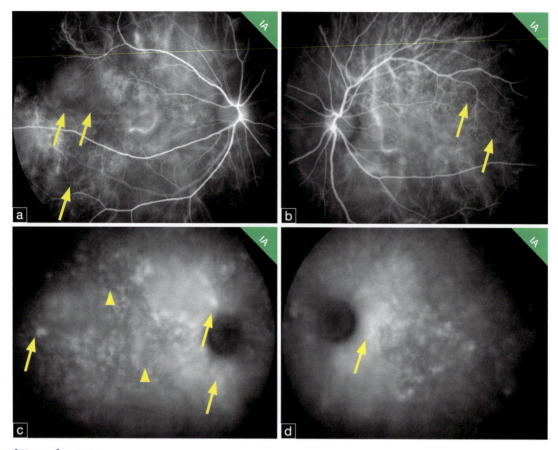

【図 19-3】IA 所見

a, b：早期（a：右眼, b：左眼）。右眼（造影開始 15 秒後）で脈絡膜血管の充盈遅延（a の矢印），左眼（造影開始 25 秒後）で低蛍光斑（b の矢印）がみられる。脈絡膜血管の造影が不鮮明化している。

c, d：後期（c：右眼, d：左眼）。後期相でも低蛍光斑が散在しており（矢頭），網膜剝離部位には脈絡膜血管からの蛍光漏出による過蛍光も多発している（矢印）。

ケースで学ぶ所見の読み方

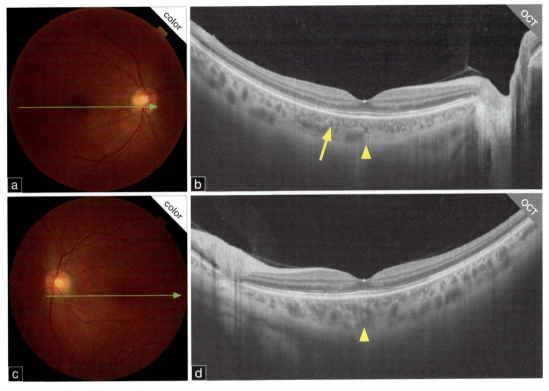

【図 19-4】治療 4 か月後のカラー眼底写真と OCT 所見

a, c：カラー眼底写真（a：右眼, c：左眼）。ステロイドパルスおよびプレドニゾロン内服治療を行い, SRD は消失している。

b, d：OCT（b：右眼, d：左眼）。SRD は消失し, 脈絡膜の厚さは減少して血管構造が明瞭となり（矢印）, 強膜との境界面が明瞭に描出できる（矢頭）。

Case 2 治療後に夕焼け眼底を呈したが，慢性期に再発したVKH disease

患者：29歳，男性。両眼の充血，視力低下を主訴に当科を受診した。右眼視力(0.8)，左眼視力(0.7)。

既往：特記すべき事項なし。

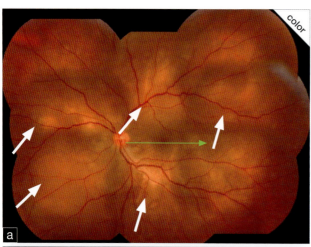
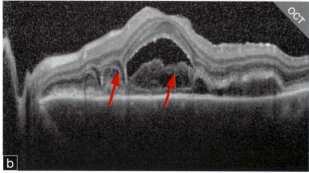

【図19-5】カラー眼底写真とOCT所見

a：カラー眼底写真(パノラマ)。フィブリン析出を伴うSRDが多発しており(矢印)，視神経乳頭発赤がみられる。特に眼底下方で剝離の丈が高い。

b：OCT。隔壁を伴うSRDが多発しており(矢印)，脈絡膜は著明に肥厚している。脈絡膜の構造は不鮮明で，脈絡膜-強膜境界は同定できない。

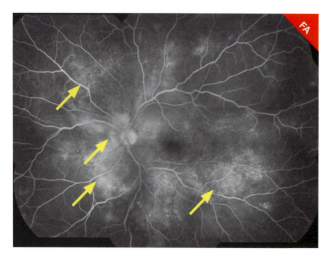

【図19-6】FA所見(パノラマ)

後極部のみでなく，広範囲に多発する蛍光漏出を認める(矢印)。

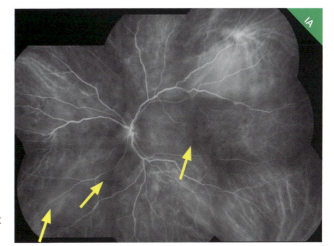

【図 19-7】IA 所見（パノラマ）

フィブリンを伴う網膜剝離部位は低蛍光となっている（矢印）。

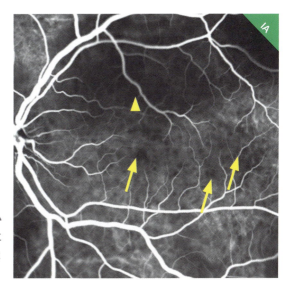

【図 19-8】走査レーザー検眼鏡での IA 所見

HRA2（ハイデルベルグエンジニアリング社）を用いた IA では，脈絡膜充盈欠損による低蛍光斑が明瞭に観察できる（矢印）。上方の網膜剝離部位は低蛍光となっている（矢頭）。

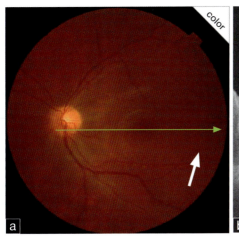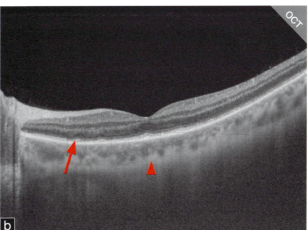

【図 19-9】治療 1 か月後のカラー眼底写真と OCT 所見

a：カラー眼底写真。SRD は消失している（矢印）。
b：OCT。SRD は消失し（矢印），脈絡膜は薄くなっている（矢頭）。

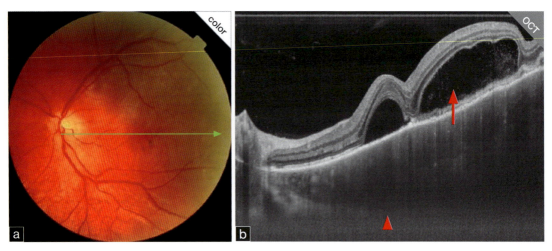

【図 19-10】治療 1 年後（再発時）のカラー眼底写真と OCT 所見

a：カラー眼底写真。夕焼け眼底を呈している。耳側に SRD の再発がみられる。
b：OCT。脈絡膜は再度肥厚し（矢頭），隔壁を伴う SRD がみられる（矢印）。

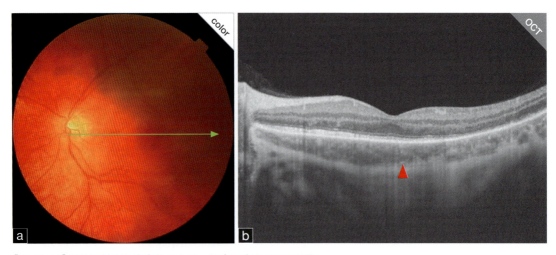

【図 19-11】再発に対する治療後のカラー眼底写真と OCT 所見

a：カラー眼底写真。SRD は消失している。
b：OCT。脈絡膜の厚さは再度減少し（矢頭），SRD も消失した。

Case 3 視神経乳頭腫脹が主体であった VKH disease

患者：75歳，女性。1か月前からの両眼の視力低下を主訴に当科を受診した。右眼視力(0.5)，左眼視力(0.2)。

既往：特記すべき事項なし。

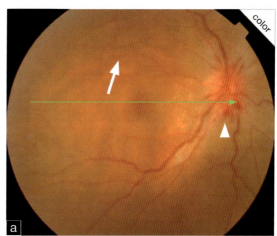
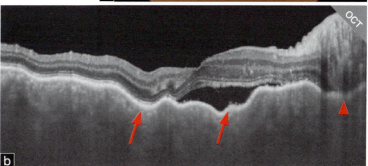

【図 19-12】カラー眼底写真と OCT 所見

a：カラー眼底写真。著明な視神経乳頭腫脹を認め，乳頭周囲に出血を伴う（矢頭）。網脈絡膜皺襞を認める（矢印）。

b：OCT。脈絡膜皺襞および軽度のSRD（矢印）および視神経乳頭腫脹（矢頭）を認める。

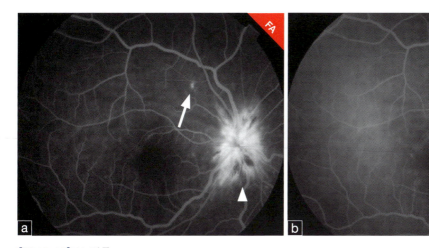

【図 19-13】FA 所見

a：早期。視神経乳頭からの旺盛な蛍光漏出がみられる（矢頭）。黄斑部 RPE からの蛍光漏出は軽度であった（矢印）。

b：後期。視神経乳頭（矢頭）および RPE からの漏出点（矢印）の蛍光漏出の拡大がみられる。

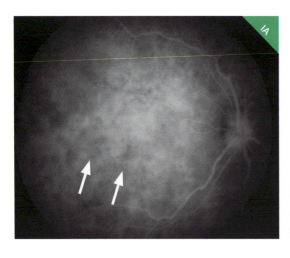

【図 19-14】IA 所見

中期。充盈欠損による低蛍光斑が散在している(矢印)。

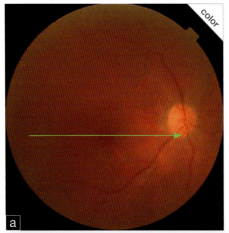

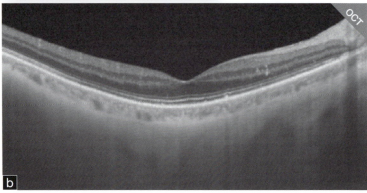

【図 19-15】治療 3 か月後のカラー眼底写真と OCT 所見

a：カラー眼底写真。視神経乳頭腫脹，出血は消失しており，軽度の夕焼け眼底を呈している。
b：OCT。脈絡膜は菲薄化しており，脈絡膜皺襞，視神経乳頭腫脹は消失している。

Case 4 OCTA を撮影した VKH disease

患者：65歳，男性。1週間前からの視力低下を主訴に受診。右眼視力(0.5)，左眼視力(0.8)。
既往：特記すべき事項なし。

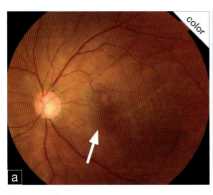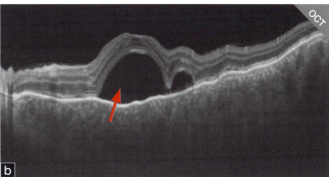

【図 19-16】カラー眼底写真と OCT 所見
a：カラー眼底写真。フィブリン様沈着物を伴う SRD がみられる(矢印)。
b：OCT。丈の高い SRD(矢印)および著明な脈絡膜肥厚を認める。

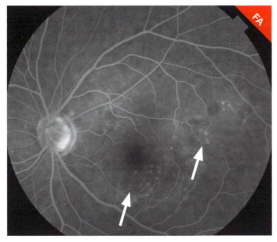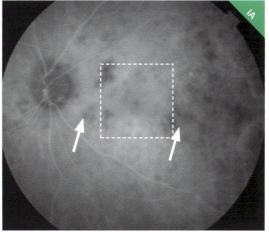

【図 19-17】FA 所見
早期。広範囲に多発する RPE からの蛍光漏出を認める(矢印)。

【図 19-18】IA 所見
中期。充盈欠損による低蛍光斑が散在している(矢印)。破線囲みは図 19-19 の範囲を示す。

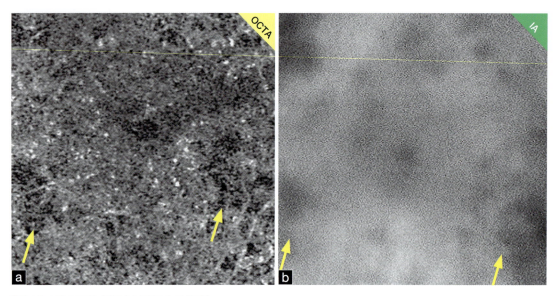

【図 19-19】OCTA 所見(IA 所見との比較)

a:OCTA。脈絡毛細血管板:3 mm×3 mm,b:図 19-18 における同一範囲を拡大した IA 画像。脈絡毛細血管板の層で観察すると無信号領域(a の矢印)が散在しており,IA の低蛍光斑(b の矢印)とおおむね一致している。

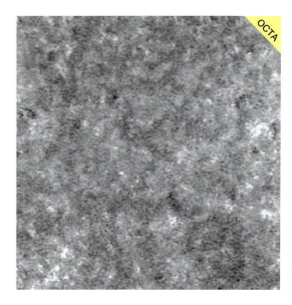

【図 19-20】治療 2 か月後の OCTA(脈絡毛細血管板)所見

無信号領域は減少しており,脈絡毛細血管板のモザイクが明瞭に描出されている。

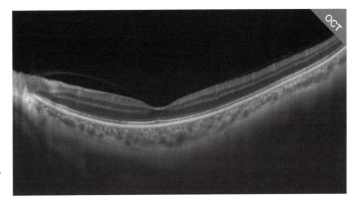

【図 19-21】治療 2 か月後の OCT 所見
SRD は消失し，脈絡膜厚は減少している。

Case 5　慢性期に脈絡膜新生血管を合併した VKH disease

患者：21 歳，女性。4 年前に VKH disease と診断されステロイド治療が行われたが，2 年前から内服を中止した。その後，脈絡膜新生血管（CNV）が発症し，当科を受診した。左眼視力（0.15）。
既往：特記すべき事項なし。

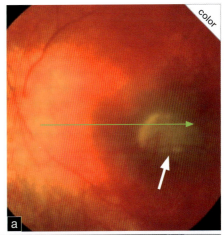

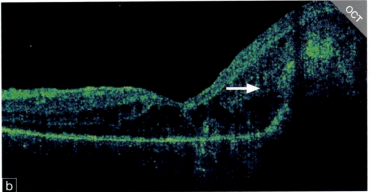

【図 19-22】カラー眼底写真と OCT 所見
a：カラー眼底写真。夕焼け眼底を呈している。中心窩耳側に灰白色病変を認める（矢印）。
b：OCT。囊胞様黄斑浮腫および耳側に CNV による反射塊を認める（矢印）。

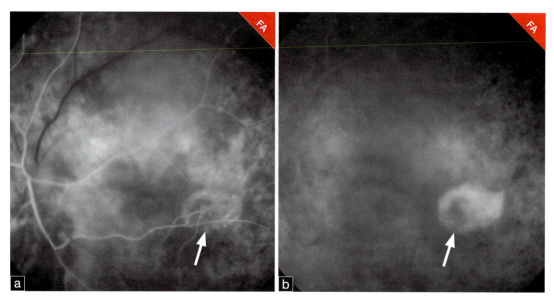

【図 19-23】FA 所見
a：早期。耳側に CNV を認める（矢印）。RPE 障害による window defect が広範に観察される。
b：後期。CNV からの旺盛な蛍光漏出がみられる（矢印）。

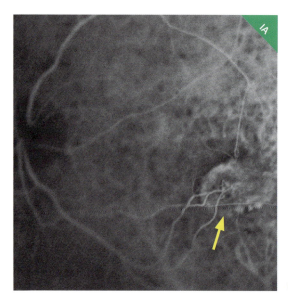

【図 19-24】IA 所見
CNV および流入血管が観察される（矢印）。

押さえておきたい読影ポイント

　　VKH disease 急性期に治療開始が遅れたり，治療強度，治療期間が不十分であったりすると慢性化しやすい。急性期に前眼部・眼底検査を行い，虹彩炎，多発する網膜剥離を認めた場合には，積極的に本疾患を疑い造影検査を行う。FA では早期から旺盛な点状蛍光漏出がみられ，後期には SRD に一致した多房性の蛍光貯留がみられる。広範囲に網膜剥離

を呈する症例もあり，黄斑部だけでなく広範囲の撮影も行うべきである．また，視神経乳頭からの蛍光漏出も他の網膜疾患との鑑別に有用である．IA では早期に脈絡膜充盈遅延・充盈欠損による低蛍光斑がみられ，診断に重要であるため，早期相の詳細な観察が重要である．あわせて OCT での網脈絡膜観察を行い，隔壁を伴う SRD，脈絡膜皺襞や脈絡膜の著明な肥厚といった本疾患に特徴的な所見を得ることが，診断の大きな助けとなる．OCTA では急性期に脈絡毛細血管板に無信号領域が多発しており，治療後には正常眼に近い脈絡毛細血管板の血管構造がみられる．OCTA で急性期の脈絡膜炎症に伴う脈絡膜血流障害を捉えることができる可能性がある．

慢性期に SRD の再発を繰り返すような症例では，Case 5 のような CNV の発生にも留意し，眼底検査や OCT で出血や網膜下病変を認めた際は，FA，IA の再検が必要である．

バリエーションとピットフォール

急性期の典型例では比較的診断が容易である．SRD を呈する疾患，視神経乳頭腫脹を呈する下記のような疾患が鑑別となる．

中心性漿液性脈絡網膜症

中心性漿液性脈絡網膜症（CSC）でも黄斑部に SRD が生じるが，特に劇症型 CSC である胞状網膜剥離を伴う症例〔本邦では多発性後極部網膜色素上皮症（MPPE）ともよばれる〕はフィブリン析出を伴う SRD が多発し，類似した眼底所見を呈する．FA で，早期に RPE からの点状蛍光漏出，後期に蛍光貯留がみられる．あわせて網膜色素上皮剥離や色素上皮障害も多発しており，早期からの蛍光貯留，window defect もみられる．ただし，視神経乳頭からの蛍光漏出はみられない．IA で脈絡膜中大血管拡張，血管透過性亢進による過蛍光がみられる点が VKH disease とは異なる．CSC は VKH disease とは反対にステロイド投与によって悪化するため，鑑別が重要である．

視神経疾患

VKH disease と同様に視神経乳頭腫脹がみられる視神経炎やうっ血乳頭が鑑別となる．視神経炎では FA で視神経乳頭からの蛍光漏出がみられるが，通常，脈絡膜病変はみられない．一方，SRD を伴わない視神経乳頭炎型の VKH disease であっても，急性期には脈絡膜肥厚がみられることが報告されており，OCT が鑑別に有用である．視神経炎やうっ血乳頭の可能性も考えられる場合には，頭部 CT や MRI，髄液検査も行い，頭蓋内疾患を除外する必要がある．

強膜炎

後部強膜炎では SRD，網脈絡膜皺襞や視神経乳頭腫脹がみられ，VKH disease と類似した眼底所見を呈する．炎症の主座は異なるものの，FA，IA は類似した所見を呈する．症状として眼痛の有無，超音波検査や CT，MRI で強膜の肥厚がみられること，基礎疾患として関節リウマチや全身性エリテマトーデスなどの膠原病の有無についての問診が重要である．

文献

1) Moorthy RS, Inomata H, Rao NA：Vogt-Koyanagi-Harada syndrome. Surv Ophthalmol 39：265-292, 1995
2) Read RW, Holland GN, Rao NA et al：Revised diagnostic criteria for Vogt-Koyanagi-Harada disease：report of an international committee on nomenclature. Am J Ophthalmol 131：647-652, 2001
3) Oshima Y, Harino S, Hara Y et al：Indocyanine green angiographic findings in Vogt-Koyanagi-Harada disease. Am J Ophthalmol 122：58-66, 1996
4) Ishihara K, Hangai M, Kita M et al：Acute Vogt-Koyanagi-Harada disease in enhanced spectral-domain optical coherence tomography. Ophthalmology 116：1799-1807, 2009
5) Maruko I, Iida T, Sugano Y et al：Subfoveal choroidal thickness after treatment of Vogt-Koyanagi-Harada disease. Retina 31：510-517, 2011

〈菅野幸紀・丸子一朗〉

20 Behçet 病
Behçet disease

Point
- Behçet 病による網脈絡膜炎の FA の特徴は，網膜血管周囲炎，びまん性網膜毛細血管炎である．網膜毛細血管炎によるシダ状蛍光漏出は，他のぶどう膜炎でもみられる所見であり，これのみで Behçet 病の診断をつけることは困難である．眼底の 3 象限以上の広範囲にみられた場合，Behçet 病の可能性が高くなる．
- 視神経乳頭に新生血管を形成している場合は，劇症型に移行する可能性が高く，早急な抗 TNFα 抗体製剤の導入を検討する必要がある．
- Behçet 病の診断だけでなく，ぶどう膜炎の炎症の程度，治療効果の評価において OCT のみならず FA は有用な検査である．

疾患の概要

　Behçet 病は，ぶどう膜炎を主体とした眼炎症，口腔内アフタ性潰瘍，皮膚症状（結節性紅斑，毛嚢炎様皮疹など），外陰部潰瘍の 4 つを主症状とした難病であり，厚生労働省の認定する特定疾患である．2001 年以前の統計では，ぶどう膜炎の原因疾患として 1 位の疾患であったが，2002 年のぶどう膜炎初診患者の全国調査では第 3 位（6.2％），2009 年の調査では第 6 位（3.9％）と減少傾向にある．また，平均発症年齢の上昇，症状の軽症化などの傾向が示されている[1]．発症年齢は 10 代後半〜20 代前半と若年で発症し，ぶどう膜炎は男性が多く女性の約 2 倍の発症率である．特に難治性ぶどう膜炎は若年男性に多くみられる．

　発作抑制治療として，コルヒチン，シクロスポリン（免疫抑制薬）に次いでインフリキシマブ，アダリムマブなどの抗腫瘍壊死因子（tumor necrosis factor：TNF）α 抗体製剤が承認され高い効果を上げており治療は確立されてきている．しかし，Behçet 病の診断がつかなければこれらの治療を導入することはできない．Behçet 病は症候群であるため，ぶどう膜炎の特徴を評価することが重要となってくる．

　ぶどう膜炎の特徴は，虹彩炎，硝子体混濁，網脈絡膜炎を主体とする汎ぶどう膜炎である．血管炎主体の網膜ぶどう膜炎をきたし，反復して眼炎症を繰り返す．黄斑を含むぶどう膜炎が再発，遷延することにより黄斑萎縮に陥ってしまうと視力の回復は望めない[2]．

　FA では，Behçet 病の眼底病変の特徴である網膜血管周囲炎やびまん性網膜毛細血管炎を検出することがポイントである．これらの所見は検眼鏡的に確認することが難しいため FA が有用である．また，ぶどう膜炎の重症の程度を判断するうえでも血管からの蛍光漏出，視神経乳頭の過蛍光・蛍光漏出，血管壁の蛍光染色，漏出などの程度を判定することも重要である．

ケースで学ぶ所見の読み方

Case 1 黄斑浮腫が遷延化した Behçet 病

患者：32 歳，男性。

病歴：Behçet 病と診断され，ぶどう膜炎に対して 0.1％ベタメタゾン点眼および眼局所デキサメタゾン注射，およびコルヒチンの内服にて加療されていた。眼炎症発作を繰り返し黄斑浮腫が再発・遷延化して改善しないため当科を紹介され受診した。初診時の矯正視力は右眼 (0.8)，左眼 (1.0)。

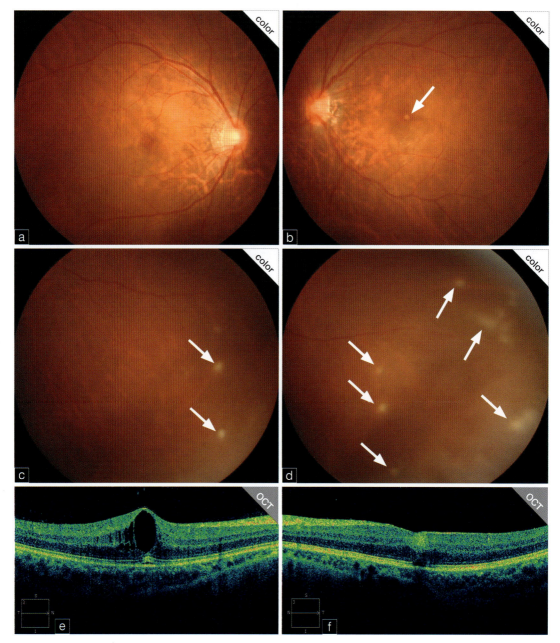

【図 20-1】カラー眼底写真と OCT 所見　　　　　　　　　　　　　　　　　　　（図説は↗）

【図 20-1】

a〜d：カラー眼底写真。眼炎症発作から約1週間後の所見。後極の硝子体混濁は消退している。右眼の黄斑（a）には明らかな病変を認めず，左眼（b）は中心窩に滲出斑が残存している。周辺部網膜（c：右眼，d：左眼）には，硝子体混濁と血管炎，白色網膜滲出斑（矢印）を認める。

e, f：OCT（水平断）。右眼（e）は中心窩に囊胞様黄斑浮腫を認める。左眼（f）は中心窩の滲出斑に一致して網膜内層に高輝度の斑状所見がみられる。

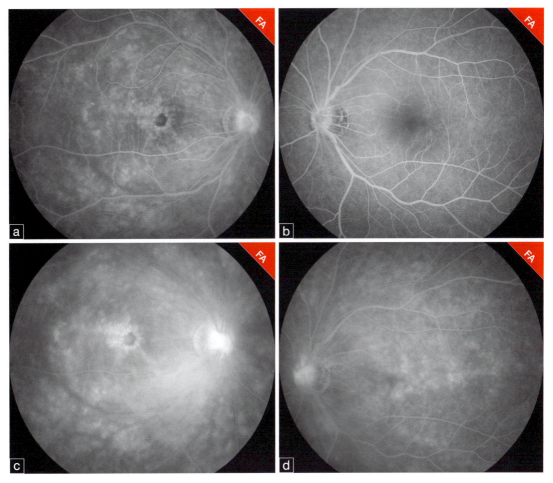

【図 20-2】ぶどう膜炎活動期の FA 所見

a, b：早期（a：右眼，b：左眼）。c, d：後期（c：右眼，d：左眼）。
右眼は早期（a）より視神経乳頭の蛍光漏出，網膜毛細血管から蛍光漏出による過蛍光（シダ状蛍光漏出），囊胞様黄斑浮腫による蛍光貯留がみられ，後期（c）になり蛍光漏出が増加している。
左眼早期（b）では蛍光漏出を認めないが，後期（d）に視神経乳頭と網膜毛細血管からの蛍光漏出があり，黄斑はびまん性黄斑浮腫を示す蛍光漏出を認める。

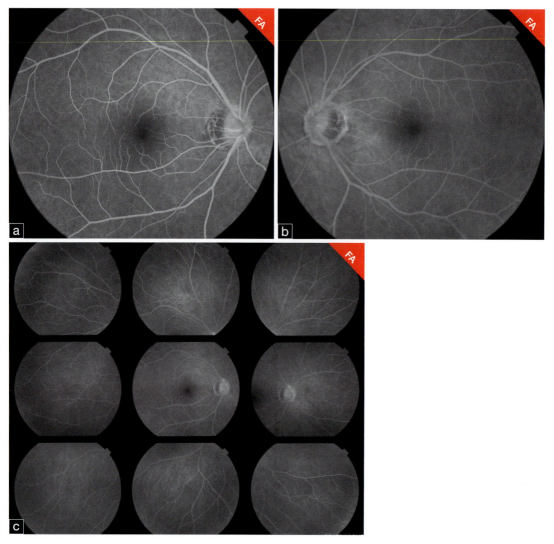

【図20-3】ぶどう膜炎寛解期のFA所見

症例は活動性が高いためインフリキシマブ治療を導入した。導入9年後の所見であるが，早期（a：右眼，b：左眼）における視神経，黄斑部からの蛍光漏出は消退している。後期（c：右眼，d：左眼）における網膜毛細血管からの蛍光漏出はわずかにみられるが，広範囲にわたり消退している。

（つづく）

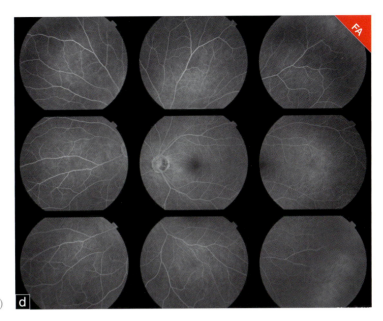

【図 20-3】(つづき) d

Case 2 広範囲のシダ状蛍光漏出を認める Behçet 病

患者：36 歳，男性。

病歴：ぶどう膜炎発症から 15 年が経過している。虹彩炎が再燃することはあるが，ここ 4 年ほどは眼底病変をきたす眼炎症発作はみられなかった。矯正視力は右眼(1.0)と良好である。右眼に久しぶりの眼炎症発作を起こしたため受診した。

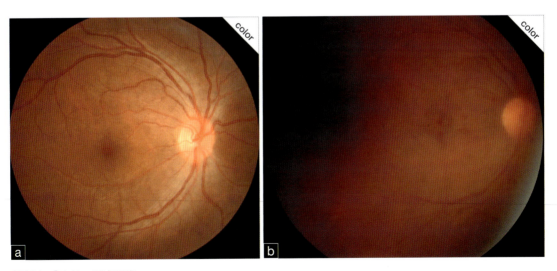

【図 20-4】カラー眼底写真

a：寛解期には瘢痕病巣はなく，炎症はみられない。
b：眼炎症発作時には，黄斑部近傍に点状出血を伴い硝子体混濁がみられる。

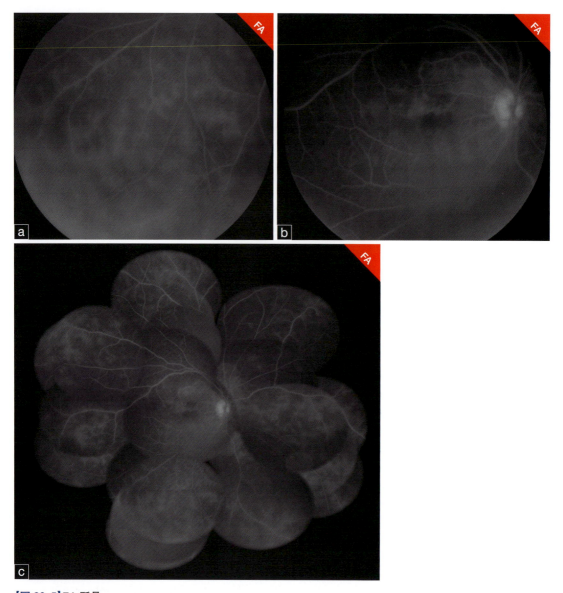

【図 20-5】FA 所見

周辺部網膜では，網膜毛細血管からの蛍光漏出があり，大血管の周囲は血管からの蛍光漏出がみられないため，シダの葉状に網膜毛細血管が描出される(a)。黄斑部にも毛細血管からの蛍光漏出が認められる(b)。シダ状蛍光漏出は，周辺部網膜のほぼ全周にみられる(c)。この所見は Behçet 病において特徴的な所見で，赤道部から周辺部にかけて顕著に認められる。

ケースで学ぶ所見の読み方

Case 3 視神経乳頭上から硝子体出血を生じた劇症型 Behçet 病

患者：27歳，男性。

病歴：3か月前に急速に霧視，視力低下を自覚し，当科を紹介され受診した。初診時視力は右眼(0.8)，左眼(0.7)。両眼ともに眼底周辺部に白色滲出病変を認めた。通院加療中，右眼に雲の塊のようなものが突然出現して受診した。

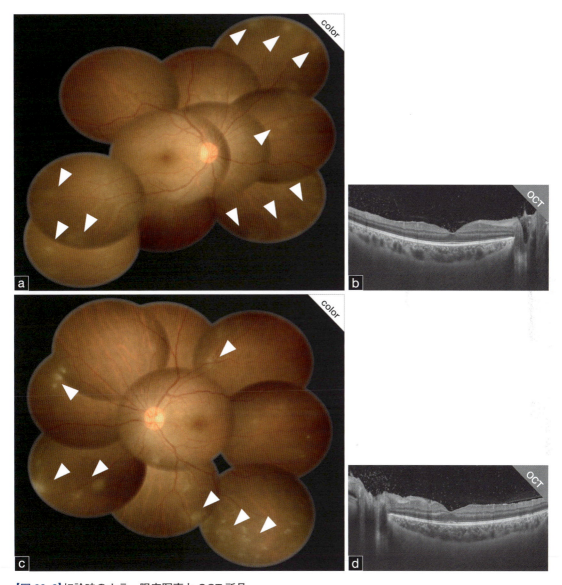

【図 20-6】初診時のカラー眼底写真と OCT 所見

a, c：カラーパノラマ眼底写真(a：右眼，c：左眼)。眼炎症発作直後で眼底周辺部に網膜滲出斑(矢頭)を認める。

b, d：OCT(b：右眼，d：左眼)。黄斑浮腫などはなく視神経乳頭上に炎症細胞を多数認める。

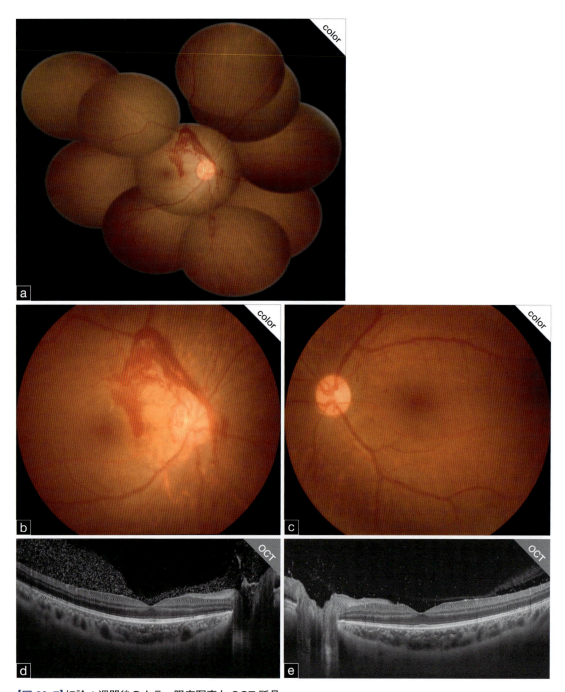

【図 20-7】初診 1 週間後のカラー眼底写真と OCT 所見

a〜c：カラーパノラマ眼底写真。右眼（a, b）の視神経乳頭上に硝子体出血が生じた。左眼（c）は点状出血が認められた。

d, e：OCT（d：右眼，e：左眼）。硝子体出血後の右眼では，後部硝子体剥離を認めておらず硝子体出血からの細胞が網膜面上に多数みられる。

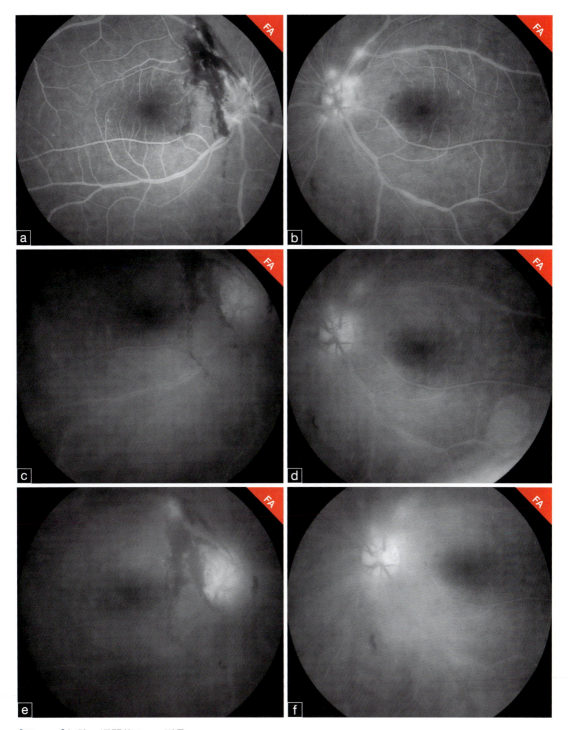

【図 20-8】初診 1 週間後の FA 所見

a，b：早期（a：右眼，b：左眼）。視神経乳頭上の血管に強い蛍光漏出がみられ，新生血管と考えられる。

c，d：中期（c：右眼，d：左眼）では網膜毛細血管からの蛍光漏出が旺盛で，特に大血管の静脈に沿って血管周囲の過蛍光が目立つ。

e，f：後期（e：右眼，f：左眼）ではさらに視神経乳頭と網膜毛細血管からの蛍光漏出の増強を認めた。

(つづく)

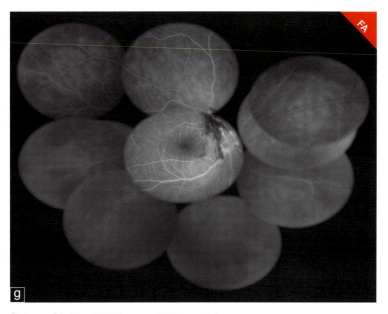

【図 20-8】初診 1 週間後の FA 所見（つづき）

g：右眼のパノラマでは広範囲のシダ状蛍光漏出を認めるが血管閉塞はみられない。新生血管を伴う劇症型への移行が懸念されたためインフリキシマブ治療を導入した。その後眼炎症の再燃はない。

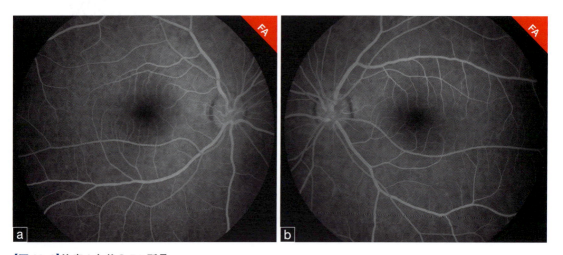

【図 20-9】治療 3 年後の FA 所見

3 年後の FA 所見（a：右眼，b：左眼）では視神経乳頭および視神経新生血管からの蛍光漏出は消退している。

【表 20-1】 Behçet 病の FA 所見

1. 視神経乳頭の過蛍光
2. 網膜血管周囲炎による静脈血管壁染色
3. 網膜毛細血管からの蛍光漏出（シダ状蛍光漏出）
4. 視神経乳頭新生血管
5. 網膜静脈分枝閉塞
6. 網膜新生血管
7. 網膜中心動脈閉塞

〔Atmaca LS, Sonmez PA：Fluorescein and indocyanine green angiography findings in Behçet's disease. Br J Ophthalmol 87：1466-1468, 2003 から改変して転載〕

押さえておきたい読影ポイント

　Behçet 病において診断上 FA は有用であるが，Vogt-小柳-原田病（VKH disease）のように FA，IA でほぼ診断がつくような特徴的な所見がないため，蛍光眼底造影所見のみで Behçet 病と診断することはやや困難である。そのため臨床所見から VKH disease やサルコイドーシスなど他疾患との鑑別が必要である。そのうえで，Behçet 病の特徴的 FA 所見としてあげられるのは，ぶどう膜炎初期からみられる視神経乳頭の過蛍光，シダ状蛍光漏出とよばれる広範囲にみられる網膜毛細血管からの蛍光漏出である[3]。網膜毛細血管の炎症は検眼鏡では確認が困難であるため FA が有用である。

　シダ状蛍光漏出は，造影中期以降に描出され，Behçet 病における独特の所見とされている。ぶどう膜炎の発症初期では周辺部にみられることが多く，重症化に伴い後極にみられるようになる。シダ状蛍光漏出は 3 象限以上にみられることが多く，狭い範囲に限局してみられる場合は，他のぶどう膜炎の可能性も考慮すべき所見である。実際，シダ状蛍光漏出はサルコイドーシスをはじめ他のぶどう膜炎でも限局的にみられる所見である。

　現在，インフリキシマブ，アダリムマブなどの抗 TNFα 抗体製剤が Behçet 病の治療に対して高い効果が認められている。これらの治療をいつまで継続していくのかについて，その活動性を評価するうえでも，FA は重要な所見となってくる。Case 1 のようにインフリキシマブ導入後にシダ状蛍光漏出はほぼ消退しており，今後ぶどう膜炎の寛解の状態を決める 1 つの評価項目となることが検討されている。

　また，陳旧性ぶどう膜炎の FA では，繰り返す血管炎により，網膜毛細血管炎や血管閉塞をきたしていることも少なくない。この場合の新生血管発生の予防目的での光凝固治療などは基本的には必要ないと考える。光凝固は炎症を惹起する懸念もあるため慎重であるべきであろう。

バリエーションとピットフォール

　Behçet 病の FA 所見について表 20-1 に示す[4]。

　1.～3. の所見は Behçet 病に多くみられる所見である。その他，4.～7. の所見は頻度は低いが，活動性の高い Behçet 病にみられる所見である。

Case 3のような劇症型のぶどう膜炎では，視神経乳頭新生血管あるいは網膜新生血管を生じることがある．これは，血管閉塞に起因するのではなく炎症に起因して新生血管が形成されていると考えられている[3]．治療としては早急なインフリキシマブなどの抗TNFα抗体製剤などの導入が必要である．消炎に伴い新生血管は消退する．また眼炎症発作が高度のとき，大血管に強い血管炎をきたし網膜中心動脈閉塞症のように完全に無灌流の状態になり回復不可能な状態に陥ることがある．中間透光体がクリアになっても高度の視力低下，視野欠損をきたしている場合，FAを行うことが有用である．

文献

1) Goto H, Mochizuki M, Yamaki K et al：Epidemiological suevey of intraocular inflammation in Japan. Jpn J Opthalmol 51：41-44, 2007
2) Kim M, Kwon HJ, Choi EY et al：Correlation between Fluorescein Angiographic Findings and Visual Acuity in Behçet Retinal Vasculitis. Yonsei Med J 56：1087-1096, 2015
3) 青木秀子・川口龍史・望月 覺：ぶどう膜炎患者における網膜新生血管の臨床像．眼紀 55：536-539，2004
4) Atmaca LS, Sonmez PA：Fluorescein and indocyanine green angiography findings in Behçet's disease. Br J Ophthalmol 87：1466-1468, 2003

〈豊口光子〉

21 多発消失性白点症候群
multiple evanescent white dot syndrome

Point
- FAでは白点に一致して造影早期から後期まで過蛍光を認める．
- IAでは早期には異常を認めないことが多く，後期像で特徴的な低蛍光斑を認める．
- 多発消失性白点症候群は視力良好な疾患とされるが，急性帯状潜在性網膜外層症を合併し，視力障害が残存することもある．
- 急性期にはOCTでellipsoid zoneが不明瞭となる．OCTAでは異常を呈さないことが多い．

疾患の概要

多発消失性白点症候群（multiple evanescent white dot syndrome：MEWDS）は，1984年にJampolら[1]によって報告された眼底に一過性の白点が多発する原因不明の網膜外層疾患である．20～40代の近視眼の女性に好発し（男女比1：4），ほとんどが片眼性であるが，両眼に発症することもある．自覚症状は，片眼の急激な霧視，光視症，Mariotte盲点拡大，視野欠損などである．前駆症状として感冒症状を認めることがあるため，ウイルスによる感染が示唆されている．

眼底所見は，後極部から中間周辺部にかけて，約100～200 μmの小白点が網膜色素上皮（retinal pigment epithelium：RPE）から網膜深層に散在する．白点は症状の改善とともに1～2か月で自然消失する．黄斑部には顆粒状の病巣を伴うことがあり，中心視力低下の原因となるが，この変化は可逆的であり，予後は比較的良好である．OCTでは，ellipsoid zoneが欠損するなどで不明瞭となる．眼底自発蛍光では，過蛍光斑がみられる．OCTや自発蛍光の所見は，白点の存在する部位によくみられるが，白点がない部分にも観察される．

MEWDSのOCTA所見はまだ一定の見解は得られていないが，正常と比べ変化がないという報告が多い[2]．一部，脈絡毛細血管板から脈絡膜層にかけて白点に一致して低信号領域が出現するという報告もある[3]．

FAでは，白点に一致して早期から後期まで過蛍光となる斑状病巣を認める．後期ではびまん性でまばらな蛍光染色や視神経乳頭の過蛍光がみられる．IAでは，早期では明らかな異常所見はないが，後期で後極部から中間周辺部に特徴的な多数の低蛍光斑が，白点より広範囲にみられる．

視機能障害が広範囲に及ぶ例では網膜電図（electroretinogram：ERG）でa波，b波の減弱がみられる[4]．障害されている網膜の範囲が狭い場合には，多局所ERGや局所ERGも診断に有用である．

ケースで学ぶ所見の読み方

Case 1　典型的な MEWDS

患者：20歳，女性。2～3日前からの右眼視力低下を自覚した。右眼矯正視力（0.4×−7.25 D）。

既往：特記すべき事項なし。

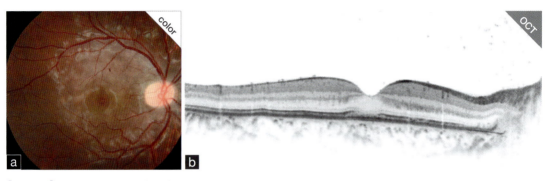

【図 21-1】初診時のカラー眼底写真と OCT 所見

a：カラー眼底写真。後極部から中間周辺部まで，多数の白点がみられる。特に血管アーケード内に白点が密集している。中心窩には顆粒状病巣がみられる。

b：OCT（水平断）。中心窩とその鼻側に，外境界膜，ellipsoid zone の不明瞭化を認める。

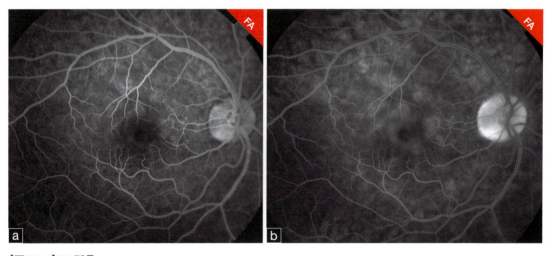

【図 21-2】FA 所見

a：早期（造影開始 1 分後）。白点に一致して過蛍光を示す。

b：後期（造影開始 5 分後）。黄斑部にリング状過蛍光を，視神経乳頭に蛍光染色がみられる。

（つづく）

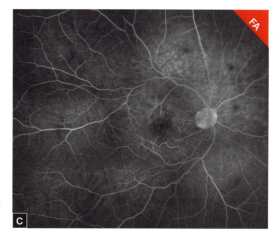

【図 21-2】(つづき)
c：後期(造影開始 10 分後)パノラマ。視神経乳頭を中心に中間周辺部まで過蛍光斑を認める。

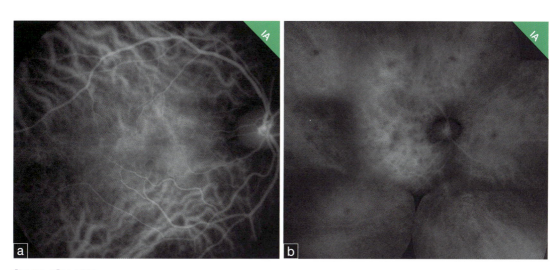

【図 21-3】IA 所見
a：早期(造影開始 1 分後)。明らかな異常所見はない。
b：後期パノラマ。白点に一致した低蛍光斑を示す。眼底で白点がない部位にも低蛍光斑がある。

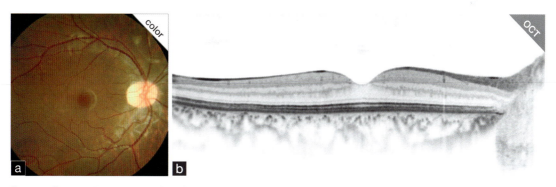

【図 21-4】3 か月後のカラー眼底写真と OCT 所見
a：カラー眼底写真。白点はほとんど消失している。
b：OCT(水平断)。外境界膜，ellipsoid zone，錐体外節先端ライン(interdigitation zone)が回復している。

Case 2 白点が癒合傾向を示した MEWDS

患者：46歳，女性。10日前からの左眼視力低下，光視症を自覚した。左眼矯正視力 (0.6×−0.50 D)。

既往歴：特記すべき事項なし。

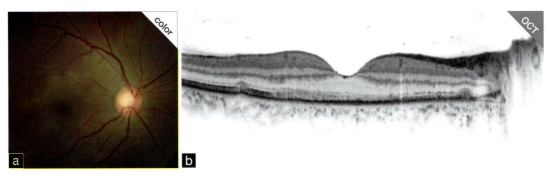

【図 21-5】初診時のカラー眼底写真と OCT 所見

a：カラー眼底写真。視神経乳頭から中心窩にかけて白色斑がみられる。斑状病巣は融合傾向があり，面状の病変のようにもみえる。

b：OCT（水平断）。外境界膜，ellipsoid zone は不明瞭である（不明瞭な箇所は FA で過蛍光となる部位に一致している）。

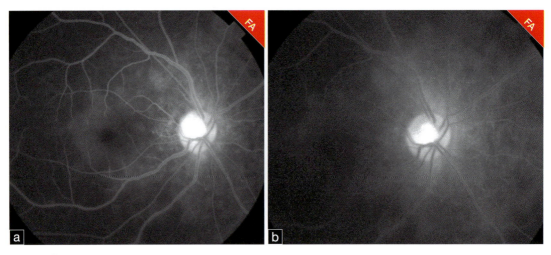

【図 21-6】FA 所見

a：早期（造影開始30秒後）。黄斑部と視神経乳頭を中心に融合した過蛍光がみられる。

b：後期（造影開始5分後）。視神経乳頭の周囲病巣全体が，面状の過蛍光となる。

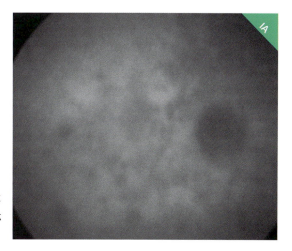

【図 21-7】IA 所見

後期（造影開始 10 分後）。IA 早期には明らかな異常はなかったが，後期相で黄斑部と視神経乳頭周囲に低蛍光を認める。

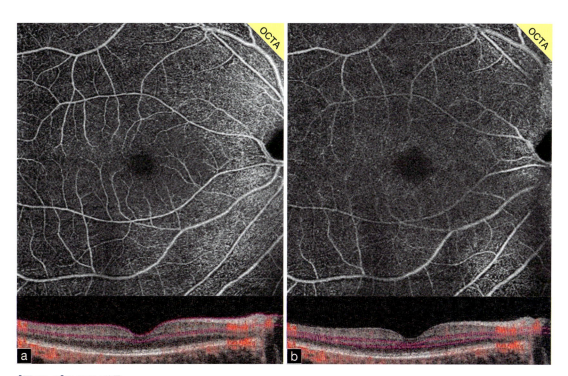

【図 21-8】OCTA 所見

a：網膜浅層，b：網膜深層。網膜浅層，深層ともに明らかな異常なし。

(つづく)

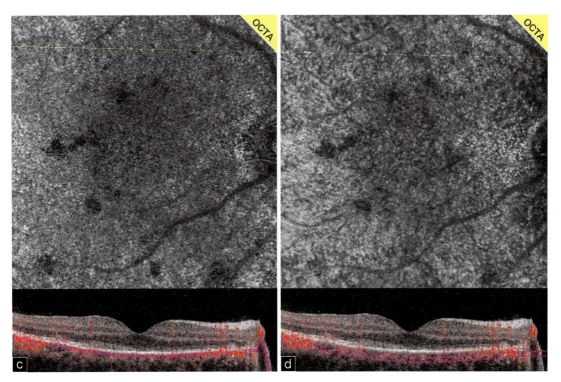

【図 21-8】OCTA 所見(つづき)

c:脈絡毛細血管板, d:脈絡膜層。脈絡毛細血管板から脈絡膜層にかけて白点に一致して低信号領域となっている。

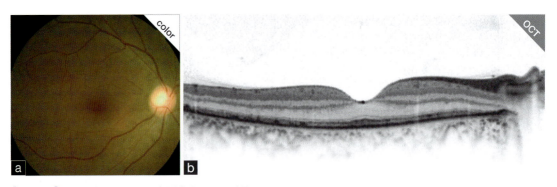

【図 21-9】1 か月後のカラー眼底写真と OCT 所見

a:カラー眼底写真。白点は消失している。
b:OCT。中心窩の ellipsoid zone の不明瞭化は改善したが,一部残存している。

ケースで学ぶ所見の読み方

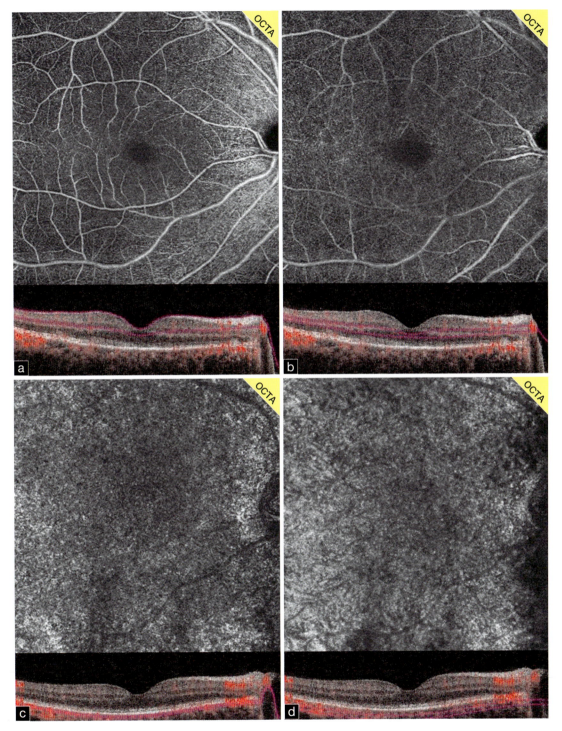

【図 21-10】1 か月後の OCTA 所見

a：網膜浅層，b：網膜深層。網膜浅層，深層ともに明らかな異常なし。
c：脈絡毛細血管板，d：脈絡膜層。低信号領域は消失している。

Case 3 乳頭発赤が著明な MEWDS

患者:28歳,女性。4日前からの右眼視力低下を自覚した。左眼矯正視力(0.6×-1.00 D)。
既往:特記すべき事項なし。

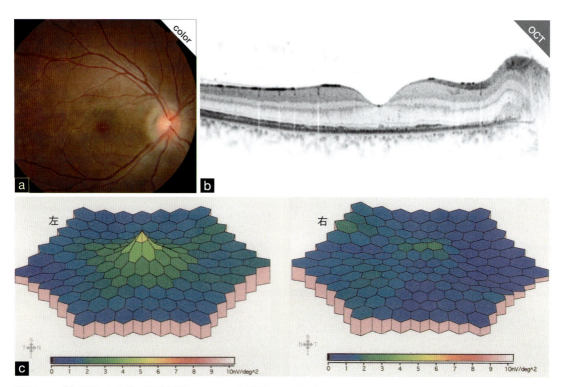

【図 21-11】初診時のカラー眼底写真・OCT・多局所 ERG 所見

a:カラー眼底写真。視神経乳頭の発赤,乳頭辺縁部網膜に白濁がみられる。白点は中心窩の上方を中心に広がっている。
b:OCT(水平断)。ellipsoid zone は中心窩とその鼻側では欠損し,それ以外の部位でも不明瞭である。
c:多局所 ERG。中心窩から視神経乳頭病変に一致する部位の振幅が低下している。

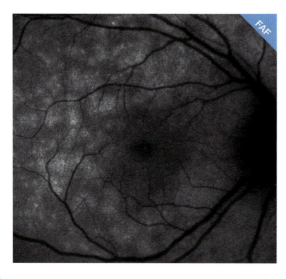

【図 21-12】眼底自発蛍光所見
白点に一致した過蛍光斑を認める。

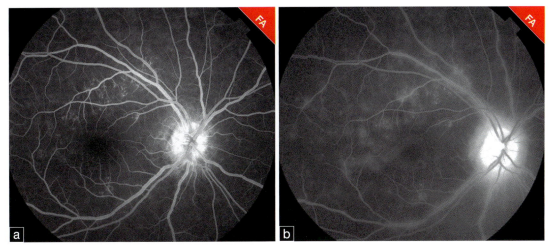

【図 21-13】FA 所見

a：早期（造影開始 1 分後）。白点に一致した顆粒状過蛍光がみられる。視神経乳頭は早期から過蛍光を示す。
b：後期（造影開始 5 分後）。過蛍光斑は数を増し，拡大している。網膜の大血管，視神経乳頭からも蛍光漏出を認める。

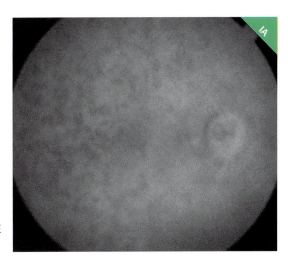

【図 21-14】IA 所見

後期（造影開始 15 分後）。後極全体に低蛍光斑が散在している。視神経乳頭はやや過蛍光である。

押さえておきたい読影ポイント

　　FA では，白点にほぼ一致して造影早期から後期まで"wreath-like"（花輪状）と表現される過蛍光を認め，わずかに癒合する傾向がある。これらは RPE 障害による window defect と組織染によると考えられる[1]。

　　IA では，後期相で特徴的な低蛍光斑を認め，白点に一致する部位以外にも広範囲にみられる。この低蛍光斑は検眼鏡的に白色斑が消失しても長期にわたって観察されるため，診断的価値は高い。この所見は，脈絡毛細血管板の閉塞，脈絡毛細血管板の血管壁の肥厚や脈絡膜間質への細胞浸潤による造影剤の拡散障害などが推測されている[5]。FA と IA 所見から，MEWDS は視細胞，RPE と脈絡膜血管を障害する疾患と考えられる。

バリエーションとピットフォール

　MEWDS は一過性であり，自然軽快し眼底所見もほぼ消失する視力良好な疾患とされるが，視力障害が残存したり，再発する症例が報告されている。これらの再発症例では急性帯状潜在性網膜外層症（acute zonal occult outer retinopathy：AZOOR）への移行型の存在が考えられている[6]。網膜外層から脈絡膜にかけての異常が生じる疾患として，AZOOR，多巣性脈絡膜炎（multifocal choroiditis：MFC），点状脈絡膜内層症（punctate inner choroidopathy：PIC），急性特発性盲点拡大症候群（acute idiopathic blind spot enlargement syndrome：AIBSE），急性黄斑部神経網膜症（acute macular neuroretinopathy：AMN）があり，Gass らはこれらを AZOOR complex として報告している[7]。これらはオーバーラップすることがあり，同一疾患のスペクトラム上にあると考えられている。

　MEWDS の鑑別疾患には，AZOOR complex のほかに眼底に白点がみられる疾患として，急性後部多発性斑状色素上皮症（APMPPE）（245 頁参照），網膜ジストロフィである白点状眼底，栄養障害であるビタミン A 欠乏症などがある。

MEWDS の鑑別疾患
◆AZOOR
　若年女性の近視眼に好発し，片眼または両眼に急性の網膜外層障害をきたす。眼底所見，FA 所見に明らかな異常がない。急激な視力低下，視野障害，光視症を生じ，OCT，多局所 ERG で異常を伴う。OCT では ellipsoid zone の不整，あるいは欠損がみられる。これらの異常は完全に改善することなく，視力・視野障害が残存する。MEWDS の眼底所見が改善しても説明のつかない自覚症状があれば AZOOR の合併を疑う必要がある。

◆MFC
　若年女性の近視眼に好発し，両眼性が多い。前房内・硝子体中に炎症細胞を伴い，RPE や脈絡膜のレベルに多発性の白点（50～1,000 μm）を認め，病巣は瘢痕化して残存する。約 1 割に囊胞様黄斑浮腫を，約 2 割で脈絡膜新生血管（CNV）を合併するといわれ，CNV 合併例では抗血管内皮増殖因子（vascular endothelial growth factor：VEGF）療法の適応となることもある。FA では，早期に白色病変がブロックにより低蛍光を，後期には組織染による過蛍光を示す。

◆PIC
　若年女性の近視眼に好発し，70％が両眼性である。前房内・硝子体中に炎症細胞を認めず，RPE や脈絡膜内層のレベルで黄白色の点状病巣が後極部を中心に多発し，病巣はやがて萎縮巣になる。FA では，早期から過蛍光を，後期では蛍光染色を呈し，IA では早期から後期まで低蛍光を示す。30～40％の高率で CNV を合併する。

◆AIBSE
　視神経乳頭浮腫のない Mariotte 盲点の拡大を認める疾患である。若年女性の近視眼に好発し，多局所 ERG で振幅低下があることから，網膜疾患であることがわかっている。

◆AMN
　女性に多く，多くが両眼性に発症する。急激な視力低下，傍中心暗点，光視症を自覚し，

黄斑部の網膜外層に花弁状の暗赤色病変を認める。FAで，ほぼ正常か，わずかに病変部で低蛍光を認める。

◆APMPPE

両眼性に発症し，白斑の大きさはMEWDSよりもやや大きい。FAで，白斑に一致して早期低蛍光，後期には過蛍光を示し，「蛍光の逆転現象」(255頁参照)を示すことが特徴的である。IAでは早期から後期まで低蛍光を示す。

文献

1) Jampol LM, Sieving PA, Pugh D et al：Multiple evanescent white dot syndrome. Ⅰ. Clinical findings. Arch Ophthalmol 102：671-674, 1984
2) Pichi F, Srvivastava SK, Chexal S, et al：En face optical coherence tomography and optical coherence tomography angiography of multiple evanescent white dot syndrome：New insights into pathogenesis. Retina 36：S178-188, 2016
3) Wang JC, Laíns I, Sobrin L, et al：Distinguishing White Dot Syndromes With Patterns of Choroidal Hypoperfusion on Optical Coherence Tomography Angiography. Ophthalmic Surg Lasers Imaging Retina 48：638-646, 2017
4) Sieving PA, Fishman GA, Jampol LM et al：Multiple evanescent white dot syndrome. Ⅱ. Electrophysiology of the photoreceptors during retinal pigment epithelial disease. Arch Ophthalmol 102：675-679, 1984
5) Ie D, Glaser BM, Murphy RP et al：Indocyanine green angiography in multiple evanescent white-dot syndrome. Am J Ophthalmol 117：7-12, 1994
6) Fine HF, Spaide RF, Ryan EH, et al：Acute zona occult outer retinopathy in patients with multiple evanescent white-dot syndrome. Arch Ophthamol 127：66-70, 2009
7) Gass JD, Agarwal A, Scott IU：Acute zonal occult outer retinopathy：a long-term follow-up study. Am J Ophthalmol 134：329-339, 2002

〈今泉公宏・石龍鉄樹〉

22 急性後部多発性斑状色素上皮症
acute posterior multifocal placoid pigment epitheliopathy

Point
- 眼底後極部に網膜色素上皮レベルの黄白色斑状滲出斑が多発する。
- 黄白色斑は，FAでは造影早期低蛍光，後期過蛍光「蛍光の逆転現象」，IAでは造影早期から後期にかけて一貫して低蛍光を示す。
- 通常，予後良好で数週間で黄白色斑もほとんど瘢痕を残さずに消失する。
- APMPPEの病態は脈絡毛細管板の循環不全であるが，ほかにも同様の病態を呈する疾患が多く存在し，症例のなかには完全に鑑別できない場合もある。

疾患の概要

急性後部多発性斑状色素上皮症（acute posterior multifocal placoid pigment epitheliopathy：APMPPE）は，眼底後極部に網膜色素上皮（retinal pigment epithelium：RPE）レベルの黄白色斑状滲出斑が多発する疾患で，1968年にGass[1]によって報告された。

10～30代の比較的若年者に発症することが多く，性差はないとされている。通常両眼性であり，急激な視力低下や視野障害をきたす。視力予後は良好で通常1～3か月程度で自然回復し，再発はほとんどない。原因は不明であるが，しばしば感冒様症状が先行することがあり，誘因として何らかのウイルス感染の可能性が指摘されている。典型例では急性期に1/4～1/2乳頭径大の境界不鮮明なRPEレベルの黄白色斑が眼底後極部から赤道部にかけて散在性に多発する。これらの病巣は2～3週間で不明瞭になり，ほとんど瘢痕を残さずに消失するが，軽度のRPE萎縮を残す場合もある。軽度のぶどう膜炎，乳頭炎，網膜血管炎，漿液性網膜剝離を伴うこともある。

FAでは，多発する黄白色斑は造影早期低蛍光，後期過蛍光を呈する。これは「蛍光の逆転現象」（255頁参照）とよばれ，本疾患の診断に有用な所見である。造影早期に生じる低蛍光は脈絡毛細血管板小葉の大きさとほぼ一致していること，検眼鏡的にみられる黄白色斑よりも多数みられることから，低蛍光の原因は黄白色斑によるブロックだけではなく，病変部位の脈絡毛細血管板の循環障害が生じているためと考えられている。造影後期の過蛍光は障害されたRPEへの蛍光色素拡散による組織染と考えられている。

IAでは，造影早期から後期にかけて一貫して低蛍光を示す。低蛍光は黄白色斑よりもやや大きく，後期には求心性に小さくなる。低蛍光所見が縮小するのは病変周囲の健常な脈絡毛細血管板からの蛍光色素拡散が進むためと考えられている。また検眼鏡的に黄白色斑がない部位にも低蛍光所見が生じていることから，検眼鏡でみられる以上に脈絡毛細血管板の循環不全が生じていると考えられる。慢性期，治癒期に滲出斑が消失していても，低蛍光は小さくなるが所見は残存することが多い。

OCTでは検眼鏡的黄白色斑に一致してRPEの軽度高反射がみられ，同部位のellipsoid zoneは断裂または消失している。ellipsoid zoneは病巣の縮小・消失に伴って回復する。

以上のことから，眼底にみられる RPE レベルの黄白色斑は，脈絡毛細血管板の循環不全による二次的な浮腫であると考えられている。病変部位の脈絡毛細血管板の循環不全は輸入細動脈において細動脈閉塞性血管炎が生じているためと考えられている（詳細は 255 頁参照）。閉塞にはウイルスまたは他の原因による何らかの炎症の関与が想定されていることを根拠に，消炎や再発予防目的にステロイドの局所または内服が行われることもある。ただし，現在のところはっきりとした有効性は示されていないことから，その使用は重症例に限られる。

 最近のトピックとして，本疾患は Gass[2, 3] が病気の本態として考えていた RPE の異常というよりは，脈絡膜側に異常があることから，病名自体を APMPPE から AMP-C（acute multifocal placoid choroidopathy：急性多発性斑状脈絡膜症）に改称することが提案されていて注目される。

ケースで学ぶ所見の読み方

Case 1 典型的な APMPPE

患者：41 歳，女性。1 週間前から頭痛，微熱があり，5 日前より右眼視力低下を自覚した。
既往：特記すべき事項なし。

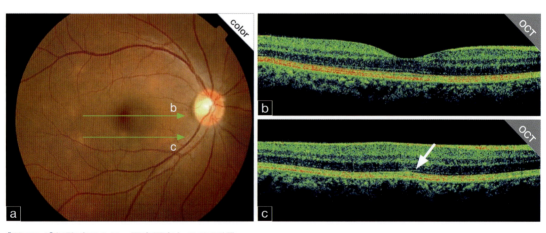

【図 22-1】初診時のカラー眼底写真と OCT 所見

a：カラー眼底写真。黄斑部に黄白色の滲出斑が多数みられる。一部滲出斑は血管アーケード外にもみられる。
b，c：OCT（水平断）。中心窩を通る断面はほぼ正常（b）。下方の黄白色斑に一致して外顆粒層の高反射帯および ellipsoid zone の不鮮明化（矢印）がみられる（c）。

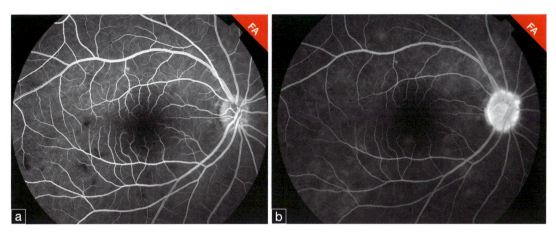

【図 22-2】FA 所見

a：早期。黄白色斑に一致して低蛍光がみられる。

b：後期。黄色斑に一致して過蛍光がみられ，「蛍光の逆転現象」が生じている。視神経乳頭からも軽度の蛍光漏出がある。

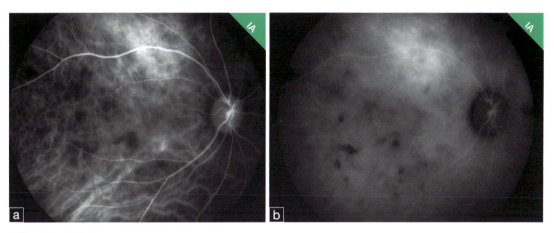

【図 22-3】IA 所見

a：早期。黄斑耳側にやや大きめの低蛍光がみられる。 b：後期。低蛍光斑はやや縮小している。

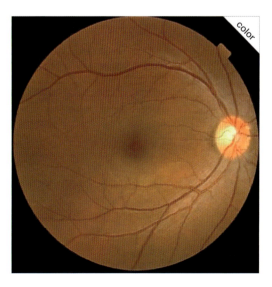

【図 22-4】3 か月後のカラー眼底写真

黄色斑は瘢痕を残すことなく治癒している。

Case 2 広範囲に黄白色斑がみられた典型的な APMPPE

患者：31歳，女性。1週間前より左視野欠損を自覚し当院を受診した。
既往：特記すべき事項なし。

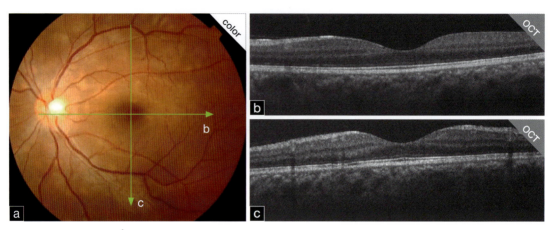

【図22-5】初診時のカラー眼底写真と OCT 所見
a：カラー眼底写真。黄斑部から血管アーケード外の広範囲に黄白色の滲出斑がみられる。
b, c：OCT（b：水平断，c：垂直断）。水平断はほぼ正常。垂直断では中心窩上方に黄白色斑に一致してellipsoid zone の不鮮明化がみられる。

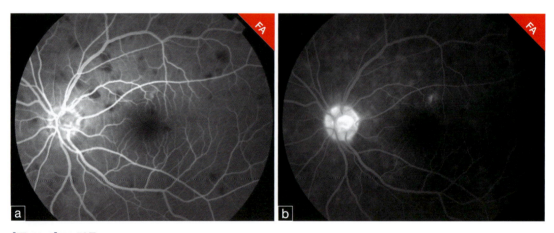

【図22-6】FA 所見
a：早期。黄白色斑に一致して低蛍光がみられる。
b：後期。黄白色斑に一致して過蛍光がみられる。視神経乳頭も蛍光漏出がある。

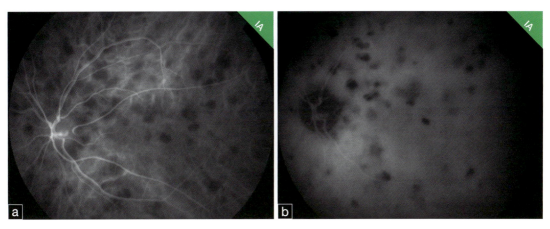

【図 22-7】IA 所見
a：早期。黄白色斑よりもやや大きい斑状の低蛍光がみられる。その数は黄白色斑よりも多数みられる。
b：後期。低蛍光斑はやや縮小している。

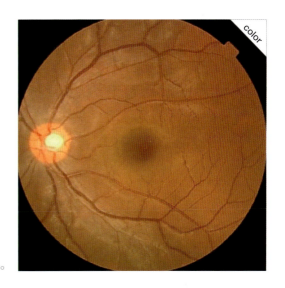

【図 22-8】3 か月後のカラー眼底写真
黄白色斑は瘢痕を残すことなく治癒している。

Case 3 Vogt-小柳-原田病との鑑別が困難な APMPPE

患者：16歳，女性。1週間前からの頭痛および両眼の視力低下。耳鳴りはなく，髄液所見に異常はなかった。

既往：特記すべき事項なし。

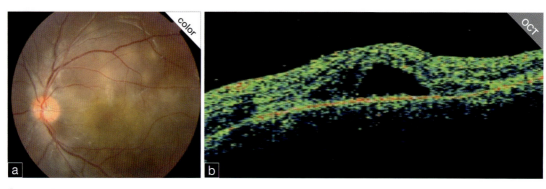

【図 22-9】初診時のカラー眼底写真と OCT 所見

a：カラー眼底写真。黄斑部を中心に多房性の網膜剥離がみられ，網膜深層の黄白色斑が多数観察できる。
b：OCT（水平断）。黄斑部に漿液性網膜剥離がみられ，剥離内にはフィブリンを疑わせる高反射がみられる。

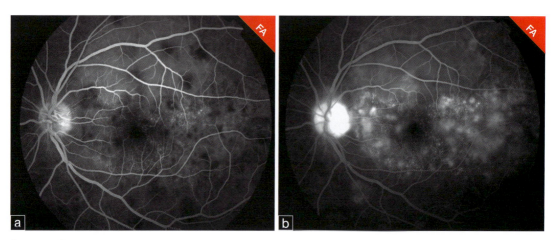

【図 22-10】FA 所見

a：早期。黄白色斑に一致して斑状の低蛍光がみられる。中心窩耳側には多数の蛍光漏出点がみられる。黄斑部上方には剥離範囲に一致して蛍光貯留がみられる。
b：後期。低蛍光斑ははっきりしなくなり，大小さまざまな過蛍光斑がみられる。視神経乳頭からもやや強い蛍光漏出がみられる。

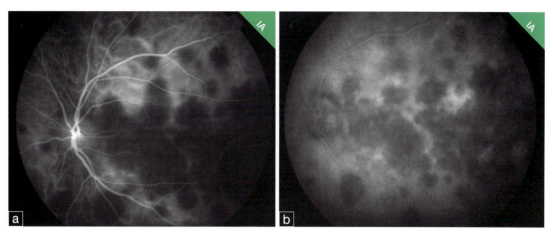

【図 22-11】IA 所見

a：早期。黄斑部全体に癒合する低蛍光斑がみられる。FA での異常部位よりも広範囲である。
b：後期。低蛍光斑は残存しているが、その間隙は一部過蛍光を呈している。

Case 4 高血圧網脈絡膜症

患者：31 歳, 女性。全身性エリテマトーデスで加療中。両眼の視力低下のため受診。血圧 230/160 mmHg と急激な血圧上昇があった。

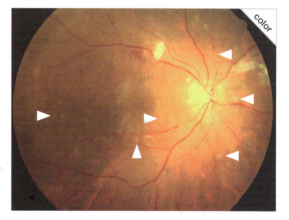

【図 22-12】初診時カラー眼底写真

黄斑-視神経乳頭部周囲と耳側に散在する黄白色斑がみられる（急性 Elschnig 斑）（矢頭）。網膜動脈の狭細化が強く, 視神経乳頭浮腫もみられる。

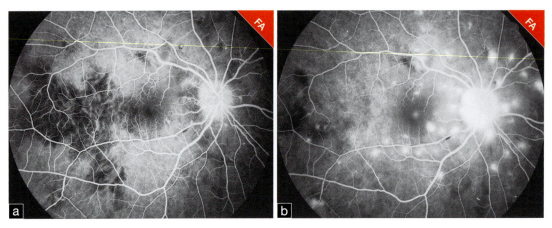

【図 22-13】FA 所見
a：早期。眼底後極部を中心に広範な脈絡膜の充盈遅延がみられ、一部は Elschnig 斑に一致している。
b：後期。Elschnig 斑に一致した蛍光漏出が多数みられる。視神経乳頭の蛍光漏出も著明。早期から観察された脈絡膜の充盈遅延は黄斑耳側に残存している。

押さえておきたい読影ポイント

　APMPPE は脈絡毛細血管板の循環不全により生じる疾患であるが、APMPPE と同様に脈絡毛細血管板の循環不全をきたす疾患はほかにも存在する。すなわち、地図状脈絡膜炎、高血圧網脈絡膜症（妊娠高血圧症候群を含む）、三角症候群、Vogt-小柳-原田病なども脈絡毛細血管板の循環不全を生じる。各疾患について簡単に解説する。

◆地図状脈絡膜炎

　両眼性に脈絡膜および網膜外層を主体としたまれな炎症性疾患で、地図状に広がる急性期の黄白色滲出性病変と網脈絡膜萎縮が特徴である[4]。通常、病変は視神経乳頭を含んでいる。疾患の本態は APMPPE と同様に脈絡毛細血管板の循環障害と考えられているが、病理学的検討では脈絡膜にリンパ球浸潤が生じることが報告されており、APMPPE よりも脈絡膜の障害が強い。

　FA では APMPPE と同様に早期低蛍光・後期過蛍光の「蛍光の逆転現象」がみられるが、病変の辺縁部が強く過蛍光を呈するのが特徴である。この過蛍光は病変部の辺縁では脈絡毛細血管板が正常に保たれているためと考えられている。眼底自発蛍光でも辺縁部が過蛍光を呈している。

　中心窩が障害されない限り視力は温存されるが、再発を繰り返し病変が中心窩に及ぶと著しい視機能障害をきたす。病変の広がりや網脈絡膜萎縮が多いことで APMPPE とは臨床的には鑑別できるが、診断に苦慮する症例もある。

◆高血圧網脈絡膜症

　両眼性に脈絡毛細血管板の広範で急激な循環不全によって生じる。腎性高血圧、妊娠高血圧症候群、褐色細胞腫などで血圧コントロールが困難な症例で、急激な血圧変動時に発症する。発症時には滲出性の網膜剥離がみられることが多く、しばしば網膜深層の黄白色斑である急性 Elschnig 斑が観察される[5]。Elschnig 斑の出現機序は APMPPE と類似して

おり，脈絡毛細血管板の循環不全に伴う RPE レベルの浮腫である。ただし，その原因は急激な血圧変動であり循環不全の範囲が広範囲にわたる。Elschnig 斑は脈絡毛細血管板の小葉のサイズ，より大きな集合として観察されることがある。

高血圧網膜症，高血圧視神経症と同時に生じる場合がほとんどであり，網膜出血や硬性白斑，視神経乳頭浮腫がみられることから，眼底所見のみでも鑑別は可能であることが多い。眼底所見は血圧コントロールのみで改善するが，Elschnig 斑は網脈絡膜萎縮として瘢痕を残すこともある。

◆三角症候群

短後毛様動脈（short posterior ciliary artery：SPCA）の閉塞によって網脈絡膜萎縮をきたす疾患である。SPCA は多数の分岐が存在しており，その一部が閉塞すると対応する脈絡毛細血管板の循環不全によって萎縮が引き起こされる[6]。鈍的外傷や外科的手術，動脈硬化，血管炎などが原因とされているが，視神経の周囲や血管アーケード外で生じることがほとんどで，視機能障害に至ることはあまりない。通常，後極側を頂点とした三角形の萎縮巣を呈する。

◆Vogt-小柳-原田病

メラノサイトに対する自己免疫疾患であり，色素のある虹彩・毛様体・脈絡膜を主体に炎症が起こる[7]。脈絡膜が炎症によって著しく肥厚し，網膜下に滲出液が貯留することで視機能障害を生じる。病理学的に脈絡膜内は高度のリンパ球浸潤が起こっている。

FA では早期から多発する点状蛍光漏出がみられ，後期には網膜下への蛍光貯留のため後極部全体が過蛍光を呈する。IA では早期には充盈遅延による斑状低蛍光，脈絡膜中大血管の不鮮明化，後期には多数の低蛍光斑がみられるが，後者 2 つは脈絡膜への細胞浸潤によるものとされ，早期低蛍光は脈絡毛細血管板の循環不全を示していると考えられている。臨床所見や眼底所見から APMPPE との鑑別は可能なことが多いが，時に眼底に APMPPE 類似の黄白色斑がみられ，IA での斑状低蛍光が強く描出される症例が存在し鑑別が困難なことがある（Case 3）。

バリエーションとピットフォール

APMPPE の本態は脈絡毛細血管板の循環不全であるが，眼底に白色斑が多発する疾患として中心性漿液性脈絡網膜症（CSC）の劇症型である胞状網膜剥離〔bullous retinal detachment with CSC，わが国では多発性後極部網膜色素上皮症（multifocal posterior pigment epitheliopathy：MPPE）ともよばれている〕，多発消失性白点症候群（MEWDS），点状脈絡膜内層症（punctate inner choroidopathy：PIC），多巣性脈絡膜炎（multifocal choroiditis：MFC）などとも鑑別しなければならない。基本的には蛍光眼底造影所見だけでなく，眼底所見およびその経過などから総合的に鑑別していく必要がある。

胞状網膜剥離は脈絡膜血管の透過性亢進が両眼性に生じ，網膜色素上皮のバリア機能を多発性に障害することで漿液性網膜剥離をきたす。網膜下にフィブリンが沈着するため眼底所見として白色斑が観察される。

MEWDS，PIC，MFC は視細胞外層障害を生じる急性帯状潜在性網膜外層症（acute zonal

occult outer retinopathy：AZOOR)の類縁疾患でありAZOOR complexともよばれる（242頁参照)。これらの白点はAPMPPEよりも小さいことが多く，PICやMFCは網脈絡膜萎縮の瘢痕を残す。MEWDSやPICではFAで白点は早期より過蛍光を呈することから病変の主体が脈絡毛細血管板の循環不全というより，内側（網膜外層からRPEレベル）の異常であることが示唆されており，APMPPEとは異なる。MFCの急性期病変のFAは早期低蛍光，後期過蛍光を生じるため鑑別は難しいが，通常陳旧性病変が他の部位に広がっていることから区別できる。MEWDS，PIC，MFCのIAは低蛍光をきたし多くは白点のブロックによるものとされているが，低蛍光斑は検眼鏡所見より多発することから一部はAPMPPEと類似の脈絡毛細血管板の循環不全をもつ症例もある。

文献

1) Gass JDM：Acute posterior multifocal placoid pigment epitheliopathy. Arch Ophthalmol 80：177-185, 1968
2) Zhang AY, Han IC, Goldberg MF：Renaming of Acute Posterior Multifocal Placoid Pigment Epitheliopathy (APMPPE) to Acute Multifocal Placoid Choroidopathy (AMP-C). JAMA Ophthalmol 135：185, 2017
3) Jampol LM, Goldstein DA, Fawzi AA：Keeping the Name of Acute Posterior Multifocal Placoid Pigment Epitheliopathy. JAMA Ophthalmol 135：186, 2017
4) Laatikainen L：Serpignous choroiditis. Br J Ophthalmol 58：777-783, 1974
5) Tso MO, Jampol LM：Pathophysiology of hypertensive retinopathy. Ophthalmology 89：1132-1145, 1982
6) Amalric P：Acute choroidal ischaemia. Trans Ophthalmol Soc UK 91：305-322, 1971
7) Moorthy RS, Inomata H, Rao NA：Vogt-Koyanagi-Harada syndrome. Surv Ophthalmol 39：265-292, 1995

Column 脈絡毛細血管板の循環障害と「蛍光の逆転現象」

　FAにおける「蛍光の逆転現象」は，脈絡毛細血管板の循環不全により早期に低蛍光を示すものの，障害されたRPEに周囲組織からの蛍光色素が徐々に拡散してくるため中後期に過蛍光を示すことによって生じる。APMPPEにおける脈絡毛細血管板の循環不全は，precapillary arteriole（脈絡毛細血管板に流入する輸入細動脈）の血管炎による流入障害であり，それにより脈絡毛細血管板の小葉（lobrus）単位での閉塞が生じて，同部位のRPEが浮腫を呈することが黄白色斑の本態である。一方，高血圧脈絡膜症は急激な血圧変動によって，三角症候群はSPCAの閉塞によって，Vogt-小柳-原田病の一部でも脈絡膜への炎症細胞の著明な浸潤によって，それぞれ脈絡毛細血管板の循環不全を生じるため「蛍光の逆転現象」を示す。また地図状脈絡膜炎は脈絡毛細血管板の輸入動脈の閉塞が主体であり，APMPPEと類似しており，「蛍光の逆転現象」を示す。つまりFAでみられる「蛍光の逆転現象」はAPMPPEの診断に重要であるが，必ずしもそれがAPMPPEの確定診断とはならないことに留意する必要がある。脈絡毛細血管板に至る脈絡膜動脈循環を図に示す。

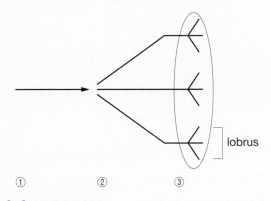

【図】脈絡膜動脈循環
①SPCA，②precapillary arteriole，③choriocapillaris

〈荒川久弥・丸子一朗〉

23　網膜腫瘍
retinal tumor

Point
- 眼内腫瘍診断の第一歩は，「どの組織・何の細胞」から．
- 蛍光眼底造影で腫瘍の栄養血管が描出されるかを確認する．造影早期像がとても大切である．
- 乳幼児の充実性隆起性眼底病変は，病診連携2週間後の通常紹介などは厳禁である．早急に中核病院もしくは日本眼腫瘍学会理事などが勤める施設に電話相談すべき．
- 厚生労働省希少がん対策の一環として，眼腫瘍の治療可能施設が，国立がん研究センターのWebサイトに掲載されている．

疾患の概要

網膜組織に原発する主な真性の悪性/良性腫瘍は，網膜芽細胞腫（retinoblastoma）/網膜細胞腫（retinocytoma），網膜色素上皮腺癌〔retinal pigment epithelium（RPE）adenocarcinoma〕/網膜色素上皮腺腫（RPE adenoma），およびリンパ系腫瘍の原発性網膜硝子体リンパ腫（primary vitreo-retinal lymphoma：原発性眼内リンパ腫）である．その他の網膜腫瘤のほとんどが過誤腫（hamartoma）であり，組織の構成成分の構成比率に先天的な異常があって腫瘤を形成したものである．これには星状膠細胞性腫瘍，血管性腫瘍などがある．過誤腫は母斑症に関連して生じていることがあり，母斑症の診断に大きく貢献する．表23-1に網膜層別の代表的病変と合併する代表疾患を列挙する．網膜腫瘍は英語名，日本語名ともに複数の名称が存在し難解であるため，補足的に英語名も併記した．

◆網膜星状膠細胞性過誤腫（retinal astrocytic hamartoma）[1〜3]

多くの場合，先天的に網膜神経線維層に生じる過誤腫で，腫瘍の発育に伴ってさまざまな程度に石灰化が生じると考えられている．病変がみられる症例の約20％は結節性硬化症に伴って生じたものであり，逆に結節性硬化症例の約80％に併発し，中枢神経病変がある例では眼底にも病変が多発する．神経線維腫症1型にも併発することがある．通常，視力低下の原因となることはないが，まれに急速な増大や高度な硝子体内播種が生じることがあり，その場合網膜芽細胞腫との鑑別が臨床的には難しい．鑑別診断には眼球摘出や針生検が必要である．あくまで参考意見であるが結節性硬化症例のOCT所見を以下の4つの病型に分類し，全身合併症との関連性を検討した報告がある（括弧内は関連する疾患）．

- Type Ⅰ：牽引所見なく平坦（全身疾患関連なし），
- Type Ⅱ：牽引所見あり，厚さ500μm未満（皮膚血管線維腫）
- Type Ⅲ：石灰化あり，厚さ500μm以上（脳腫瘍）
- Type Ⅳ：病変内の空洞化あり，厚さ500μm以上（肺リンパ脈管筋腫症）

◆網膜血管増殖性腫瘍（retinal vasoproliferative tumor）[4]

原発性もしくは続発性に生じる周辺部網膜グリア増殖と，それに伴う毛細血管の増生であると考えられている．続発性病変は，ぶどう膜炎，網膜色素変性症，外傷や手術などで

【表23-1】網膜層別の代表病変と合併する代表疾患

主な部位	病変名	関連することのある疾患/病態	
神経網膜浅層	星状膠細胞性過誤腫 (astrocytic hamartoma)	結節性硬化症，神経線維腫症1型	Case 1, 2
	後天性星状膠細胞腫 (acquired astrocytoma)	低悪性度中枢神経星状膠細胞腫	
	（反応性）グリア増殖症 (massive pseudoneoplasitc gliosis)	外傷，硝子体手術など	
	血管増殖性腫瘍 (vasoproliferative tumor)	外傷，血管性病変，ぶどう膜炎，網膜色素変性症など	Case 3
	血管芽腫（毛細血管腫） (hemangioblastoma)	Sturge-Weber症候群， von Hippel-Lindau病	Case 4, 5
	海綿状血管腫 (cavernous hemangioma)	多発性中枢神経皮膚血管腫	Case 6
	蔓状血管腫 (racemose hemangioma)	Wyburn-Mason症候群 （Bonnet-Dechaume-Blanc症候群）	Case 7
神経網膜深層	網膜芽細胞腫 (retinoblastoma)	13q欠失症候群	Case 8
	網膜細胞腫 (retinocytoma)	網膜芽細胞腫自然吸収 (regressed retinoblastoma)	
RPE-Bruch膜	網膜色素上皮腺腫 (RPE adenoma)	なし	
	網膜色素上皮腺癌 (RPE adenocarcinoma)	なし	
	網膜硝子体リンパ腫 (vitreo-retinal lymphoma)	中枢神経系リンパ腫	Case 9

RPE：retinal pigment epithelium

生じる。好発部位は下耳側で，続発性病変はより強い滲出を伴って，両眼性となる場合や滲出性網膜剝離や増殖網膜症による視力低下が強く生じることがある。Coats病との鑑別は，血管径の不整や栄養血管がないことである。治療はレーザー光凝固，冷凍凝固，硝子体手術，小線源放射線療法であるが，近年は抗血管内皮増殖因子（vascular endothelial growth factor：VEGF）療法と光線力学的療法などの報告も多い。

◘ **網膜血管芽腫（retinal hemangioblastoma）**[5]

網膜毛細血管腫（retinal capillary hemangioma）と同義であるが，von Hippel-Lindau (VHL)病に伴って生じる脳病変は病理学的に血管芽腫であるため，眼内病変も網膜血管芽腫とよぶことが提唱されている。眼内病変のみでVHL病がないものはvon Hippel病とよばれる。VHL病は平均25歳で診断されるが，眼内病変は最も早くから発症し診断に寄与する。網膜血管芽腫の約30％はVHL病に伴って生じ，VHL病の42％に片眼性，52％に両眼性で，85％は周辺部病変，15％は傍視神経乳頭病変である。傍視神経乳頭病変は，滲出性網膜剝離と黄斑浮腫による視力低下を引き起こしやすい。

◆網膜海綿状血管腫(retinal cavernous hemangioma)

低流量の拡張した静脈による周辺部病変で通常は非遺伝性，片眼性，非進行性である。全身疾患や奇形との因果関係は明らかではないが，視神経乳頭上病変，皮膚-中枢神経病変を伴う常染色体優性遺伝例が報告されている。通常は治療を要さないがまれに網膜剥離や硝子体出血の原因となる。

◆網膜蔓状血管腫(retinal racemose hemangioma)[6]

高流量の拡張した動静脈異常吻合が視神経乳頭-網膜にみられ，非遺伝性，片眼性，非進行性である。異常血管からの蛍光漏出はないが，毛細血管はさまざまな程度で障害されている。Wyburn-Mason症候群に随伴することがあるので，大脳-脳幹動静脈奇形がないかMRIで確認する。通常は治療を要さないが，まれに網膜静脈閉塞症や硝子体出血，中枢神経病変で出血の原因となるので治療が必要となる。

◆網膜芽細胞腫(retinoblastoma)[7,8]

網膜芽細胞腫は，わが国では毎年約80例の発症が確認されている。確定診断は眼底検査のみで可能であるが，超音波断層検査，造影MRIによる充実性腫瘍の検出と視神経浸潤や眼球外進展の有無の確認を行う。超音波による石灰化の検出は簡便で有用である。CT検査は被曝の面から極力使用を控える。Coats病との鑑別は，Case 8の図23-20, 21に示した血管構築の違いが決め手となる。Coats病では腫瘤に穿入することはない。

眼球内網膜芽細胞腫国際分類(international classification of retinoblastoma：ICRB)の概略を下記に示すが，硝子体内や網膜下の播種の程度が増すと眼球温存療法の成績が低下する。

- グループA：3 mm以下の網膜腫瘍
- グループB：3 mm以上，黄斑部，視神経近傍の網膜腫瘍
- グループC：限局性播種(硝子体・網膜下)
- グループD：びまん性播種(硝子体・網膜下)
- グループE：視機能が温存できない進行例(眼内を埋める腫瘍，前房内浸潤，血管新生緑内障など)

わが国[9]における生命予後は，全国登録の結果から5年生存率93.1%，10年生存率90.6%と報告されている。眼球外進展がある場合には，5年生存率71.2%，10年生存率66.0%に低下する。眼球保存率は全体で約50%程度，国立がん研究センターの5年眼球保存率は非進行例(ICRBグループA～C)で83%，進行例(ICRBグループD～E)で33%であった。

◆網膜硝子体リンパ腫(vitreo-retinal lymphoma)[10]

眼内悪性リンパ腫は，中枢神経リンパ腫の一部として網膜硝子体に原発するもの(旧来の原発性眼内リンパ腫)と，脈絡膜に生じる全身性リンパ腫の眼内転移や眼窩リンパ腫の浸潤を内包している。これらは疾患分類や重症度，治療法と予後のすべてが異なっており，混乱を避けるために前者を網膜硝子体リンパ腫，後者を脈絡膜リンパ腫(choroidal lymphoma)とよぶことが提唱されている。

最も特徴的な所見は網膜下の黄白色病変で，FAでは蛍光ブロックと病変上のRPE集簇と黄白色病変の後期組織染がみられる。しかし，この黄白色病変の出現頻度は30%程度と意外に低く，硝子体混濁，網膜血管炎(動静脈両方)，網膜炎様所見から診断をつけなくて

23 網膜腫瘍

はならないことも多い。Case 9 に示した網膜外層の変化はどのタイプの病変にも生じるため，診断価値が高いと思われる。

ケースで学ぶ所見の読み方

Case 1 非石灰化病変で孤発性の網膜星状膠細胞性過誤腫

患者：77 歳，男性。視力低下のため初診し，眼底検査で偶然発見された。初診時の左眼視力(0.8)。

既往：結節性硬化症，神経線維腫症 1 型はともになかった。

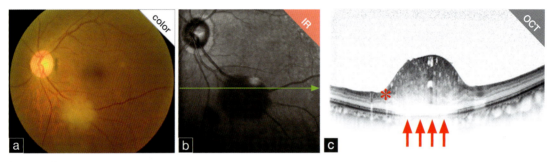

【図 23-1】カラー眼底写真と OCT 所見

a：カラー眼底写真。下耳側血管アーケード上の網膜内層に白色〜半透明の境界不鮮明な腫瘤がある。

b，c：OCT〔赤外線(infrared：IR)同時撮影〕。IR 画像(b)では腫瘤は低反射である。OCT(c)では腫瘤は網膜神経線維層(＊印)に限局し，網膜外層(矢印)を圧迫している。中央部では外層の障害が著しい。内境界膜は保たれており，硝子体内への播種はない。腫瘤内には無数の低反射空隙があり，虫食い状所見を呈する。

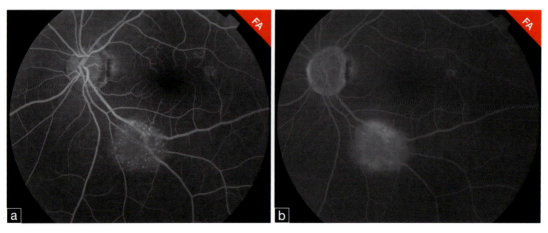

【図 23-2】FA 所見

a：早期。網膜動静脈造影に遅れて特徴的な腫瘤表面の血管走行が描出される。

b：後期。腫瘤からの蛍光漏出は軽度で，組織染が生じる。

Case 2 石灰化病変で孤発性の網膜星状膠細胞性過誤腫

患者：44歳，男性。眼の疲労を訴えて初診し，眼底検査で偶然発見された。初診時の左眼視力(1.2)。

既往：結節性硬化症，神経線維腫症1型はともになかった。

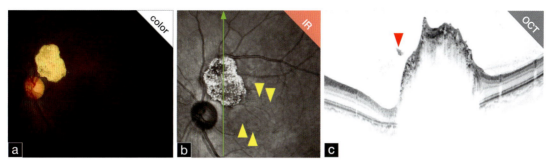

【図 23-3】カラー眼底写真と OCT 所見

a：カラー眼底写真。視神経乳頭上耳側縁の網膜に，白色で石灰化に富む境界鮮明な腫瘤がある。

b，c：OCT(IR 同時撮影)。IR 画像(b)では撮影光の顆粒状反射が強く生じている。眼底自発蛍光も同様の反射を示す。網膜表面に細かい皺襞(黄矢頭)があり，グリアの増生によって生じる。OCT(c)では腫瘤表面の粒状高反射が密にあり，表面不整で内境界膜は同定不可能で，硝子体中に混濁(赤矢頭)がある。内部の透見はできない。

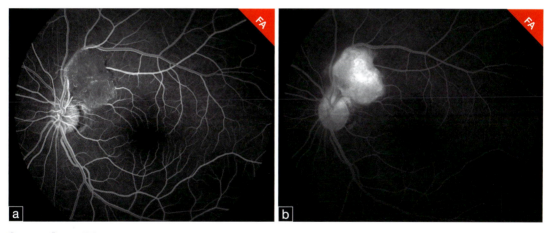

【図 23-4】FA 所見

a：早期。網膜動静脈造影の後に腫瘍表面の特徴的な血管走行が描出される。

b：後期。腫瘍からの蛍光漏出は比較的軽度であり組織染が生じる。

【図 23-5】OCTA 所見

a：en face，b：B-scan。
本症例は石灰化のために血管に乏しく内部構造は描出が不可能であるが，表面血管は FA よりも多く描出されている。

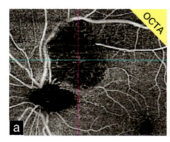
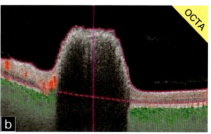

Case 3 典型的な網膜血管増殖性腫瘍

患者:41歳,女性。10日前から霧視が生じて眼科を受診した。初診時の右眼視力(1.0)。硝子体に軽度の出血を認めた。

既往:特記すべき事項なし。

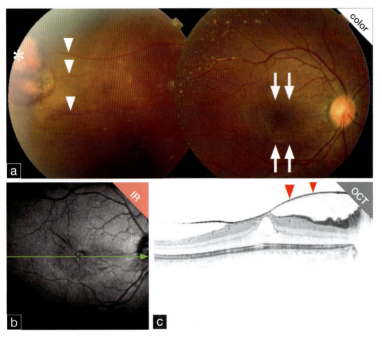

【図23-6】カラー眼底写真とOCT所見

a:カラー眼底写真。耳側周辺部網膜に網膜前出血を伴った白色病変(＊印)があり,周囲には滲出性病変がある。複数の網膜動静脈(矢頭)が腫瘤に関連しているが,栄養血管の拡張蛇行を伴わないことが特徴である。血管アーケード付近の硬性白斑は,耳側病変からの滲出である。網膜上膜(矢印)がみられ,眼底全体に増殖性病変が生じやすくなっている。

b,c:OCT(IR同時撮影)。IR画像(b)では網膜上膜が生じているのがわかる。OCT(c)では黄斑牽引(矢頭)が認められる。

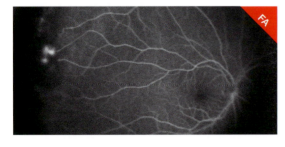

【図23-7】FA所見

中期。網膜前出血によってブロックされているが,腫瘤からの蛍光漏出は強い。複数の動静脈が腫瘤に関連しているが,血管拡張はごく軽度であり蛇行はない。

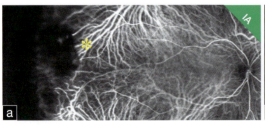
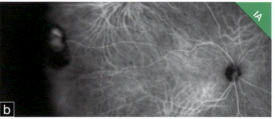

【図23-8】IA所見

a:早期。脈絡膜(＊印)からの血流はない。
b:後期。ゆっくりと蛍光漏出がある。

Case 4 孤発性の周辺部における網膜血管芽腫（網膜毛細血管腫）

患者：51歳，女性。眼の違和感を訴えて初診し，眼底検査で偶然発見された。初診時の右眼視力(1.2)。

既往：Sturge-Weber症候群，VHL病はともになし。

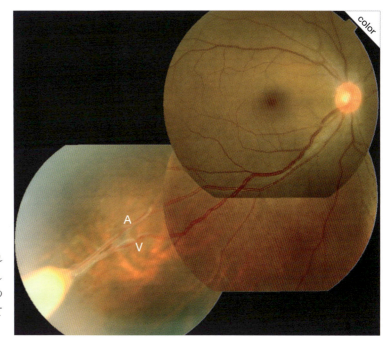

【図23-9】カラー眼底写真

周辺部網膜血管芽腫が牽引されて網膜から浮いている。拡張した1本の栄養動脈(A)と，1本の排出静脈(V)が病変に付属している。

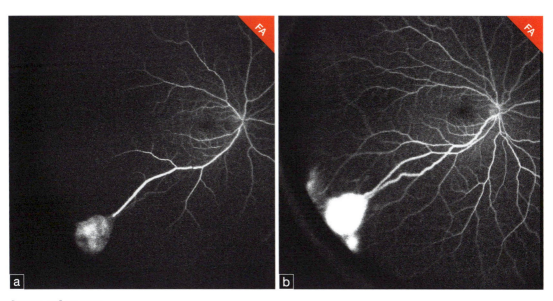

【図23-10】FA所見

a：早期。拡張した動脈が病変を栄養している。
b：中期。拡張した静脈が排出している。病変は早期から高度の蛍光漏出を示し，滲出変化も強い。

23 網膜腫瘍

Case 5 孤発性の視神経乳頭における網膜血管芽腫（網膜毛細血管腫）

患者：42歳，女性。左眼の飛蚊感を訴えて受診し，眼底検査で発見された。左眼視力（1.0）。
既往：Sturge-Weber症候群，VHL病はともになし。

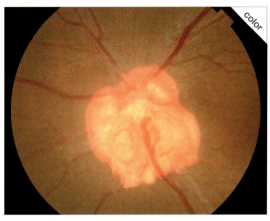

【図23-11】カラー眼底写真

左眼乳頭上に網膜血管芽腫がある。拡張した栄養血管はない。

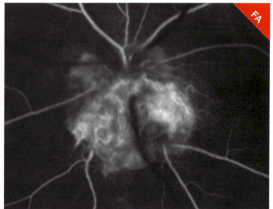

【図23-12】FA所見

早期。動脈相から病変は強い過蛍光を示している。

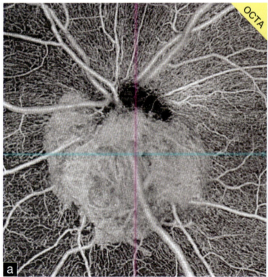

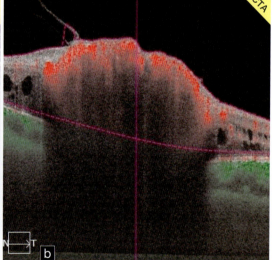

【図23-13】OCTA所見

a：en face。非常に密な血管増生がみられ，FAよりも病変内血管が鮮明に描出される。
b：B-scan。腫瘍表層の血流がen faceに反映されていることがわかる。

Case 6 典型的な網膜海綿状血管腫

患者：20歳, 女性。左眼の飛蚊を自覚して眼科を受診した。初診時の左眼視力(1.2)。軽度の硝子体出血がみられた。

既往：特記すべき事項なし。

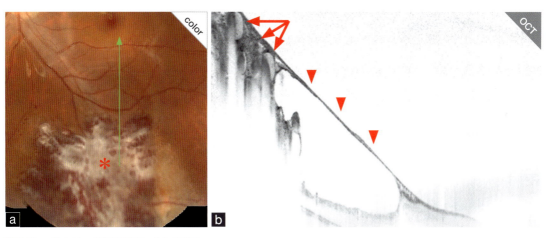

【図 23-14】カラー眼底写真と OCT 所見

a：カラー眼底写真。左眼下方網膜に暗赤色の扁平な海綿状血管腫があり, 表面には線維化（＊印）がある。

b：OCT。病変の表面は, 血管腔と線維化による不整があり, 血管腔内にはニボーがある（矢印）。本例では硝子体牽引（矢頭）によって血管腔が破綻して硝子体出血が生じたものと判断し観察した。

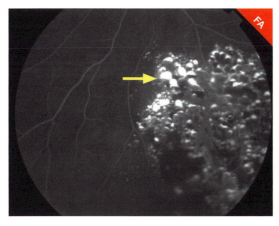

【図 23-15】FA 所見

後期。血管性病変への蛍光色素流入は遅く, 後期には血管腔ごとに無数のニボーを形成する（矢印）。表面血管の血行は著しくうっ滞していると思われる。

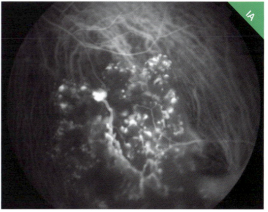

【図 23-16】IA 所見

中期。FA とは異なった血管腔が描出される。表面よりも深部のほうがより血流が多いことが予想される。

Case 7 典型的な網膜蔓状血管腫

患者：65歳，女性。レーザー治療歴があり，健診で精査を勧められた。初診時の左眼視力（0.4）。

既往：特記すべき事項なし。

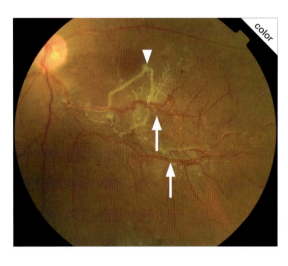

【図 23-17】カラー眼底写真

左眼下耳側には拡張した蔓状の異常動脈走行（矢印）があり，黄斑に白鞘化した静脈（矢頭）がある。

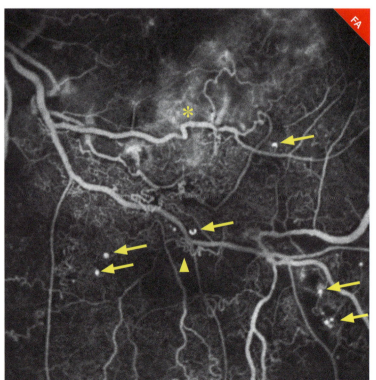

【図 23-18】FA 所見

中期。白鞘化した静脈にも血行はある。主幹動静脈からの漏出はないが，網膜毛細血管のコイル状拡張蛇行と閉塞（矢頭）があり，毛細血管瘤（矢印）と蛍光漏出（＊印）が生じている。動静脈異常吻合による毛細血管障害で，虚血が生じていると考えられる。

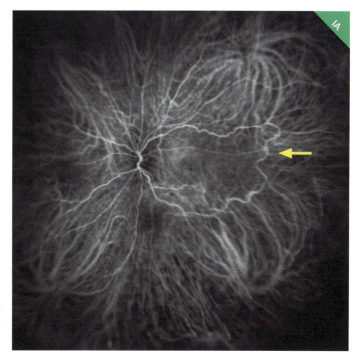

【図 23-19】広角 IA 所見

中期。上下の網膜血管アーケードは吻合している（矢印）。脈絡膜血管には明らかな異常吻合はない。

Case 8　両眼性孤発性の網膜芽細胞腫

患者：生後 8 か月の白人男児。両親が白色瞳孔と眼位異常に気づき発見された。家族歴はない。

既往：特記すべき事項なし。

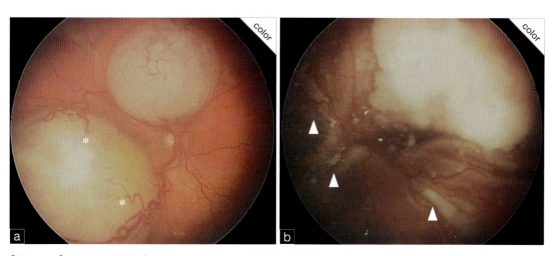

【図 23-20】カラー眼底写真〔Dr. Carol Shields のご厚意による〕

a：右眼。黄斑と視神経乳頭上方に 2 つの外長性（exophytic）に発育する腫瘍があり，限局性網膜剥離を伴う。ICRB のグループ B に相当する。拡張蛇行した網膜血管が腫瘍内に没入（＊印）している。

b：左眼。内長性（endophytic）に発育する腫瘍が硝子体内および網膜下（矢頭）にびまん性播種をきたし，網膜全剥離をきたしている。ICRB のグループ D に相当する。

23 網膜腫瘍

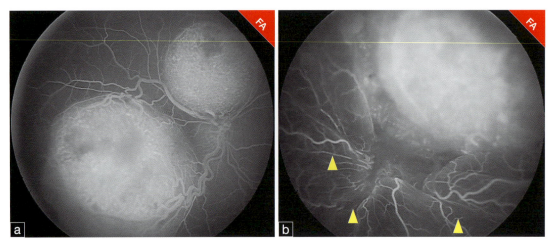

【図 23-21】FA 所見〔Dr. Carol Shields のご厚意による〕

a：右眼・比較的早期。腫瘍の栄養血管・排出血管としての網膜血管が明瞭に観察できる。

b：左眼・比較的早期。内長性に発育した腫瘍の血管構築は不明瞭で，血管透過性が非常に亢進している。網膜下播種（図 23-20b の矢頭に相当する部分）は血管を伴わない。眼内での発育形態によって，血管（経動脈的/経静脈的）を経由した化学療法の効果に違いが生じる。

Case 9　眼内原発中枢神経リンパ腫に合併した両眼性網膜硝子体リンパ腫

患者：64 歳，男性。右眼霧視のため近医を受診し，近医でぶどう膜炎として 2 か月間ステロイド内服および Tenon 囊下注射を受けたが改善しなかった。経過中に手足の痺れが生じ，血管 Behçet 病が疑われて内科で 1 か月間精査を受けていた。

硝子体生検により細胞診 Class 3，IL-10≫IL-6，CD20 優位，Igκ≫Igλ，IgH 遺伝子再構成陽性であり，網膜硝子体リンパ腫と診断した。

既往：特記すべき事項なし。

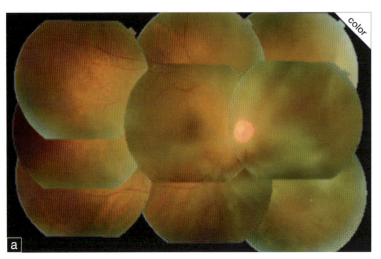

【図 23-22】カラー眼底写真と OCT 所見

a：カラー眼底写真。硝子体混濁が鼻側に特に強く生じており，オーロラ様混濁を呈する。視神経乳頭を含め，眼底には特段の変化を認めない。

（つづく）

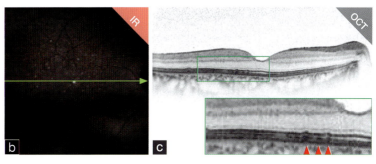

【図 23-22】(つづき)

b, c：OCT(IR 同時撮影)。IR 画像(b)では，FA(図 23-23)の点状低蛍光，眼底自発蛍光の点状過蛍光に一致して点状高反射を示す。OCT(c)では網膜内層に異常なし。拡大像中の網膜外層では，interdigitation zone と RPE で顆粒状の変化がある(矢頭)。この顆粒状病変は FA でブロック，眼底自発蛍光で過蛍光，IR で高反射を示す変化であり，リンパ腫による RPE や網膜外層の障害が疑われる。

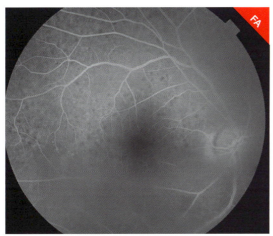

【図 23-23】FA 所見
比較的早期。眼底全体にブロックによる点状低蛍光がみられるが，視神経乳頭や網膜血管の異常はない。

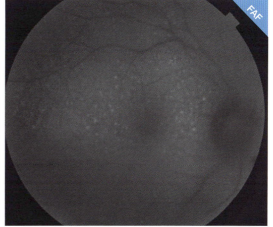

【図 23-24】眼底自発蛍光所見
FA でみられた点状低蛍光に一致して，点状過蛍光が生じている。

押さえておきたい読影ポイント

　　眼内腫瘍は周辺部に位置することや隆起性病変であるため，ピントの合ったよい画像を得るための工夫が必要である。近年の走査レーザー検眼鏡は高画角化だけでなく隆起性病変にもピントが合うため，眼内腫瘍診断のハードルを確実に下げる。腫瘍の診断をする場合には，どの組織から発生しているか(何の細胞で構成されているか)を突き止めるのが最も大切である。蛍光眼底造影の早期像で網膜血管と脈絡膜血管のどちらから栄養を受けているかを確定できれば鑑別診断はぐっと楽になる。これに超音波検査，OCT と FAF を組み合わせれば，ほとんどが診断できる。

バリエーションとピットフォール

　網膜腫瘍は，脈絡膜腫瘍よりも稀少であるため腫瘍専門家でも診察する機会がほとんどないものがある。部位や大きさがさまざまで多彩な所見を呈するが，増殖する細胞や組織によって特徴がある。眼底周辺部に黒色隆起病変があった場合，網膜下血腫，網膜色素上皮腫瘍，母斑，悪性黒色腫などを鑑別する必要がある。例えば，網膜色素上皮腫瘍は網膜血管から栄養を受け，滲出性網膜剝離とグリアの増殖を伴うので蛍光眼底造影で容易に鑑別ができる。多くの眼科医にとって眼内腫瘍の知識を得る目的は，他の良性疾患との鑑別診断を確実に行うことにある。鑑別診断は自然に浮かび上がるものではなく，能動的に可能性を考えなくてはせっかく学んだ知識も活かせない。診断に迷ったときには腫瘍の可能性も考えるような習慣が大切である。

文献

1) Shields JA, Shields CL：Glial tumors of the retina. The 2009 King Khaled Memorial Lecture. Saudi J Ophthalmol 23：197-201, 2009
2) Shields CL, Say EAT, Fuller T et al：Retinal astrocytic hamartoma arisen in nerve fiber layer and shows moth-eaten optically empty spaces on optical coherence tomography. Ohthalmology 123：1809-1816, 2016
3) Pichi F, Massaro D, Serafino M et al：Retinal astrocytic hamartoma：optical coherence tomography classification and correlation with tuberous sclerosis complex. Retina 36：1199-1208, 2016
4) Shields JA, Shields CL：Intraocular Tumors：An Atlas and Textbook. 3rd Ed. Lippincott Williams & Wilkins, Philadelphia, 418-426, 2016
5) Thanos A, Karth PA, Shah VA：American academy of ophthalmology Eye Wiki：Retinal Capillary Hemangioblastoma and von Hippel-Lindau Disease(http://eyewiki.aao.org/Retinal_Capillary_Hemangioblastoma_and_von_Hippel-Lindau_Disease)
6) Materin MA, Shields CL, Marr BP et al：Retinal racemose hemangioma. Retina 25：936-937, 2005
7) 網膜芽細胞腫の治療(PDQ®). がん情報サイトPDQ®日本語版 がん情報要約. (http://cancerinfo.tri-kobe.org/pdq/summary/japanese-s.jsp?Pdq_ID=CDR0000062846)
8) Committee for the National Registry of Retinoblastoma：The National Registry of Retinoblastoma in Japan (1983-2014). Jpn J Ophthalmol 62：409-423, 2018
9) Suzuki S, Kaneko A：Management of intraocular retinoblastoma and ocular prognosis. Int J Clin Oncol 9：1-6, 2004
10) Witmer MT：Primary vitreoretinal lymphoma：management of isolated ocular disease. Cancer Contr 23：110-116, 2016

〈古田　実〉

24 脈絡膜腫瘍
choroidal tumor

Point
- 脈絡膜腫瘍は，眼底の隆起性病変としてさまざまな形態で存在しているため，蛍光眼底造影では腫瘍表面は網膜面とは異なる高さにあることを意識して撮像しなければならない。
- 腫瘍の色素含有量や網膜色素上皮障害の程度により，低蛍光・過蛍光の強さは症例によりさまざまである。

疾患の概要

　脈絡膜腫瘍は，眼内腫瘍のうち脈絡膜に生じるものである。脈絡膜のメラノサイトが悪性化して増殖する悪性黒色腫のほかに，良性腫瘍として血管腫，母斑，骨腫などがある。また，転移性脈絡膜腫瘍は最も高頻度にみられる眼内悪性腫瘍であり，単発もしくは多発性に生じる。

　脈絡膜悪性黒色腫は，メラニンの含有量によって色調はさまざまで，色素性，無色素性および混合性に分けられる[1]。脈絡膜に限局した病変ではドーム型に発育し，Bruch膜が破綻するとマッシュルーム型の形態となる。

　脈絡膜血管腫には，孤発性に生じる限局性血管腫とSturge-Weber症候群に生じるびまん性血管腫がある[2]。限局性血管腫は海綿状血管腫であり，境界明瞭に存在することが多い。これに対して，びまん性血管腫は主に毛細血管腫の成分で構成され，辺縁は不明瞭である。

　脈絡膜骨腫は，視神経乳頭に連続した境界明瞭で扁平な黄橙色病変としてみられることが多い[3]。腫瘍がゆっくりと拡大し，脈絡膜実質が腫瘍に置換され毛細血管板が退縮し網膜色素上皮萎縮が進むと色調は黄白色となる。脈絡膜新生血管を生じることがある。

　転移性脈絡膜腫瘍では，腫瘍が急速に増大して腫瘤を形成するため，栄養血管や腫瘍内血管を伴わないことが多い[4]。黄白色ドーム状もしくは扁平状病変を呈するが，組織型によっては橙色など色調が異なることがある。漿液性網膜剥離が高頻度にみられる。

　脈絡膜腫瘍の診断では，臨床経過と検眼鏡所見とが最も重要であり，蛍光眼底造影は補助診断法に位置づけられる。FAは，網膜色素上皮(RPE)障害の評価や神経網膜への影響の程度，経過観察における病勢の把握に有用である。

ケースで学ぶ所見の読み方

Case 1 脈絡膜悪性黒色腫

患者：68歳，女性。自覚症状なし。健診で右眼の黄斑上膜を指摘されて眼科を受診した。右眼矯正視力(1.0)。
既往：特記すべき事項なし。

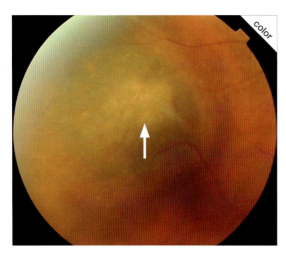

【図24-1】カラー眼底写真

黄斑耳側に褐色隆起性病変を認める。RPEが線維化し白色調となった部分(矢印)がある。

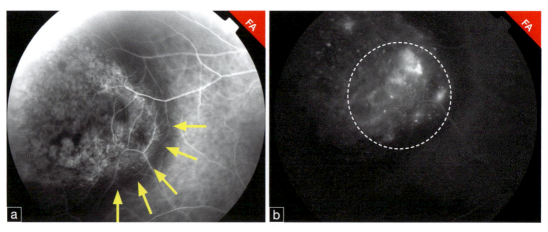

【図24-2】FA所見

a：早期。脈絡膜病変はRPEの障害により過蛍光となり，周辺は色素性腫瘤のため背景蛍光のブロックにより低蛍光(矢印)となっている。
b：後期。RPEレベルからの点状漏出が拡大している(multiple pin-point leakage)(白円)。

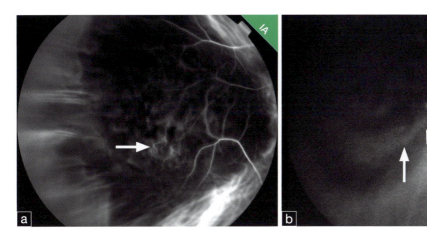

【図 24-3】IA 所見

a：早期。色素性腫瘤のため脈絡膜病変は低蛍光となっており，腫瘍内血管構築（矢印）が描出されている。
b：後期。病変は低蛍光，周囲は組織染により過蛍光（矢印）を呈している。

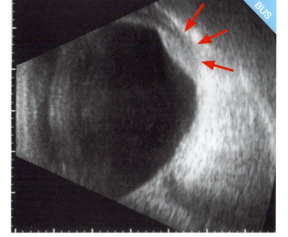

【図 24-4】B モード超音波検査所見

病変は脈絡膜全層に及んでおり，周囲の脈絡膜に対して低反射のため，腫瘍後方の脈絡膜は陥凹しているようにみえる（脈絡膜陥凹，choroidal excavation）（矢印）。

Case 2 限局性脈絡膜血管腫

患者:54歳,男性。2か月前から下方視野の変視,1か月前から視力低下を自覚した。左眼矯正視力(0.6)。

既往:特記すべき事項なし。

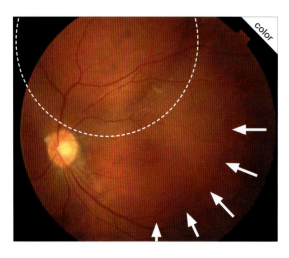

【図 24-5】カラー眼底写真

視神経乳頭の上方に境界明瞭な橙赤色隆起病変を認める(白円)。漿液性網膜剥離が中心窩に及んでいる(矢印)。

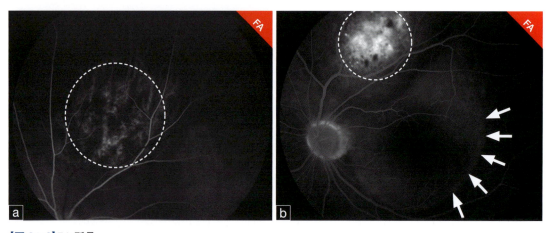

【図 24-6】FA 所見
a:早期動脈相。腫瘍内の脈絡膜血管が描出され,網目状の過蛍光(白円)を示している。
b:後期。腫瘍部は漏出(白円)を呈し,黄斑部に漿液性網膜剥離内の蛍光貯留(矢印)を認める。

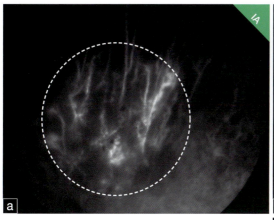
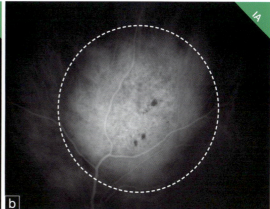
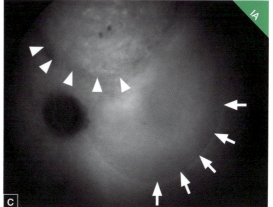

【図 24-7】IA 所見

a：早期動脈相。腫瘍内の血管増生が FA（図 24-6a）より鮮明に描出されている（白円）。
b：中期。脈絡膜病変の全体が強い過蛍光（白円）を呈している。
c：後期。脈絡膜病変の過蛍光が減少し，病変の周辺部で低蛍光（矢頭）を呈している（wash out 現象）。黄斑部に漿液性網膜剥離の境界（矢印）が観察できる。

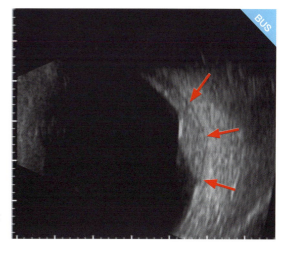

【図 24-8】B モード超音波検査所見

周囲の脈絡膜と反射輝度に差がない充実性病変（矢印）を認める。

24 脈絡膜腫瘍

Case 3 脈絡膜骨腫

患者：26歳，女性。4年前から左眼の視力低下を自覚し，徐々に悪化していた。左眼矯正視力(0.6)。

既往：特記すべき事項なし。

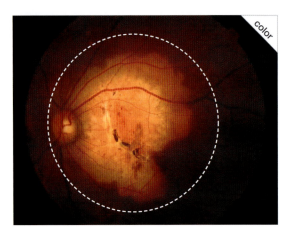

【図 24-9】カラー眼底写真

視神経乳頭から連続して中心窩を含む境界明瞭な黄白色から橙赤色の病変を認め(白円)，中心ほど白色調，周辺ほど赤色調を呈している。一部に色素沈着を認める。

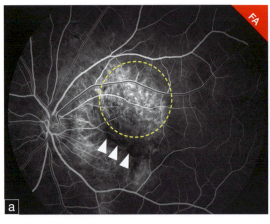 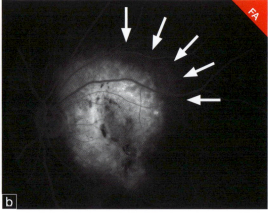

【図 24-10】FA 所見

a：早期。RPE 障害を反映し，眼底検査で黄白色を呈した部位ほど早期から過蛍光(黄円)となっている。色素沈着によるブロックで斑状の低蛍光(矢頭)を認める。

b：後期。組織染により脈絡膜病変は過蛍光となり，周辺の橙赤色の部位も淡い過蛍光(矢印)を呈している。

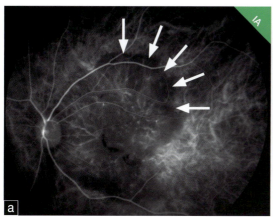
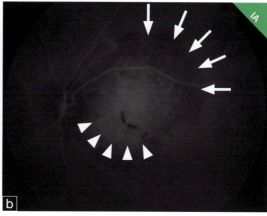

【図 24-11】IA 所見

a：早期。正常脈絡膜血管の退縮により，脈絡膜病変は低蛍光（矢印）となっている。
b：後期。病変の中央は過蛍光（矢頭），周辺部は低蛍光（矢印）を呈している。

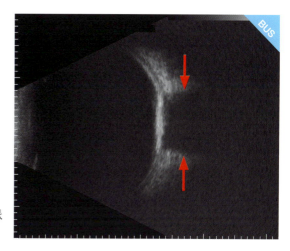

【図 24-12】B モード超音波検査所見

音響陰影（acoustic shadow）（矢印）を伴う，周囲の脈絡膜よりも高輝度の病変を認める。

24 脈絡膜腫瘍

Case 4 転移性脈絡膜腫瘍

患者：76歳，女性。3週間前から右眼の変視を自覚していた。眼科受診後の全身検査で肺癌と多発転移が発見された。右眼矯正視力(0.3)。

既往：特記すべき事項なし。

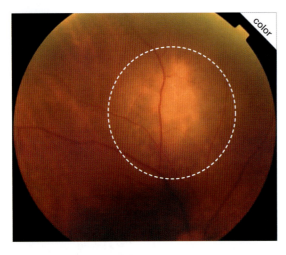

【図24-13】カラー眼底写真

視神経乳頭の上方に黄白色隆起性病変を認め(白円)，網膜剝離を伴っている。

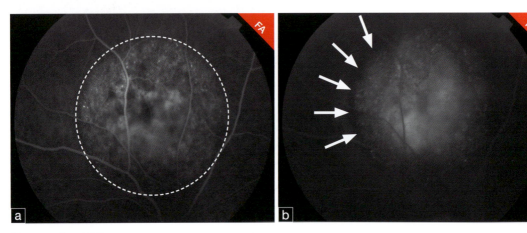

【図24-14】FA所見

a：早期。病変上に点状・斑状過蛍光(白円)がある。

b：後期。病変上ではRPEレベルからの蛍光漏出が拡大している。病変の境界に一致して輪状の低蛍光(矢印)を認める。

押さえておきたい読影ポイント

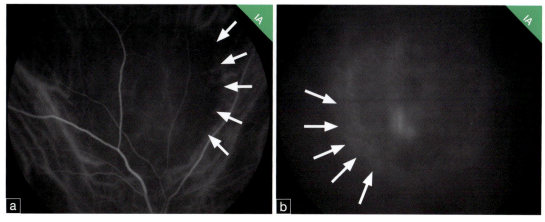

【図24-15】IA所見
a：早期。脈絡膜病変は蛍光ブロック(矢印)となり，明らかな腫瘍内血管は描出されない。
b：後期。脈絡膜病変の中央は造影早期から後期まで一貫して低蛍光であり，周囲は過蛍光(矢印)となりhaloを形成している。

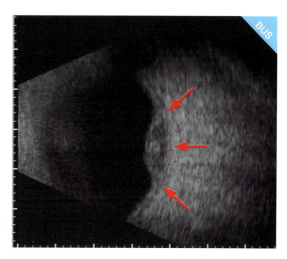

【図24-16】Bモード超音波検査所見
表面は高反射，内部は周囲の脈絡膜よりも低輝度の病変を認める(矢印)。

押さえておきたい読影ポイント

　　FAでは，血管腫以外の脈絡膜腫瘍病変は基本的には造影早期に背景蛍光のブロックによる低蛍光となる。限局性血管腫では，網目状の腫瘍内血管網が描出されるのが特徴である。その後，RPE障害と漿液性網膜剥離を反映した点状またはびまん性の蛍光漏出を認め，造影後期では蛍光貯留となる。また，転移性腫瘍では腫瘍の境界に一致して輪状の低蛍光を呈する。
　　IAは，脈絡膜腫瘍の鑑別診断には有用である。悪性黒色腫は低蛍光を呈し，造影早期には腫瘍内血管構築が描出される。血管腫では造影早期から強い過蛍光を示し，造影後期にはwash out現象のため蛍光輝度は低下する。また，腫瘍に圧排されている周囲の正常脈絡膜は組織染により過蛍光となりhaloを形成する。脈絡膜骨腫は正常な脈絡毛細血管板の

退縮により造影早期には低蛍光を呈し，後期には組織染により過蛍光となる。転移性腫瘍は，無色素性のため脈絡膜血管が透見できることが多い。

バリエーションとピットフォール

　脈絡膜腫瘍は眼底の隆起性病変としてさまざまな形態で存在しているため，蛍光眼底造影では腫瘍表面は網膜面とは異なる高さにあることを意識して撮像しなければならない。悪性黒色腫では色素の含有量の違い，血管腫や骨腫では腫瘍上のRPE障害の程度の違いから，蛍光所見にバリエーションがある。また，診断においてはBモード超音波検査，CTなどほかの画像検査をあわせて行う必要がある。

文献
1) 古田 実：脈絡膜悪性黒色腫と母斑．田野保雄：眼科プラクティス21 眼底画像所見を読み解く．文光堂，360-365，2008
2) 古田 実：脈絡膜血管腫．田野保雄：眼科プラクティス21 眼底画像所見を読み解く．文光堂，371-375，2008
3) 飯島裕幸：脈絡膜骨腫．田野保雄：眼科プラクティス21 眼底画像所見を読み解く．文光堂，376-380，2008
4) 古田 実：転移性脈絡膜腫瘍．田野保雄：眼科プラクティス21 眼底画像所見を読み解く．文光堂，366-370，2008

〈森　隆史・古田　実〉

25 視神経乳頭
optic disc

Point
- FA は，前部虚血性視神経症の診断に有用であり，早期像の撮影が大切である。
- 視神経乳頭の発赤腫脹は多くの疾患で発生しうるので，蛍光眼底造影では視神経乳頭所見に加えて網脈絡膜の状態に注意をはらうことが必要である。

疾患の概要

　視神経乳頭の蛍光眼底造影所見は，さまざまな疾患で変化する。それは視神経乳頭が，網膜，脈絡膜，視神経に接しており，かつ二重の血管支配を受けるためである。視神経乳頭表層は，網膜中心動脈の血流を受け，視神経乳頭内部はZinn-Haller動脈輪を介して毛様動脈系の血流を受け，両者は視神経乳頭内の毛細血管レベルで交通をもっている。さらに，篩状板部では隣接する脈絡膜からも血流を受けており，視神経乳頭は，網膜中心動脈系，毛様体動脈系の循環，炎症による影響を受ける。視神経乳頭固有の炎症，先天異常もあり，視神経乳頭の造影所見には眼内に起こる多くの異常が造影所見に影響する。本項では，視神経や網脈絡膜の循環障害および炎症性疾患，先天異常に分け，視神経乳頭の蛍光眼底造影で異常所見を示す疾患について述べる。

ケースで学ぶ所見の読み方

Case 1　特発性視神経炎

患者：41歳，男性。1週間前から両眼痛を自覚していた。その後，次第に両眼の視力低下を自覚した。初診時視力は右眼(0.01)，左眼(0.1)。中心フリッカ値(critical flicker frequency：CFF)は右0 Hz，左6 Hz。

既往：特記すべき事項なし。

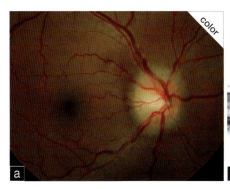
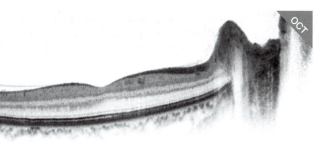

【図25-1】カラー眼底写真とOCT所見　　　　　　　　　　　　　　（図説は次頁）

【図 25-1】カラー眼底写真と OCT 所見

a：カラー眼底写真。右眼の視神経乳頭腫脹と発赤がみられる。乳頭辺縁は不鮮明で微細な放射状の皺がみられる。乳頭上の静脈は軽度拡張している。左眼も同様の所見である。
b：OCT。視神経乳頭の著明な腫脹を認める。

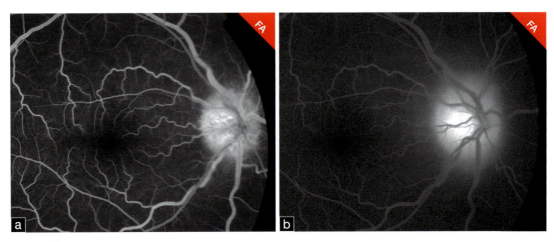

【図 25-2】FA 所見

a：早期から視神経乳頭は過蛍光となる。視神経乳頭とその辺縁の毛細血管は拡張している。
b：後期には蛍光漏出により視神経乳頭全体が過蛍光となる。

Case 2 非動脈炎性虚血性視神経症

患者：60 歳，男性。前日に急な右眼霧視感を自覚。初診時視力は右眼(1.2)。CFF は，右 18 Hz，左 35 Hz。血液検査で赤沈値は 1 時間値 3 mm，2 時間値 8 mm であった。
既往：近医にて高血圧の通院治療中であった。

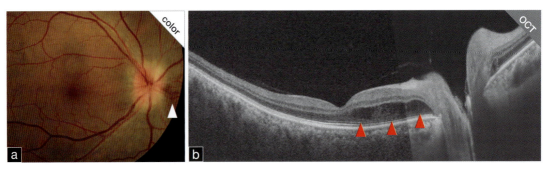

【図 25-3】カラー眼底写真と OCT 所見

a：カラー眼底写真。右視神経乳頭の腫脹を認める。前部虚血性視神経症(anterior ischemic optic neuropathy：AION)では，乳頭浮腫が部分的に強く蒼白で，いわゆる「蒼白浮腫」を示すことが特徴である。本症例では，鼻側がやや蒼白で，この領域に線状網膜出血がみられる(矢頭)。耳側は浮腫が軽度で乳頭辺縁をたどることができる。
b：OCT。神経線維層の信号輝度亢進と傍視神経乳頭網膜の浮腫がみられる。特に網膜外層の浮腫が強く中心窩に迫っている(矢頭)。AION では，視神経乳頭周囲の網膜浮腫もしばしばみられる。

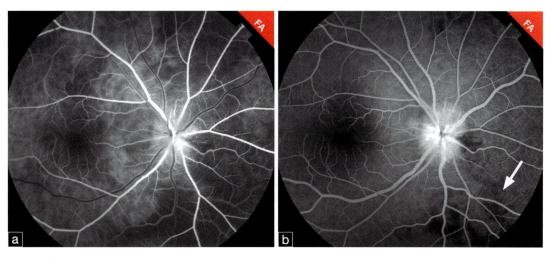

【図 25-4】FA 所見

a：造影開始 21 秒後。視神経乳頭の下鼻側を中心に脈絡膜背景蛍光の流入遅延がみられる。短後毛様動脈の閉塞によるものと考えられる。視神経乳頭は早期から過蛍光である。

b：造影開始 35 秒後。視神経乳頭上の網膜静脈は完全に充盈されているが，乳頭の下方に脈絡膜背景蛍光の充盈欠損が残っている（矢印）。視神経乳頭は蛍光漏出により全体に過蛍光となる。

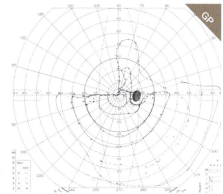

【図 25-5】ゴールドマン動的視野計所見

水平半盲，扇状の視野障害が特徴的である。症例では上耳側に 1/4 盲に類似した扇状視野欠損がみられる。

視神経乳頭辺縁の分節状浮腫と部分的な循環障害を示唆する FA 所見と水平半盲より，AION と診断した。

Case 3 糖尿病乳頭症

患者：37歳，女性。1か月前からの両眼飛蚊症を主訴に受診した。HbA1c 6.8％。初診時視力は右眼(1.2)，左眼(1.2)。

既往：両眼の視神経乳頭浮腫に対して，近医脳外科にて頭蓋内精査を受けるも異常はなかった。内科にて糖尿病の診断を受け，治療を開始した。

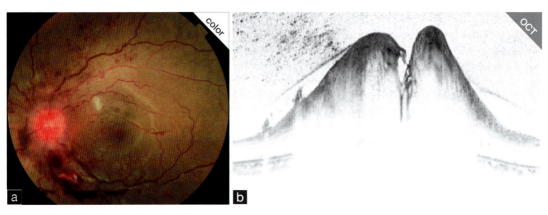

【図 25-6】カラー眼底写真と OCT 所見

a：カラー眼底写真。糖尿病患者に突発性に発症する乳頭腫脹で，毛細血管の拡張や網膜毛細血管拡張がみられる。片眼性，両眼のいずれの例もある。

b：OCT。視神経乳頭の強い腫脹がみられる。

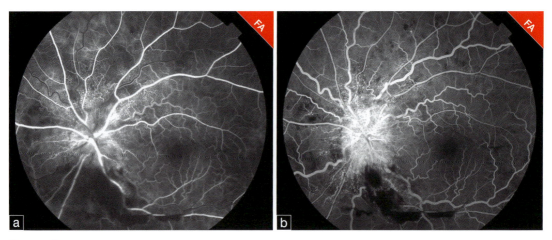

【図 25-7】FA 所見

a：造影開始12秒後。脈絡膜背景蛍光の充盈は不均一である。

b：後期静脈相。脈絡膜背景蛍光は均一となっていて，明らかな充盈遅延とはいえない。網膜毛細血管の拡張と出血によるブロックを認める。

ケースで学ぶ所見の読み方

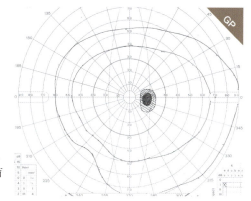

【図 25-8】ゴールドマン動的視野計所見
虚血性視神経症との鑑別が問題となることがあるが，糖尿病乳頭症では分節状視野障害がなく，Mariotte 盲点拡大以外に視野障害を示さないことが多い。

糖尿病の既往，出血を伴う視神経乳頭の腫脹があり，Mariotte 盲点拡大以外に視野変化が少ないことから，糖尿病乳頭症と診断した。

Case 4　高血圧視神経症

患者：53歳，女性。前医で収縮期血圧 260 mmHg，心不全症状があり，当院内科紹介後に当科を受診した。初診時視力は右眼(1.2)，左眼(1.2)。
既往：数年前から高血圧を放置していた。

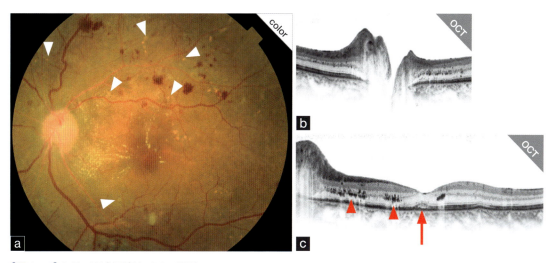

【図 25-9】カラー眼底写真と OCT 所見
a：カラー眼底写真。左眼の視神経乳頭腫脹と発赤がみられる。網膜動静脈は蛇行し，動脈は銅線化している。中心窩を中心に硬性白斑が放射状に沈着し(星芒状硬性白斑)，軟性白斑もみられる。右眼も同様の所見を認めた。上方血管アーケード付近には高血圧脈絡膜症にみられる Elschnig 斑(矢頭)[1]が散在している。
b，c：OCT。視神経乳頭は隆起している(b)。乳頭黄斑部間の網膜内には硬性白斑にほぼ一致した高反射病巣(矢頭)が多くみられる。中心窩下には薄い漿液性網膜剥離(矢印)がみられる(c)。

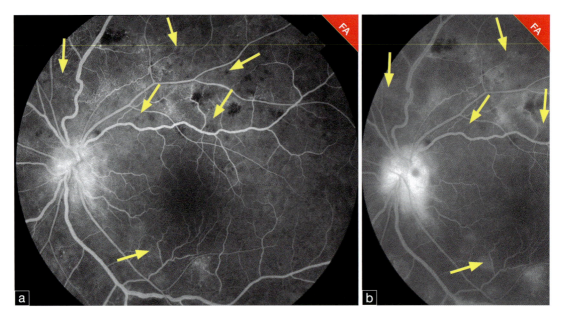

【図 25-10】FA 所見

a：早期。網膜血管床の拡張と閉塞所見が混在している。視神経乳頭上の毛細血管も拡張蛇行している。上耳側の網膜血管からは淡い蛍光漏出が生じている。Elschnig 斑は脈絡膜毛細管板の閉塞に伴う所見で，造影早期に低蛍光を示す（矢印）。

b：後期：視神経乳頭や網膜血管からの蛍光漏出が増強している。典型的な急性 Elschnig 斑は造影後期に過蛍光を示す（251, 252 頁参照）が，発症からある程度時間が経過するとその部位の色素上皮の過形成が生じ，ブロックによる低蛍光を示す。本症例も受診まで慢性的な高血圧が持続していたと考えられ，多くは低蛍光を示している（矢印）。

本症例は，眼底に星芒状硬性白斑，軟性白斑，Elschnig 斑がみられ，視神経乳頭に浮腫が生じていることから，高血圧網脈絡膜症と高血圧視神経症と診断した。

Case 5　Vogt-小柳-原田病（視神経乳頭炎）

患者：66 歳，男性。1 か月前から飛蚊症の増強と視野異常を自覚していた。その後，両側頭部から後頸部にかけての鈍痛，耳鳴と難聴感が生じた。初診時視力は右眼(0.9)，左眼(0.1)。CFF は右 33 Hz，左 28 Hz。耳鼻科にて感音性難聴と診断された。髄液検査で軽度の蛋白と細胞増多があった。

既往：左眼は屈折性弱視の既往があったほか，糖尿病治療中であった。

ケースで学ぶ所見の読み方

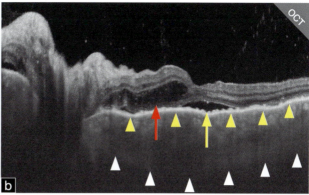

【図 25-11】カラー眼底写真と OCT 所見

a：カラー眼底写真。視神経乳頭の発赤腫脹を認める。両眼性だが、Vogt-小柳-原田病に典型的な多胞性漿液性網膜剝離はみられない。

b：OCT。視神経乳頭は腫脹しており、隣接する脈絡膜の肥厚が著明(白矢頭)で、脈絡膜血管の管腔構造は不明瞭である。網膜色素上皮層はうねっており(黄矢頭)、漿液性網膜剝離(黄矢印)、網膜の肥厚、特に網膜外層の肥厚(赤矢印)が著明である。硝子体腔内に細胞浸潤がみられる。

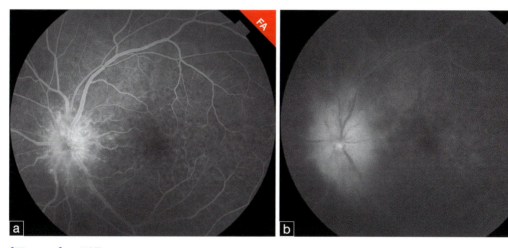

【図 25-12】FA 所見

a：早期。視神経乳頭上の毛細血管は拡張し、視神経乳頭全体が過蛍光となっている。

b：後期。視神経乳頭からの強い蛍光漏出がある。黄斑部にも淡い蛍光漏出がみられ、網膜色素上皮の障害が示唆される。

眼底所見で乳頭浮腫が目立つが、OCT での脈絡膜所見、FA での黄斑部の淡い蛍光漏出から、網脈絡膜に病変があることがわかる。OCT での特徴的な所見から Vogt-小柳-原田病と考えられる[2]。

Case 6　多発消失性白点症候群（MEWDS）

患者：27歳，女性。3日前から右視力低下を自覚していた。視神経乳頭発赤腫脹から視神経炎を疑われ，当科を紹介され受診した。初診時視力は右眼(0.6)。

既往：特記すべき事項なし。

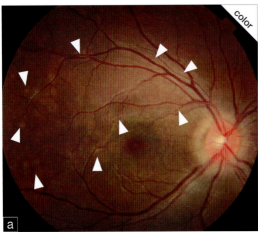

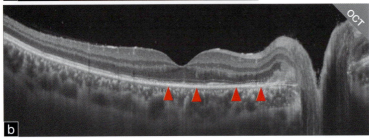

【図25-13】カラー眼底写真とOCT所見

a：カラー眼底写真。視神経乳頭の発赤がみられる。腫脹は軽度である。後極眼底には多発する白点（矢頭）がみられる。中心窩には黄白色の顆粒状病変がみられる。

b：OCT。白点に一致した部位にellipsoid zoneの消失がみられる（矢頭）。ellipsoid zoneの消失は白点以外にもみられる。

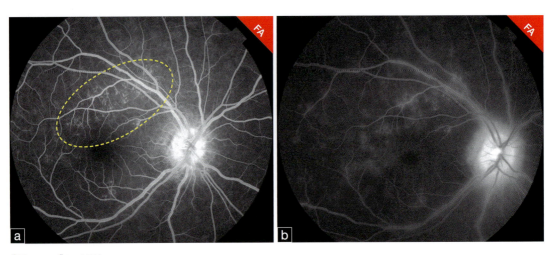

【図25-14】FA所見

視神経乳頭は早期（a）から過蛍光である。白点病巣は早期から後期（b）まで過蛍光となる"wreath-like"（花輪状）とよばれる特徴的な所見を示す（黄円）[3]。

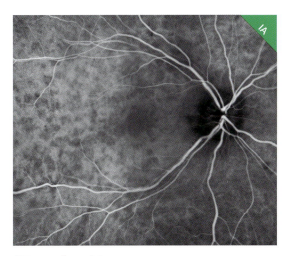

【図 25-15】IA 所見

中期から後期にかけて多数の低蛍光斑を認める。

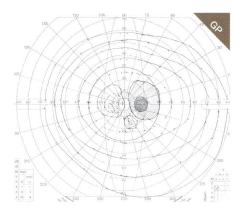

【図 25-16】ゴールドマン動的視野計所見

Mariotte 盲点の拡大がみられる。

眼底に散在する白点，OCT での ellipsoid zone 障害，FA での早期からの過蛍光所見，IA での低蛍光斑などの特徴的な所見から MEWDS と診断した。

Case 7　トキソプラズマ視神経網膜炎

患者：18 歳，女性。1 か月前に感冒症状があった。2 週間前から左眼霧視感を自覚した。1 週間前から左眼痛があり，前医受診時に左眼圧 49 mmHg であった。当科初診時視力は左眼(0.06)，左眼圧は緑内障点眼薬にて 11 mmHg。血液検査でトキソプラズマ抗体価 128 倍，トキソプラズマ IgG 73 IU/ml，IgM の上昇はなかった。

既往：特記すべき事項なし。

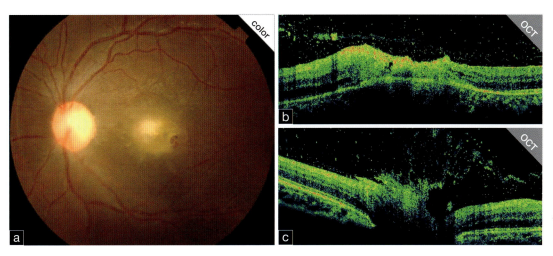

【図 25-17】カラー眼底写真と OCT 所見　　　　　　　　　　　　　　　　　　（図説は次頁）

【図 25-17】カラー眼底写真と OCT 所見

a：カラー眼底写真。視神経乳頭の軽度腫脹がみられる。黄斑部は滲出性変化と，円板状の瘢痕化をきたしている。
b：OCT（黄斑部の水平断）。網膜層状構造は消失し，高輝度を呈している。
c：OCT（視神経乳頭の水平断）。視神経乳頭腫脹と硝子体腔への細胞浸潤が著明である。

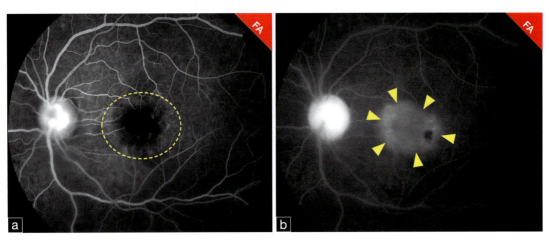

【図 25-18】FA 所見

a：早期。視神経乳頭は過蛍光で，特に視神経乳頭陥凹内部の蛍光漏出が強い。黄斑部は強い網膜炎症による虚血により中心窩無血管域（foveal avascular zone：FAZ）が拡大している。黄斑部網膜内および網膜下の器質化した滲出性変化によるブロックのため，早期像では脈絡膜背景蛍光がブロックされて黄斑部病巣は低蛍光である（黄円）。
b：後期。黄斑部病巣は周囲からの組織染による過蛍光像を示す（矢頭）。

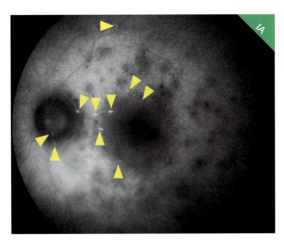

【図 25-19】IA 所見

後期には，早期ではみられなかった後極部の小さい低蛍光斑が多数，一部は癒合している（satellite dark dots）[4]。IA 後期には網膜血管内の一部に過蛍光点が観察され（矢頭），Kyrieleis plaques とよばれる[5]。

トキソプラズマは網膜，脈絡膜の両者に炎症をきたし，視神経乳頭にも炎症所見が反映している。網脈絡膜の特徴的な所見と血清抗体価からトキソプラズマ症と診断した。

Case 8　乳頭小窩黄斑症候群（pit-macular syndrome）

患者：35歳，男性。既往歴なし。半年前からの左眼視力低下を主訴に受診した。初診時視力は左眼(0.2)。
既往：特記すべき事項なし。

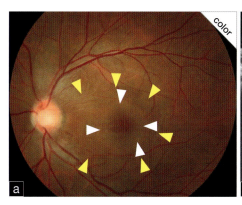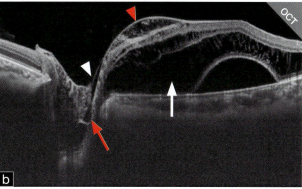

【図25-20】カラー眼底写真とOCT所見

a：カラー眼底写真。黄斑部から視神経乳頭縁に連続した網膜剝離（黄矢頭）を認める。網膜剝離の中に網膜分離が存在するため，境界明瞭な楕円形の隆起がみられ，いわゆるdouble floorとなっている（白矢頭）。
b：OCT。黄斑部に網膜剝離と網膜分離（白矢印）がみられる。乳頭黄斑間の網膜内層にも分離が生じている（白矢頭）。視神経乳頭の耳側に乳頭小窩（pit）（赤矢頭）がみられ，篩状板の後方に延びている（赤矢印）。後部硝子体剝離はない。

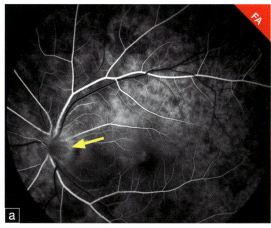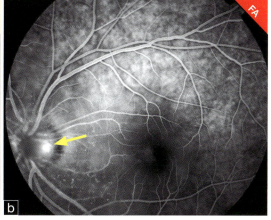

【図25-21】FA所見

a：早期。早期像ではpitの部分は低蛍光である（矢印）。
b：後期。pitの部分の過蛍光が出現し，蛍光漏出により拡大している（矢印）。

OCTで乳頭小窩（pit）が検出できない症例では，FAでのpitからの蛍光拡大が診断の一助となることがある。

押さえておきたい読影ポイント

　FAでは，乳頭の血流状態を直接観察できることから，循環障害を主な病態とするAIONの診断には有用である．鑑別には早期像を取り逃さないような準備が必要である．Case 2のように脈絡膜背景蛍光の充盈遅延がみられることも，脈絡膜循環障害検出のヒントとなる．早期の脈絡膜背景蛍光を読影するにあたって，正常眼にも存在する分水嶺(watershed zone)による充盈遅延(6頁参照)があり，判断に悩む場面も少なくない．分水嶺は正常眼では視神経乳頭上の網膜静脈の層流が消失する時期より前に解消するので目安にするとよい．

バリエーションとピットフォール

　視神経乳頭は網膜循環と毛様動脈循環が交叉し，脈絡膜，くも膜下腔，強膜といった多くの組織と接しているため，さまざまな疾患で発赤，腫脹をきたす．したがって，乳頭腫脹をみた場合，視神経疾患と断定することなく，その原因を検索することが大切である．FAは，網膜，脈絡膜の炎症および循環障害を検出するためには有用な検査である．FAでは，乳頭からの蛍光漏出を確認するだけではなく，随伴する網脈絡膜の異常がないかどうか注意をはらうべきである．本項では，このような疾患のなかから，虚血性視神経症，糖尿病乳頭症，Vogt-小柳-原田病，MEWDS，トキソプラズマ視神経網膜炎を紹介した．OCTでは，容易に網膜分離を検出することが可能であるが，滲出性疾患でも網膜分離をきたすことがあり，FAで滲出性病変を除外しておくことも大切である．

　上記疾患の診断で注意すべき点は以下のとおり．

◆視神経炎

　視神経炎のうち，乳頭腫脹を併発するのは40%程度，残りの約60%は球後視神経炎として発症するといわれている．球後視神経炎の場合は，視神経乳頭に腫脹などの異常所見はない．乳頭炎の所見を示す症例は小児に多く，小児視神経炎の70%以上が乳頭炎型を示すといわれている．また，両眼性の例が多いが，視力が回復することが多く，9割以上で良好な視力に回復するといわれている．

◆前部虚血性視神経症

　AIONは病因の違いにより動脈炎性と非動脈炎性に分けられるが，造影所見上では乳頭に明らかな差異はない．動脈炎性は血液検査でC反応性蛋白の上昇と，赤血球沈降速度が1時間値で50 mm以上亢進することが一般的である．後部虚血性視神経症は，視神経乳頭の篩状板部より中枢側に発症する．視神経乳頭には異常所見はなく，視力低下と特徴的な視野障害がみられる．糖尿病乳頭症(Case 3)はAIONに類似した乳頭所見で発症する．視力や視野の障害は比較的軽いとされている．

　AIONは陳旧化すると視神経乳頭の蒼白萎縮となるので，対側眼発症の際の診断の一助となる．

◆糖尿病乳頭症

　非動脈炎性AIONが，糖尿病に合併することも多い．循環障害や扇状視野障害がなければ糖尿病乳頭症であると考えられる．

◆高血圧視神経症

　脳圧亢進による「うっ血乳頭」も，視神経乳頭の発赤腫脹を認める。出血を伴う乳頭浮腫がみられ，FAでも蛍光漏出を示す。視路に障害がない場合は，視野の異常はMariotte盲点の拡大だけなので診断の参考になる。CT，MRIによる頭蓋内病変の鑑別が必須である。

◆Vogt-小柳-原田病

　網膜剥離を伴う典型的なVogt-小柳-原田病では，FAで多発する蛍光漏出点がみられるが，網膜剥離を伴わない視神経乳頭炎型で網膜色素上皮レベルの蛍光漏出がみられないことがある。Case 5では視神経乳頭炎を主体としており，漏出点はほとんどみられず，網膜色素上皮障害を示唆する網膜色素上皮レベルの過蛍光がみられるのみである。Vogt-小柳-原田病は脈絡膜の炎症が主病巣であるため，OCTでの脈絡膜肥厚の所見は典型例と同様に診断的価値が高い（205頁参照）。

◆MEWDS

　MEWDSと同様に眼底に白点を示す疾患として急性後部多発性斑状色素上皮症（APMPPE）が知られている。APMPPEではFAで造影早期では低蛍光で，後期に過蛍光となる逆転現象の診断的価値が高い（245頁参照）。両疾患とも原因はいまだ不明ではあるが脈絡膜病変の存在が指摘されており，乳頭浮腫には脈絡膜の炎症が関与していると思われる。

◆トキソプラズマ症

　眼トキソプラズマ症のほか，猫ひっかき病，梅毒，結核，クラミジア，Lyme病，レプトスピラ症，犬・猫回虫によるトキソカラ症，単純ヘルペスや帯状疱疹ウイルスなどのウイルス感染症などで，網膜に炎症を伴う乳頭浮腫がみられる。

◆乳頭小窩黄斑症候群

　本症のほかに黄斑部網膜分離をきたす疾患として，強度近視に伴う黄斑分離や緑内障に伴う網膜分離などが知られている。FAで視神経乳頭，黄斑部に蛍光漏出を認めないことが，乳頭小窩や滲出を生じる網脈絡膜疾患による網膜剥離・分離との鑑別に役立つ。

文献

1) Morse P：Elschnig spots and hypertensive choroidopathy. Am J Ophthalmol 66：844-852, 1968
2) Maruko I, Iida T, Sugano Y et al：Subfoveal choroidal thickness in papillitis type of Vogt-Koyanagi-Harada disease and idiopathic optic neuritis. Retina 36：992-999, 2016
3) Gross NE, Yannuzzi LA, Freund KB et al：Multiple evanescent white dot syndrome. Arch Ophthalmol 124：493-500, 2006
4) Atmaca LS, Simsek T, Atmaca SP et al：Fluorescein and indocyanine green angiography in ocular toxoplasmosis. Graefes Arch Clin Exp Ophthalmol 244：1688-1691, 2006
5) Pichi F, Veronese C, Lembo A et al：New appraisals of Kyrieleis plaques：a multimodal imaging study. Br J Ophthalmol 101：316-321, 2017

〈伊勢重之・石龍鉄樹〉

索 引

▼和文索引

数字
13q 欠失症候群　258

あ，い
悪性黒色腫，脈絡膜　270–272
異常血管網　145
萎縮型加齢黄斑変性　165
遺伝性網膜変性　185

う
うっ血乳頭　293
腕網膜循環時間　**4**, 12, 39, 59

え，お
栄養動脈　263
黄斑色素　8
黄斑浮腫，BRVO に伴う　23

か
加齢黄斑変性
　　38, 137, 145, 155, 165, 191
　——，滲出型　3, 4, 103, 122, 132, 134,
　　137, **145**, **155**, 171
　——，典型　137
過蛍光　6
過誤腫　257
海綿状血管腫　271
外傷性脈絡膜破裂　171
外側血液網膜関門　4, 12, 113
眼虚血症候群　59, 74, **105**
　——，冠動脈狭窄・左総頸動脈狭窄
　　　106
　——，左内頸動脈狭窄　108
眼毛様シャント血管　39, 48

き
キサントフィル　8
急性 Elschnig 斑　251
急性黄斑部神経網膜症　242
急性後部多発性斑状色素上皮症
　　242, **245**, 293
　——，VKH disease との鑑別が困難
　　　250
　——，典型的　246, 248
急性帯状潜在性網膜外層症
　　242, 253

急性多発性斑状脈絡膜症　246
急性特発性盲点拡大症候群　242
巨細胞動脈炎　60
虚血性黄斑症　71
強膜炎　219
局所性糖尿病黄斑浮腫　38
近視性脈絡膜新生血管　171, 176

く
クリスタリン体　184
グリア増殖網膜症　258

け
蛍光遮断　7
蛍光貯留　6
蛍光の逆転現象　245, **255**
蛍光ブロック　7
蛍光漏出　6
血液網膜関門　1, **4**
血管腫　271
血管新生緑内障　39, 63
結節性硬化症　258, 260
限局性血管腫　271
限局性脈絡膜血管腫　274
原発性眼内リンパ腫　257
原発性網膜硝子体リンパ腫　257

こ
後期静脈相　4
後天性網膜星状膠細胞腫　258
後部虚血性視神経症　292
虹彩新生血管　39
高血圧視神経症　253
高血圧網膜症　48, 89, 253, 293
高血圧網脈絡膜症
　　4, 121, 251, 252, 255
骨腫　271

さ
サルコイドーシス　4, **193**, 231
　——，硝子体混濁と網膜毛細血管
　　レベルの血管炎がある　202
　——，囊胞様黄斑浮腫を伴う　197
　——，慢性経過の　200
　——，網膜静脈周囲炎を繰り返す
　　　194
三角症候群　253, 255

し
シダ状蛍光漏出
　　203, 204, 221, 223, 225, **231**
視神経炎　292
視神経疾患　219
視神経乳頭　281
視神経乳頭所見
　——，MEWDS　288
　——，Vogt–小柳–原田病（視神経乳
　　頭炎型）　286
　——，高血圧視神経症　285
　——，糖尿病乳頭症　284
　——，トキソプラズマ視神経網膜炎
　　　289
　——，特発性視神経炎　281
　——，乳頭小窩黄斑症候群　291
　——，非動脈炎性虚血性視神経症
　　　282
充盈欠損　6
充盈遅延　6
初期静脈相　4
漿液性網膜剥離　76
　——，BRVO に伴う　23
神経線維腫症 1 型　258, 260
滲出型加齢黄斑変性　3, 4, 103, 122,
　　132, 134, **137**, **145**, **155**, 171

せ
セグメンテーションエラー　13
星芒状硬性白斑　285
線維血管性 PED　142
全身性エリテマトーデス　251
前部虚血性視神経症　282, 292

そ
組織染　6
組織相　4
側頭動脈炎　60
側副血行路　29, 30

た
多巣性脈絡膜炎　242, 253
多発消失性白点症候群　**233**, 253
　——，典型的　234
　——，乳頭発赤が著明な　240
　——，白点が癒合傾向を示した
　　　236

Index

多発性後極部網膜色素上皮症 219, 253
多発性中枢神経皮膚血管腫 258
高安病 **105**, 110
——, 宇山の病期分類 112
単純型黄斑出血 178
短後毛様動脈 253
弾性線維性仮性黄色腫 184

ち
地図状萎縮 165
地図状脈絡膜炎 252
中心窩無血管域 119, 290
中心性漿液性脈絡網膜症 4, 14, **113**, 144, 219
——, 円形増大型蛍光漏出 114
——, 中心窩に漏出点がみられる 119
——, 噴出型蛍光漏出 115
——, 胞状網膜剝離のある 117
——, 中心窩に漏出点がみられるやや慢性化した 120
中心性輪紋状脈絡膜ジストロフィ 185, 192
中枢神経系リンパ腫 258

て
低蛍光 **6**, 183
典型加齢黄斑変性 137
点状脈絡膜内層症 242, 253
転移性脈絡膜腫瘍 271, 278

と
トキソプラズマ症 293
糖尿病黄斑浮腫 63, **75**
——, 局所浮腫 75, 76
——, 重症度分類 75
——, びまん性浮腫 75, 78
糖尿病乳頭症 292
糖尿病網膜症 4, 38, 48, **63**, 95, 112
——, 重症度分類 63
——, 線維性増殖膜 69
——, 増殖 67, 68, 70
——, 非増殖 64, 65
橙赤色隆起病巣 145
動静脈吻合 110, 112
動脈炎性虚血性視神経症 60
動脈相 4
特発性黄斑部毛細血管拡張症 91
——, type 1 37, 89, 91, 92
——, type 2 91, 93, 95
——, type 3 91
特発性脈絡膜新生血管 171
——, 陳旧的 174

——, 典型的 172

な
梨子地状眼底 181, 184
内側血液網膜関門 4, 12
軟性ドルーゼン 155, 166

に
肉芽腫性血管炎 193
乳頭小窩黄斑症候群 293
乳頭新生血管 4

の
囊胞様黄斑浮腫 76, 191
囊胞様黄斑変性 129, 134

は
排出静脈 263
原田病→Vogt-Koyanagi-Harada disease をみよ
半側網膜静脈閉塞症 39, **42**
汎ぶどう膜炎 193

ひ
びまん性網膜毛細血管炎 221
光干渉断層血管撮影 11

ふ
プロジェクションアーチファクト 13, 16
分水嶺 4, 292

ほ
ポリープ状病巣 145
ポリープ状脈絡膜血管症 122, 134, 137, **145**
母斑 270, 271
放射線網膜症 38, 95
胞状網膜剝離 219, 253

ま, み
慢性中心性漿液性脈絡網膜症 123, 124, 126, 128–130, 191
脈絡膜炎 5
脈絡膜血管腫 271
——, 限局性 274
脈絡膜血管透過性亢進 113, 123
脈絡膜骨腫 271, 276
脈絡膜腫瘍 5, **271**
——, 転移性 271, 278
脈絡膜新生血管 137, 155, 163, 165, **171**
——, 近視性 171, 176
——, 特発性 171

脈絡膜相 4
脈絡膜動脈循環 255
脈絡膜背景蛍光 **4**, 8
脈絡膜リンパ腫 259

む
無灌流領域 12, 15, 19, 24, 26, 29, 39
—— のある BRVO 36

も
毛細血管腫 271
毛様網膜動脈閉塞症 59
網状偽ドルーゼン 155, 162, 166, 191
網膜海綿状血管腫 258, 259
——, 典型的 265
網膜下血腫 270
網膜芽細胞腫 257–259
——, 両眼性孤発性 267
網膜下新生血管 163
網膜血管芽腫 258
——, 視神経乳頭孤発性 264
——, 周辺部孤発性 263
網膜血管周囲炎 193, 221
網膜血管腫状増殖 137, 145, **155**
——, stage 1 158
——, stage 2 160
——, stage 2 + PED 156
——, stage 3 157
網膜血管増殖性腫瘍 257, 258
——, 典型的 262
網膜細動脈瘤 89, **97**
——, 内境界膜下出血を伴う 100
——, 網膜下出血を伴う 100
——, 輪状網膜症を伴う 99
—— からの中心窩漿液性網膜剝離 98
網膜細動脈瘤破裂 3
網膜細胞腫 257, 258
網膜色素上皮腫瘍 270
網膜色素上皮腺癌 257, 258
網膜色素上皮腺腫 257, 258
網膜色素上皮裂孔 5
網膜色素線条 171, 181
網膜色素変性 185, 189
網膜腫瘍 257
網膜硝子体リンパ腫 258, 259
——, 眼内原発中枢神経リンパ腫に合併した両眼性 268
網膜静脈周囲炎 194
網膜静脈分枝閉塞症 **19**, **29**, 39, 95
——, NPA と網膜新生血管のある 36
——, 急性期 19–21, 24–26
——, 陳旧期 29–31, 33, 35, 89

Index

　　──，発症後の網膜血管の形態変化 22
　　──　に伴った黄斑浮腫と漿液性網膜剝離 23
網膜静脈閉塞症 4
網膜新生血管 4
　　──　のある BRVO 36
網膜星状膠細胞性過誤腫 257, 258
　　──，石灰化病変で孤発性 261
　　──，非石灰化病変で孤発性 260
網膜中心静脈閉塞症 **39**, 111
　　──，眼毛様シャント血管を伴う 46
　　──，虚血型 39, **41**, 44, 46, 47
　　──，乳頭血管炎による 43
　　──，非虚血型 39, **40**, 44, 45
網膜中心動脈閉塞症 49
　　──，典型的 50, 51
　　──，不完全閉塞 53
網膜蔓状血管腫 258, 259
　　──，典型的 266
網膜電図 233
網膜動脈分枝閉塞症 49
　　──，黄斑枝の閉塞 56
　　──，耳側動脈 54
網膜動脈閉塞症 **49**
網膜内細小血管異常 65
網膜内循環時間 **4**, 12, 39, 59
網膜内新生血管 163
網膜毛細血管腫 258
　　──，視神経乳頭孤発性 264
　　──，周辺部孤発性 263

ゆ

夕焼け眼底 210

り，れ

リポフスチン 185
輪状網膜症 75
裂孔原性網膜剝離 38

▼欧文索引

A

acquired retinal astrocytoma 258
acute idiopathic blind spot enlargement syndrome（AIBSE） 242
acute macular neuroretinopathy（AMN） 242
acute multifocal placoid choroidopathy（AMP-C） 246
acute posterior multifocal placoid pigment epitheliopathy（APMPPE） 242, **245**, 293
　　──，典型的 246, 248
　　──，VKH disease との鑑別が困難 250
acute zonal occult outer retinopathy（AZOOR） 242, 253
age-related macular degeneration（AMD） 38, 137, 145, 155, 165, 171, 191
　　──，典型 137
　　──，exudative（滲出型） 3, 4, 103, 122, 132, 134, **137**, **145**, **155**, 171
angioid streaks 171
anterior ischemic optic neuropathy（AION） 282, 292
arm-to-retina circulation time 4
atrophic tract 128
AZOOR complex 242, 254

B

Behçet 病 27, 204, **221**
blocked fluorescence 7
blood-retinal barrier 1
Bonnet-Dechaume-Blanc 症候群 258
branch retinal artery occlusion（BRAO） 49
branch retinal vein occlusion（BRVO） **19**, **29**, 39, 95, 103
　　──，急性期 20, 21, 24-26
　　──，陳旧期 30, 31, 33, 35
　　──，発症後の網膜血管の形態変化 22
　　──，distant 27
　　──，NPA と網膜新生血管のある 36
　　──　に伴った黄斑浮腫と漿液性網膜剝離 23
bullous retinal detachment with CSC 122, 253
bump sign 157

C

central retinal artery occlusion（CRAO） 49
central retinal vein occlusion（CRVO） 39
　　──，眼毛様シャント血管を伴う 46
　　──，虚血型 39, **41**, 44, 46, 47
　　──，乳頭血管炎による 43
　　──，非虚血型 39, **40**, 44, 45
central serous chorioretinopathy（CSC） **113**, 123, 144, 191
　　──，円形増大型蛍光漏出 114
　　──，中心窩に漏出点がみられる 119
　　──，噴出型蛍光漏出 115
　　──，胞状網膜剝離のある 117
　　──，慢性 123-125, 128-130, 191
　　──，中心窩に漏出点がみられるやや慢性化した 120
cherry-red spot 50
choroidal lymphoma 259
choroidal neovascularization（CNV） 137, 155, 163, 165, **171**
　　──，classic **137**, 153, 171, 183
　　──，minimally classic 139, 144, 162
　　──，occult **137**, 153
　　──，occult with no classic 140-142, 144, 162
　　──，predominantly classic 138, 144, 162
　　──，type 1 137
　　──，type 2 137, 171, 183
cilioretinal artery occlusion 59
circinate retinopathy 75
classic CNV **137**, 153, 171, 183
Coats 病 89, 96, 258
cystoid macular edema（CME） 76

D

dark choroid 8, 187, 191
dark macula 8
dark rim 174, 183
diabetic macular edema（DME） 63, **75**
diabetic retinopathy（DR） 63
distant BRVO 27
double layer sign 146

E

Eales 病 27
electroretinogram（ERG） 233
ellipsoid zone 80, 93, 233, 245, 288

Index

Elschnig 斑　252, 285, 286
exudative AMD　3, 4, 103, 122, 132, 134, **137**, **145**, **155**, 171

F

FA 所見
　——, 異常所見　5
　——, 正常所見　3
fibrovascular PED　142
filling defect　6
filling delay　6
foveal avascular zone (FAZ)
　　　119, 290

G, H

geographic atrophy (GA)　165
hamartoma　257
hemi retinal vein occlusion　39, **42**
hot spot　157, 161, 162
hyperreflective foci　77

I

idiopathic CNV (ICNV)　171
　——, 陳旧的　174
　——, 典型的　172
idiopathic macular telangiectasia (IMT)　91
　——, type 1　37, 89, 91, 92
　——, type 2　91, 93, 95
　——, type 3　91
interdigitation zone　235
International Clinical Diabetic Macular Edema Disease Severity Scale　75
International Clinical Diabetic Retinopathy Disease Severity Scale　63
intraretinal microvascular abnormality (IRMA)　65
intraretinal neovascularization (IRN)　163

K, L

kyrieleis plaques　290
leakage　6
Leber 血管腫症　96

M

MacTel　91
massive pseudoneoplasitc retinal gliosis　258
multifocal choroiditis (MFC)
　　　242, 253
multifocal posterior pigment epitheliopathy (MPPE)　122, 219, 253
multiple evanescent white dot syndrome (MEWDS)　**233**, 253, 293
　——, 典型的　234
　——, 乳頭発赤が著明な　240
　——, 白点が癒合傾向を示した　236
multiple pin-point leakage　272
myopic CNV (mCNV)　171, 176

N

NLR family pyrin domain containing protein 3 (NLRP3)　165
nonperfusion area (NPA)
　　　12, 15, 19, 24, 26, 29, 39
　—— のある BRVO　36

O

occult CNV　**137**, 153
optical coherence tomography angiography (OCTA)　11
outer retinal tubulation　184

P

pachychoroid neovasculopathy (PNV)　**135**, 144
pachychoroid pigment epitheliopathy (PPE)　135
pachychoroid spectrum
　　　134, **135**, 153
peau d'orange fundus　181
pit-macular syndrome　291
polypoidal choroidal vasculopathy (PCV)　122, 134, 137, **145**
pooling　6
primary vitreo-retinal lymphoma　257
pseudoxanthoma elasticum (PXE)　184
punctate inner choroidopathy (PIC)　242, 253

R

RAP lesion　155
regressed retinoblastoma　258
reticular pseudodrusen (RPD)
　　　155, 162, 166
retinal angiomatous proliferation (RAP)　137, 145, **155**
　——, stage 1　158
　——, stage 2　160
　——, stage 2 + PED　156
　——, stage 3　157
retinal artery occlusion (RAO)　49
retinal astrocytic hamartoma
　　　257, 258
retinal cavernous hemangioma
　　　258, 259
retinal-choroidal anastomosis (RCA)　155
retinal hemangioblastoma　258
retinal pigment epithelium (RPE) adenocarcinoma　257, 258
retinal pigment epithelium (RPE) adenoma　257, 258
retinal racemose hemangioma
　　　258, 259
retinal-retinal anastomosis (RRA)
　　　155, 158
retinal vasoproliferative tumor
　　　257, 258
retinoblastoma　257–259
retinocytoma　257, 258
right angle venules　96

S

satellite dark dots　290
serous retinal detachment (SRD)　76
short posterior ciliary artery (SPCA)　253
Stargardt 病　**185**, 186, 188
Sturge-Weber 症候群　258, 263, 271
subretinal neovascularization (SRN)　163
Susac 症候群　60

T

tight junction　4
tissue staining　6
transmitted fluorescence　**6**, 187
type 1 IMT (type 1 特発性黄斑部毛細血管拡張症)　37, 89, 91, 92
type 2 IMT　91, 93, 95
type 3 IMT　91

V

vitreo-retinal lymphoma　258, 259
Vogt-Koyanagi-Harada disease (VKH disease, Vogt-小柳-原田病)
　　　4, 121, 171, **205**, 231, 253, 255, 293
　——, 典型的　206
von Hippel-Lindau (VHL) 病
　　　258, 263
von Hippel 病　258

W, Z

watershed zone　4, 292

window defect　**6**, 123, 134, 165, 183, 187, 191

Wyburn-Mason 症候群　258

Zinn-Haller 動脈輪　281